患者がみえる新しい「病気の教科書」
かんテキスト

# かんテキ 循環器

**監修** 大八木 秀和
JCHO大阪病院 循環器内科 医長

**編集** 宮川 和也
高知大学医学部 老年病・循環器内科学講座 助教

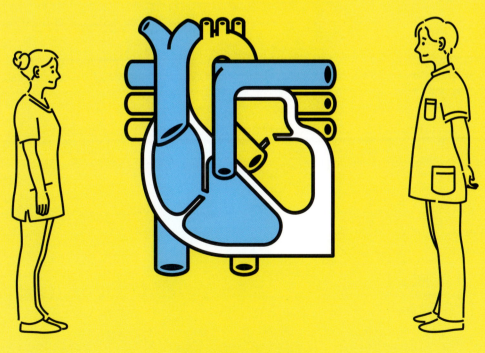

MCメディカ出版

## 執筆者一覧

**監修**

大八木 秀和　　JCHO 大阪病院 循環器内科 医長

**編集**

宮川 和也　　高知大学医学部 老年病・循環器内科学講座 助教

**執筆**　＊50 音順

大河 啓介　　香川県立中央病院 循環器内科 部長

大八木 秀和　　JCHO 大阪病院 循環器内科 医長

駒津 和宜　　諏訪赤十字病院 心臓血管外科 部長

水口 幸生　　さくら会高橋病院 循環器内科

宮川 和也　　高知大学医学部 老年病・循環器内科学講座 助教

# はじめに

　この本を手に取ってくださった皆さんは、循環器疾患を苦手だと感じていますか？ 自分は得意だと思われている方も、それを患者さんや後輩に上手に説明することができますか？

　高齢化が進む現在では、循環器の病気を持っている患者さんと接することは避けて通れません。また、患者さんのみならず、ご家族や他の医療スタッフとも循環器疾患について話をする機会も多いのではないでしょうか。

　本書の1章では、最初にシンプルに循環器疾患の理解のための解剖や病態生理を知ってもらいたく、私が普段の診療で患者さんとご家族に説明をしている言葉をそのまま文章にしました。まずこれを読んでイメージを膨らませて、診療や診察のキホンを知ってもらえる内容になっています。2章以降の疾患の解説では、病態生理を柔らかくかわいいイラストでイメージを理解してもらい、日々の臨床現場で必ずおさえてほしいポイントはもちろん、実際に臨床で使われる表現や言葉などの説明も随所に盛り込んでいます。教科書的な表現や説明はできるだけ避け、**より臨床の現場で「使える」テキストは何かについて考え、こだわった**一冊となっています。現場の方々の声を聴きながら、**循環器病棟だけでなく、一般病棟のナース・コメディカルにも使いやすい本**を目指しました。

　本書の執筆は、香川医科大学出身の同級生で構成されています。コンセプトから監修を担当し、このような機会を企画してくれました同期の大八木秀和先生、およびシリーズのコンセプトから編集作業に最後までご協力をいただいたメディカ出版の江頭崇雄さんに御礼を申し上げます。また、心音データを提供いただいた山崎直仁先生、病理画像を提供いただいた中嶋絢子先生、先天性心疾患を指導いただいた山本雅樹先生、データ検索をしていただいた生理検査技師の皆さんにも感謝申し上げます。

　今回の執筆にあたり、原稿作成で同期の皆と繋がり共有できたこと、出版作業でメディカ出版の皆さんとチームとして仕事ができたことが、私の臨床現場でのスキルアップとなったことは間違いありません。

　昨今の医療現場ではチーム医療が求められています。チーム医療の形成には一人の医師の力だけでは成り立たず、周りのサポートや連携が重要です。皆さんにとって本書が、このチーム形成の力となれるステップやスキルアップに繋がる一冊になれば幸いです。

2019年8月

高知大学医学部老年病・循環器内科学講座 助教　宮川 和也

# 本書の使い方

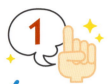

## 1 総論でキホンをおさえる！

→ 各論に入る前に、循環器疾患の全体像をとらえよう

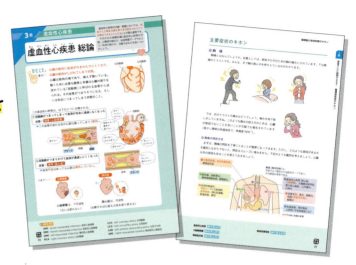

## 2 ベッドサイドで最低限知っておきたいポイントをおさえる！

→ 臨床で「動ける」ための最重要ポイントを最初の1ページに凝縮

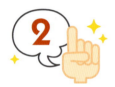

患者さんへの説明にも使える、かみ砕いた解説

ベッドサイドでのチェックポイントを時系列で掲載

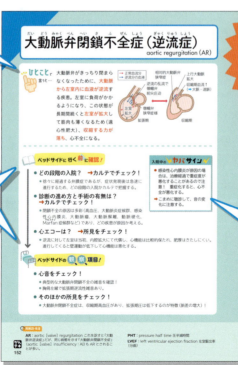

このページはスマホでもみられる！

かんテキWeb 検索

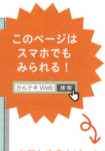

必要な疾患をピックアップできるお気に入り機能付き

この徴候がみられたら、先輩やドクターを呼ぼう！

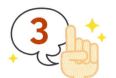

## 3 理解を深める！

→ 2 の行動を「なぜ行うのか」「行ったらどうなるか」を理解するための知識も解説、後輩指導にも使える

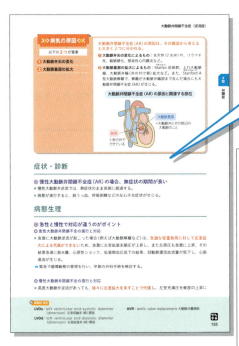

イラストと赤字を眺めるだけでも重要ポイントが身につく！

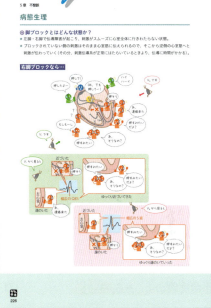

臨床現場でのリアルな会話例を収録、理解できない流れや言葉があれば、その章を復習しよう！

# CONTENTS

執筆者一覧 ………………………………… ii

はじめに …………………………………… iii

本書の使い方……………………………… iv

## 1章 患者さんに説明できる？ 循環器疾患のキホン
宮川 和也

患者さんに説明できる？
　循環器の解剖のキホン ………………… 2

循環器の診療のキホン …………………… 9

循環器の身体診察のキホン …………… 16

## 2章 心不全
宮川 和也

心不全 …………………………………… 30

心不全症例のよくある会話例 ………… 71

## 3章 虚血性心疾患
水口 幸生

虚血性心疾患 総論 ……………………… 72

急性冠症候群〔ACS〕 ………………… 92

ST 上昇型急性心筋梗塞〔STEMI〕 …… 94

非 ST 上昇型急性心筋梗塞
　〔NSTEMI〕 ………………………… 104

不安定狭心症〔UAP〕 ……………… 107

労作性狭心症〔EAP〕 ………………… 111

冠攣縮性狭心症〔CSA〕 ……………… 116

虚血性心疾患症例のよくある会話例 …… 121

## 4章 弁膜症
大八木 秀和、宮川 和也、駒津 和宜

弁膜症 総論 …………………………… 122

僧帽弁狭窄症〔MS〕 ………………… 133

僧帽弁閉鎖不全症（逆流症）〔MR〕 …… 140

大動脈弁狭窄症〔AS〕 ……………… 146

大動脈弁閉鎖不全症（逆流症）〔AR〕 …… 152

三尖弁閉鎖不全症（逆流症）〔TR〕 …… 159

三尖弁狭窄症〔TS〕 ………………… 163

肺動脈弁狭窄症〔PS〕 ……………… 165

肺動脈弁閉鎖不全症（逆流症）〔PR〕 …… 166

感染性心内膜炎〔IE〕 ………………… 167

心臓粘液腫 …………………………… 172

弁膜症症例のよくある会話例 ………… 175

## 5章 不整脈
宮川 和也

不整脈 総論 …………………………… 176

心房細動〔AF〕 ……………………… 192

心房粗動〔AFL〕 …………………… 198

心房期外収縮〔APC〕 ……………… 203

心室期外収縮〔PVC〕 ……………… 206

発作性上室頻拍〔PSVT〕………… 210
WPW 症候群 ………………… 214
洞不全症候群〔SSS〕………… 217
房室ブロック〔AV block〕…… 221
脚ブロック ………………… 225
心室細動〔VF〕……………… 229
心室頻拍〔VT〕……………… 232
Brugada 症候群 …………… 236
QT 延長症候群と
　　トルサードドポアント …………… 237
ジギタリス中毒 ………………… 238
不整脈症例のよくある会話例 ………… 239

## 6章　心筋症

宮川 和也

心筋症 総論 ………………… 240
拡張型心筋症〔DCM〕………… 246
肥大型心筋症〔HCM〕………… 250
たこつぼ型心筋症（心筋障害）……… 256
心アミロイドーシス……………… 260
心サルコイドーシス……………… 263
心筋炎 ……………………… 268
心筋症症例のよくある会話例 ……… 273

## 7章　心膜疾患

宮川 和也、駒津 和宜

心膜疾患 総論 ………………… 274
急性心膜炎 ………………… 278
収縮性心膜炎〔CP〕………… 281
心タンポナーデ ………………… 284
心膜疾患症例のよくある会話例 ……… 289

## 8章　動脈疾患

宮川 和也、駒津 和宜

動脈疾患 総論 ………………… 290
大動脈解離 ………………… 297
大動脈瘤 ………………… 303
急性動脈閉塞症 ………………… 307
末梢動脈疾患〔PAD〕/
　　閉塞性動脈硬化症〔ASO〕………… 311
動脈疾患症例のよくある会話例 ……… 315

## 9章　肺血管・静脈疾患

宮川 和也

肺血管・静脈疾患 総論 ……………… 316
肺高血圧症 ………………… 321
肺血栓塞栓症〔PTE〕……………… 328
深部静脈血栓症〔DVT〕……………… 333
肺高血圧・肺塞栓症例のよくある会話例
　　………………… 339

## 10章　先天性心疾患

宮川 和也

先天性心疾患 総論 ………………… 340
成人先天性心疾患〔ACHD〕………… 344
心房中隔欠損症〔ASD〕………… 347
心室中隔欠損症〔VSD〕………… 351
ファロー四徴症〔TOF〕………… 356
先天性心疾患症例のよくある会話例
　　………………… 359

# CONTENTS

## 11章 高血圧
宮川 和也

高血圧 総論 ………………………… 360
本態性高血圧 ……………………… 368
二次性高血圧 ……………………… 375
高血圧症例のよくある会話例 ………… 379

## 12章 代表的な手術
水口 幸生、大河 啓介、宮川 和也

心臓カテーテル検査/
　経皮的冠動脈インターベンション
　〔PCI〕……………………………… 380

大動脈内バルーンパンピング〔IABP〕390
経皮的心肺補助法〔PCPS〕………… 397
デバイス治療（ペースメーカ・ICD・CRT）
………………………………………… 402
アブレーション治療………………… 413

## 13章 循環器で 知っておきたい薬剤
宮川 和也

循環器で知っておきたい薬剤 ………… 422
循環器薬剤　逆引き辞典 ……………… 435

引用・参考文献 …………………… 436
索　引 ……………………………… 441

・本書の情報は 2019 年 8 月現在のものです。
・本書の編集制作に際しては、最新の情報をふまえ、正確を期すよう努めておりますが、医学・医療の進歩により記載内容は変更されることがあります。その場合、従来の治療や薬剤の使用による不測の事故に対し、著者および当社はその責を負いかねます。
・商品名は代表的なものを挙げています。
・薬剤については、必ず個々の添付文書を参照し、その内容を十分に把握したうえでご使用ください。また、本書では添付文書などに記載されている「塩酸塩」「硫酸塩水和物」などの表記は、読みやすさの観点から基本的に省略しております。

| 1章 | 患者さんに説明できる？循環器疾患のキホン |
|---|---|
| 2章 | 心不全 |
| 3章 | 虚血性心疾患 |
| 4章 | 弁膜症 |
| 5章 | 不整脈 |
| 6章 | 心筋症 |
| 7章 | 心膜疾患 |
| 8章 | 動脈疾患 |
| 9章 | 肺血管・静脈疾患 |
| 10章 | 先天性心疾患 |
| 11章 | 高血圧 |
| 12章 | 代表的な手術 |
| 13章 | 循環器で知っておきたい薬剤 |

患者がみえる新しい「病気の教科書」
かんテキ
循環器

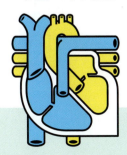

# 1章 患者さんに説明できる？ 循環器疾患のキホン

## 患者さんに説明できる？
## 循環器の解剖のキホン

みなさんは、患者さんに、循環器疾患・心臓病についてどのような説明を行いますか？

いきなり各論から、つまり心不全や心筋梗塞から説明をしても、難しくて理解されないことが多いのではないでしょうか。まずは、総論・簡単な解剖から説明を行い、簡単な仕組み・病態生理を教えてから病気の説明を行うことが重要と思います。

電子カルテを利用する施設が多くなっていますが、手描きのスケッチやイラストを使い、視覚的に病気や手術の説明を行っている先生を見たことはありませんか。

みなさんにも、シンプルな解剖をスケッチしながら病態を患者さんに説明するようなイメージを持って、理解を進めてもらえればうれしいです。

よく理解できていないと、患者さんにわかりやすく説明できませんし、患者さんにわかりやすく説明できるようにすることで、みなさん自身の理解もさらに深まると思います。

では一緒に、患者さんに説明をするつもりで、解剖と生理を勉強していきましょう。

### ◎ 心臓はどのくらいの大きさで、どの辺りにあるの？
　　～心臓の解剖について説明しよう①～

心臓は、握りこぶし大のサイズで、胸の真ん中にあります。これが体中に血液を送り出す、「ポンプの働き」をしています。

心臓が体の左側にあると思っている方もいます。たしかに心臓の先（心尖）は左側になりますが、基本、真ん中にあると思ってください。胸骨圧迫（心臓マッサージ）は、胸の真ん中を、強く、速く、深く押しますが、これは、心臓が胸の真ん中、胸骨の後ろにあるからです。

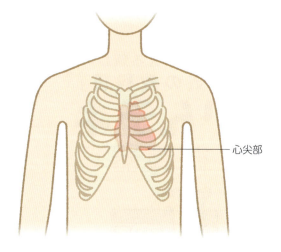

心尖部

患者さんに説明できる？　循環器の解剖のキホン

## 心臓の解剖

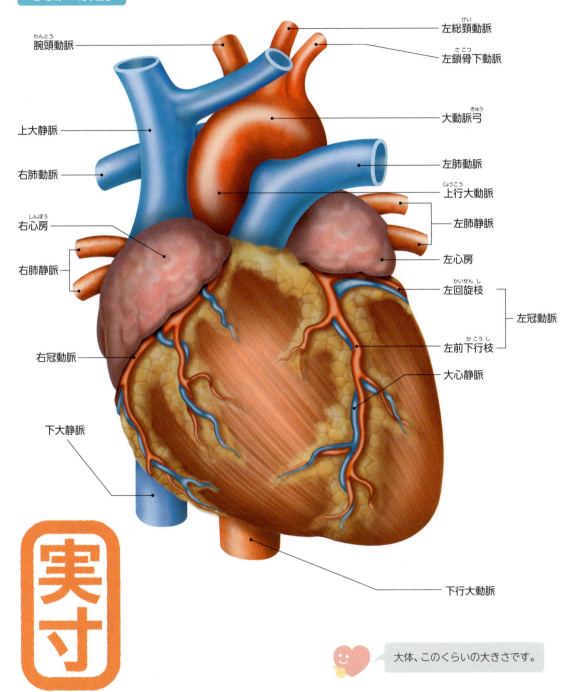

大体、このくらいの大きさです。

1章　患者さんに説明できる？　循環器疾患のキホン

## ◉ 心臓の中はどうなっているの？
### 〜心臓の解剖について説明しよう②〜

**○ 心臓は大きく分けて、4つの部屋に分かれています**

心臓の上の部屋を心房、下の部屋を心室といいます。

体中から血液（静脈血）が還ってくる部屋が右心系で、「右心房」と「右心室」です。

肺から酸素の多い血液（動脈血）が戻ってきて、体中に送る部屋が左心系で、「左心房」と「左心室」です。

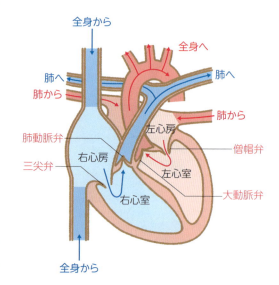

**○ 心臓の部屋と部屋の間には弁という扉があります**

心臓はポンプの働きをしていますので、血液が逆流してしまうと効率が悪くなりますので、一方向に流れるように「弁」という扉がついていて、それぞれ名前がついています。

---

**◉ 弁のはたらきがよくなくなると……**

病気になりやすいのは、「僧帽弁」「大動脈弁」「三尖弁」です。年齢を重ねて、この弁が硬くなったり閉まりがわるくなったりすると、弁膜症となります。

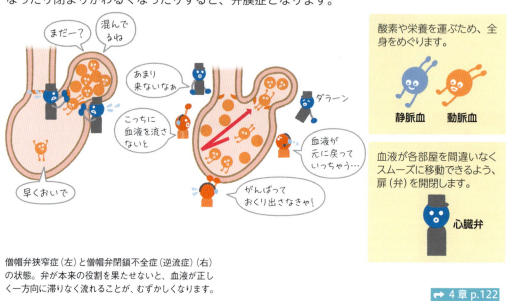

僧帽弁狭窄症（左）と僧帽弁閉鎖不全症（逆流症）（右）の状態。弁が本来の役割を果たせないと、血液が正しく一方向に滞りなく流れることが、むずかしくなります。

→ 4章 p.122

## ◉ 心臓はどうやって血液を送り出すの？
### ～心筋について説明しよう～

### ◉ 心臓の筋肉が動いて、血液を押し出しています。

心臓は、全身に血液を送り出すポンプの働きをすると言いましたが、心臓から血液をポンプのように押し出すために、心臓の筋肉が動いています。これを「心筋」といいます。右心室の心筋は2～3mmであるのに対し、左心室の心筋は約10mm（7～12mm）あります。これは、体中に血液を送る左心室は特に大きな力が必要となるため、筋肉が厚くなるからです。

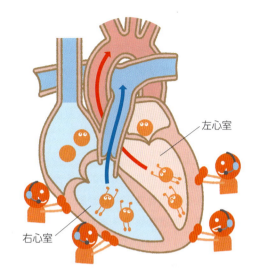

### ◉ 心筋ががんばるよう追い込まれて、がんばりすぎると……

高血圧が続くと、左室がいつも以上にがんばって血液を出す必要がありますので、筋トレのように左室心筋が分厚くなります。これが左室肥大です。

➡ 2章 p.38

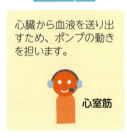

心臓から血液を送り出すため、ポンプの動きを担います。

心室筋

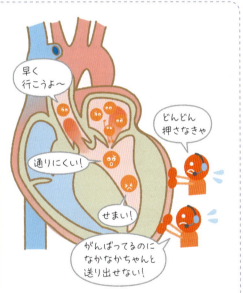

ほかに心筋に関係する病気として、心筋が感染を契機に炎症を起こして収縮が低下する「心筋炎」、もともと心筋が厚い・薄いといった「肥大型心筋症」「拡張型心筋症」があります。

➡ 6章 p.240

1章　患者さんに説明できる？　循環器疾患のキホン

## ◉ 心臓のエネルギー源は？
### 〜冠動脈について説明しよう〜

◉ **心臓の周りを走る冠動脈が、心筋に酸素・栄養を運んでいます**

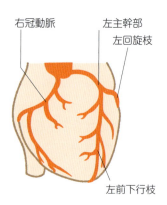

心臓をポンプのように動かす心筋の話をしましたが、心臓も筋肉でできていますので、自分自身も血液・栄養がほしいです。心臓を栄養する血管は冠の形をしており、冠動脈といいます。この冠動脈は、心臓から出てすぐ大動脈弁の上に位置しています。

心臓の筋肉の表面を走る形で、左右2本あります。左は根元の血管を主幹部といって、ここから二又に分かれます。左前下行枝という血管は特に心臓の前面を走り、最も大きい領域を栄養する一番大事な血管です。冠動脈は左右2本あって、左前下行枝・左回旋枝・右冠動脈で3本という数え方をします。

◉ **この冠動脈が狭くなったりつまったりすると……**

この冠動脈が動脈硬化などで狭くなったり（狭窄）つまったり（閉塞）すると、心筋に酸素や栄養が届かず、心筋が働けなくなったり、死んでしまったりします。こうした病気を、「狭心症」や「心筋梗塞」といいます。

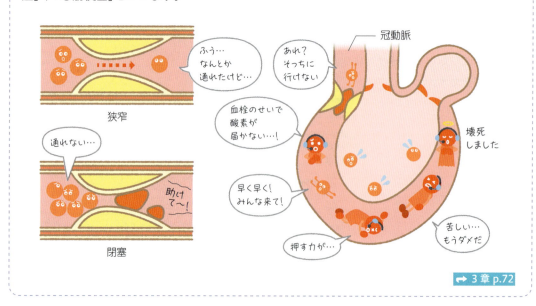

➡ 3章 p.72

患者さんに説明できる？　循環器の解剖のキホン

## ◉ 心臓がドクドクいうリズムはどうやって決まるの？
### 〜刺激伝導系について説明しよう〜

◉ **心臓を収縮させる（＝血液を送り出す）ための刺激が、回路を通って心臓全体に伝わります**

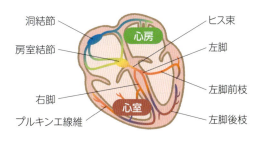

　心臓がポンプの働きとは、つまりリズムよく収縮と拡張を繰り返すことであり、それによって効率よく血液を送ることができます。この心臓のリズムをつくっているのが、「刺激伝導系」といわれる電気の流れになります。

　心臓はよく、「ドクドク」といった2拍のリズムで表現されますが、これは心房と心室が交互に収縮することを意味しています。心電図ではP波とQRS波がこの収縮を意味しています。

　心房の上部に洞結節といわれる刺激の発生所があって、房室結節という中継回路を通って心室のプルキンエ線維に伝わることで、心房→心室と収縮します。

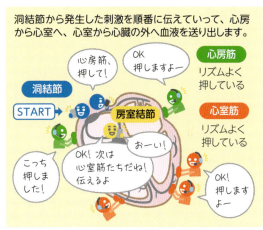

◉ **この連携がうまくいかないと……**

　この刺激伝導系に関してよく聞く病気としては、心房と心室の間で電気の流れが悪くなる（ブロックしてしまう）「房室ブロック」や、洞結節と無関係に心房が細かく震える「心房細動」があります。

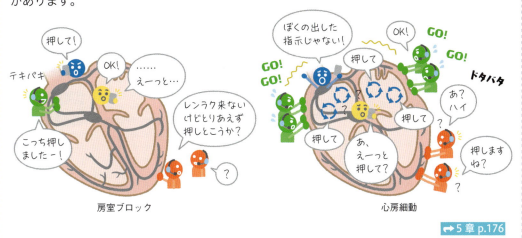

→ 5章 p.176

1章　患者さんに説明できる？　循環器疾患のキホン

## ◉ 心臓から全身に血液が行きわたる道は？
### ～主な動脈を覚えよう～

　血液は心臓から体中に流れていきますが、心臓が24時間ずっとポンプとして動いてくれているので、全身の動脈でも絶え間なく血流が流れています。

　心臓から送られた血液が流れる「動脈」を、特に重要なものを中心に、理解しましょう。

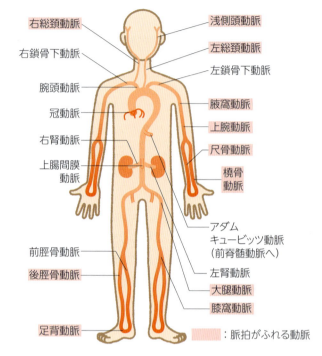

---

### ◉ 血液がスムーズに流れないと……

　動脈硬化が進むと、首や頭の血管・足の血管にも病気が進行しますので、動脈硬化の原因となる高血圧の治療は全身の病気の予防につながります。

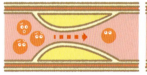　　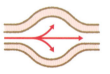　　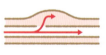

狭窄　　　　　　　閉塞　　　　　　　拡大　　　　解離

動脈硬化によって、血管が狭くなったり（狭窄）つまったり（閉塞）、瘤状になったり（拡大）、裂けたり（解離）と、血管にトラブルが起こると、体の中に必要な量の血液が行きわたらない場所が生じてしまいます。

➡ 8章 p.290
➡ 9章 p.316

# 循環器の診療のキホン

さて、循環器疾患に関連する簡単な解剖・簡単な病態生理のイメージはつきましたか？
では、患者さんに実際にアプローチをしていきましょう！

でも、臨床の現場で、いきなり患者さんに検査や診察をしますか？　治療ができますか？　違いますよね。
みなさんも最初は、患者さんに問診をしているのではないでしょうか。さらにその前には、患者さんの氏名・性別・年齢を確認していますよね。患者さんの表情や歩き方などを見て、雰囲気や声のトーンなどから重症感を感じ取りながら、問診を進めていくのではないでしょうか。

ベテランの医療従事者となると、外来で、来院する患者さんの表情から「今日は落ち着いているな」「世間話ぐらいで大丈夫かな」と感覚的にわかるようになります。体調が悪いときや、何か不安や相談したいことがあるときなど、診察室に入ってきたときに気付くこともしばしばあります。

それでは、診療のキホン的なことを再確認してみましょう。

## 事前情報収集・カルテチェックのキホン

### ◎ カルテからわかる 患者さんの基本情報

さあ、診療は、診察前にカルテをチェックするところから始まります。

> **一般的なカルテの記載事項**
> - 患者さんの基本情報：氏名・年齢・性別・住所など
> - 主訴・現病歴・既往歴・家族歴・社会歴・嗜好・アレルギー
> - 検査結果・治療経過・投薬内容

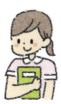

年齢・性別は最も重要な項目です。第三者に患者さんの報告・相談・引継ぎを行うときにも、最初に伝えるべき項目です。

カルテに記載がある場合、どのような症状でどのような経過で受診するに至ったかを確認されますよね。カルテに記載されている項目はくまなく確認しましょう。既往歴や生活歴、家族歴も重要です。

### ◎ カルテからわかる 患者さんの治療歴

もし診察に行く前に、血液検査や心電図、胸部X線などのデータがあれば、何が異常か確認しておきましょう。すでに主治医が診断をつけていても、それをうのみにせず、主治医が知らなかった情報を見つける意気込みで、自分で患者さんの情報収集を行うことが重要です。

採血結果では、貧血があればチアノーゼがあるかもしれないと予想できますし、胸部X線で胸水があればSpO$_2$や呼吸数はしっかり確認しようと考えて診察することが可能となります。治療経過や入院歴などがあれば、サマリーを確認します。処方内容を確認すれば、大まかな基礎疾患が予想できるようになります。

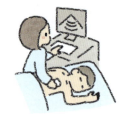

患者さんは、過去にどんな検査を受け、どんな結果だったでしょう？

問診やアセスメントの上手なスタッフは、これらのカルテレビューを効率的に短時間で行うことが上手です。できる先輩やドクターに「カルテのどこをチェックしているか」を教えてもらうことも、上達への近道です。

## ◉ カルテからわかる 患者さんの背景

ついつい、診断名や治療経過に目が行きがちですが、患者さんと長く付き合っていくには、生活歴・社会歴・嗜好は非常に重要です。

> **カルテから患者さんの背景を読み解くポイント**
> - 誰と一緒に住んでいるか、キーパーソンは誰か？
>   ➡ 認知症患者さんの問診を誰に行うか、また、内服管理の評価状況を確認する。
> - 誰が食事を作っているか？
>   ➡ 栄養指導を誰が受けるべきかを把握する。
> - 仕事の業種や、趣味でゴルフや畑仕事をしているなど。
>   ➡ ADLや活動度が評価できる。
> - 住所を見て、病院までどういう交通手段で来たか？
>   ➡ 公共交通を利用できるか、車が運転できるかなどを知り、活動度や認知機能を評価する。

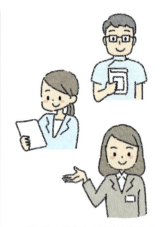

多面的な患者さん情報を集めるために、他職種と連携することも大切ですね。

患者さんを評価するにあたり、患者さんの背景を深く知ることがアセスメントには重要です。
そのためには、これらの情報が事前にどこまで記録されているかを確認してから、患者さんと家族から生活環境がわかるような問診をするように心がけましょう。

みなさんの施設では、どのようにカルテを記載していますか？
カルテ内の項目を網羅して記録することも重要ですが、ほかの人が後から見て患者さんの背景・生活環境や性格がわかるような記載ができると、患者さんがみえてくるカルテに仕上がります。

# ベッドサイド・診察室でのキホン

　ベッドサイド・診察室で患者さんを目の前にすると、以下のように、プロフィールに記載されていない情報が得られます。

> **患者さんの様子のココをチェック！**
> - 患者さんの体勢はどうか？
>   （例：いつもは臥床できているのに、座っている／いつもと違い、車椅子で受診した）
>   ➡ 病状の悪化や、急変前の気付きなどにつながる。
> - ベッド周囲の環境（整理整頓できているかなど）、診察室での服装や身なり。
>   ➡ 患者の性格、自宅での生活力などがわかり、併せてアドヒアランスの評価も可能。
> - 病室や診察室に来る人々はどんな人？
>   ➡ キーパーソン、自宅での協力者との関係性がわかり、退院後の生活に関連。
> - 患者さんの表情の変化。
>   ➡ 何か医療者に伝えたいことがあるかもしれない。

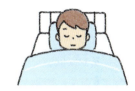

　患者さんの第一印象も重要となりますので、重症感や状態の変化を感じられるよう意識付けしていきましょう。

　では問診を行い、バイタルサインも測定して、視診、聴診、触診、神経学的所見などを続けて行っていきます。

## ◉ 問診のキホン

　問診を行うときに注意してほしいのが、システムレビュー（review of system：ROS）という手法を取り忘れないことです。ここでいうシステムは臓器という意味で、今回であれば心臓病に関連した問診や身体診察を意識的に行って、病歴を深く掘り下げていきます。そのためには、後述する各疾患のポイントを理解するようにしてください。疾患のポイントが理解できていれば、短時間で上手な問診を行うことができるようになります。

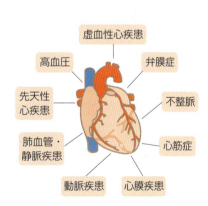

1章　患者さんに説明できる？　循環器疾患のキホン

## ◉ バイタルサインチェックのキホン

### ● バイタルサインとは何か？

　カルテの中でよくみかける「現症」とは、患者さんが受診した時点で示す自覚的症状および他覚的所見の総称です。つまり、現在の患者さんの状態を示します。カルテには、「入院時現症」として記載されることが一般的ですので、入院時の身体所見（バイタルサイン）を記載していくことになります。

　「バイタルサイン」とは、その言葉どおり、生命（vital）徴候（sign）を客観的に表す指標です。一方、「フィジカルアセスメント」とは、対話を行いながら患者さんを観察し、バイタルサインを聴取しながら、全身をくまなく評価すること。つまりフィジカルアセスメントの一項目が、バイタルサインです。

**正常値を知りましょう**

| | |
|---|---|
| 体温（BT） | 36.5℃ ± 0.5℃<br>低体温 35℃未満　微熱 37〜38.4℃<br>高熱 38.5℃以上　超高熱 41.5℃以上 |
| 血圧（BP） | 120〜129/80〜84mmHg<br>適正は 120/80mmHg以下 |
| 心拍数（HR） | 60〜90回/分<br>徐脈 59回/分以下<br>頻脈 100回/分以上 |
| 呼吸数（RR） | 12〜15回/分 |
| $SpO_2$ | ≧95%（room air） |
| 意識（Cons） | 清明（JCS = 0、GCS = 15<br>かつ見当識障害なし） |
| 尿量（UO/UV） | 0.5〜1.0mL/kg/時以上 |

### ● バイタルサインチェックでわかること

　バイタルサインにはいくつかの種類があって、その代表が「体温・血圧・脈拍・呼吸」であり、それに加えて、意識レベル・尿量・経皮的動脈血酸素飽和度（$SpO_2$）、皮膚の色調、痛みも含めてバイタルサインと呼ばれます。

　バイタルサインは生体の異常を知らせてくれる緊急性あるいは重症度を判定するのに必要な身体所見です。循環器疾患のバイタルサインは、病状の変化に応じて大きく変化します。最初に記録したバイタルサインが診断に重要となることがありますので、注意が必要です。

　この患者さんの身体所見（バイタルサイン）の診察は自ら行うことが非常に重要です。バイタルサインをチェックするときに、患者さんに触れることでわかることもあります。血圧を測るときに触れた患者さんの手が汗ばんでいたり、冷たい感じがすれば、それが冷汗と判断でき、末梢循環不全のサインとなります。

バイタルサインのキホンを復習しながら、循環器領域でのポイントを説明していきます。

### 血　圧

　一般に血圧が高いと脳出血や心筋梗塞などの心血管イベントが起こりやすくなり、血圧が低下すると全身の臓器に血液が十分に供給できなくなり臓器不全をきたします。血圧の変化はその病態に応じて速やかに反応するので、患者さんの病態を把握するのに大変重要なバイタルサインです。

　血圧には収縮期と拡張期があり、日本高血圧学会の「高血圧治療ガイドライン」では心血管イベントを予防するために遵守すべき正常血圧範囲を提示しています。

循環器の診療のキホン

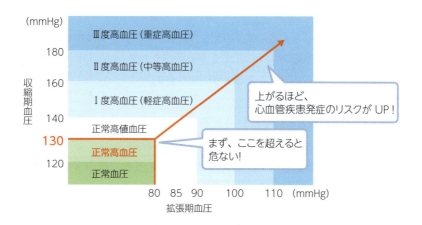

循環器領域で多い血圧の注意点

- 突然の血圧上昇 ➡ 心機能低下症例では心不全発症に注意。
  　　　　　　　　大動脈解離・大動脈瘤では解離の悪化や動脈瘤の破裂に注意。
  　　　　　　　　抗血小板薬や抗凝固薬を内服していると脳出血リスクも高い。
- 突然の血圧低下 ➡ ショックの状態の評価と鑑別。
  　　　　　　　　血圧低下による臓器不全・尿量の低下に注意。
  　　　　　　　　カテーテル治療やアブレーション治療・外科術後では出血性ショックに注意。
  　　　　　　　　降圧薬の内服状況の確認、飲み間違いなど。
- 血圧の左右差 ➡ 動脈解離の出現や鎖骨下動脈の狭窄や閉塞（動脈炎など）。

## 心拍数・脈拍数

脈拍は心臓から押し出された血液が末梢血管を押し上げ、その圧を指で感じる（触知）することで測定をします。この脈拍の回数や強さ、リズムを調べることで心臓の状態を推測することが可能となります。

「心拍数」は実際の心臓の拍動回数を指し、「脈拍数」は指で触知した回数です。

脈拍の基準値（回／分）

| 新生児 | 120〜140 |
|---|---|
| 乳児 | 110〜130 |
| 幼児 | 100〜110 |
| 学童 | 80〜90 |
| 成人 | 60〜80 |

◯ 循環器領域における心拍数・脈拍数の注意点

一般的には「心拍数＝脈拍数」なのですが、異なる場合も存在します。その代表例が"期外収縮"や、頻脈性の"心房細動"です。頻脈の患者さんでは、モニターの心拍数と診察した脈拍数が異なる場合がありますから（脈拍欠損といいます）、違いがあることを理解しましょう。

循環器疾患では、不整脈が出現することが多くありますから、**自動血圧計での測定のみならず同時に触診で脈をふれる**ことを意識しましょう。

動脈疾患 ➡ 8章 p.290

## 1章 患者さんに説明できる？ 循環器疾患のキホン

### 呼吸数

みなさんは1分間に何回、呼吸をしていますか？ すぐに答えられないあなたは、これから呼吸数をカルテに記載をする習慣をつけていけば、すぐに基準値を覚えることができるようになります。

| 年 齢 | 正常呼吸数（回/分） |
|---|---|
| 新生児 | 35～50 |
| 乳 児 | 30～40 |
| 幼 児 | 20～30 |
| 学 童 | 20 |
| 成 人 | 12～20 |

● 循環器領域における呼吸数の注意点

呼吸数が20回/分を超えると「頻呼吸」、12回/分を下回ると「徐呼吸」といいます。肺炎や心不全の患者さんの多くは呼吸数が増加しています。治療が開始されて呼吸数が改善していると、胸部X線や採血の結果を確認しなくても、治療が奏功していることがわかります。

重症の心不全では、起坐呼吸が特徴的な呼吸様式ですので、2章・心不全を読んで理解しましょう。

### SpO₂

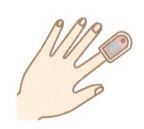

SpO₂は理解できていますか？ 経皮的動脈血酸素飽和度ですね。これをパルスオキシメータで測定します。酸素化の指標として簡便な検査です。

おおむね 95%以上が正常 とされており、90%以上あれば臓器への最低限の酸素供給はされていますが、90%未満 では、動脈血酸素分圧（PaO₂）60mmHgを下回る 状態となり、呼吸不全 と診断されます。

ここで注意しておきたいのは、緊急時や急性期における呼吸機能や酸素化の評価をSpO₂のみで行うのは危険だということです。SpO₂が保たれている患者さんでも、呼吸数や動脈血液ガスなどを併せて評価 しなければいけません（CO₂ナルコーシスやアシドーシスの評価）。

● 循環器領域におけるSpO₂測定の注意点

注意したいのは、血圧が低い場合 や 動脈の狭窄がある 場合、きちんと測定できないことです。

＊また、マニキュアをつけている場合にも正確に測定できないほか、上肢に血圧計を巻いたままSpO₂を測定しようとして、きちんと測れない、なんてことが実際の臨床ではまれにありますのでご注意を。

### 体温

一般的なバイタルサインの代表です。腋窩での測定が多く利用され、正常範囲は36℃前後とされていますが、個人差や年齢差、また日内変動もあるため、正解の温度というものはありません。体温測定では、そのときの値も大切ですが、もっと大切なのはその推移をみることです。経過表などで時系列で経過を見る習慣をつけましょう。

| 日 付 | | | 2020/01/04（土） | 2020/01/05（日） | 2020/01/06（月） | 2020/01/07（火） |
|---|---|---|---|---|---|---|
| 入院日数 | | | 1日目 | 2日目 | 3日目 | 4日目 |
| 体温 | 脈拍 | 血圧 | | | | |
| 41 | 170 | 300 | | | | |
| 40 | 150 | 250 | | | | |
| 39 | 130 | 200 | | | | |
| 38 | 110 | 150 | | | | |
| 37 | 90 | 100 | | | | |
| 36 | 70 | 50 | | | | |
| 35 | 50 | 0 | | | | |

心不全 → 2章 p.30

循環器の診療のキホン

**● 循環器領域における体温の注意点**

循環器疾患において発熱といえば、**感染性心内膜炎**が重要となります。

## 意識レベル

患者さんの状態を最も直接的に知ることができるバイタルサインとなります。現在よく使用されている評価スケールとして、**JCS** と **GCS** があります。JCS は、主に覚醒度を中心に評価するシンプルなスケールで、簡便です。GCS は EVM の 3 項目から構成され、評価者によるバラツキが少ないことが利点とされています。一般外来や救急室、ICU、一般病棟などで使い分けがあると思いますので、みなさんの現場で頻用されるスケールは少なくとも覚えておくようにしましょう。

### Japan Coma Scale (JCS)

| 0：意識清明 | |
|---|---|
| **I　刺激しなくても覚醒している状態** | |
| 1 | だいたい意識清明だが、いまひとつはっきりしない |
| 2 | 見当識障害がある（日付、場所が言えない） |
| 3 | 自分の名前、生年月日が言えない |
| **II　刺激をすると覚醒する状態** | |
| 10 | 普通の呼びかけで容易に開眼する |
| 20 | 大きな声または体を揺さぶることにより開眼する |
| 30 | 痛み刺激にて開眼する |
| **III　刺激しても覚醒しない状態** | |
| 100 | 痛み刺激に払いのける動作をする |
| 200 | 痛み刺激にて手足を動かす |
| 300 | 痛み刺激に反応しない |

### Glasgow Coma Scale (GCS)

| 観察項目 | 反　応 | スコア |
|---|---|---|
| 開眼 (E)<br>(eye opening) | 自発的に可能 | E4 |
| | 呼びかけに応じて | E3 |
| | 痛みに対して | E2 |
| | なし | E1 |
| 言語反応 (V)<br>(best verbal response) | 見当識あり | V5 |
| | 錯乱状態 | V4 |
| | 不適当な言葉 | V3 |
| | 理解できない声 | V2 |
| | なし | V1 |
| 運動機能 (M)<br>(best motor response) | 命令に従う | M6 |
| | 刺激部位識別性反応 | M5 |
| | 四肢の逃避（屈曲） | M4 |
| | 四肢の屈曲（除皮質硬直） | M3 |
| | 四肢の伸展（除脳硬直） | M2 |
| | なし | M1 |

## 尿量、体重

成人の 1 日尿量は健常人で 1,000 〜 1,500mL です。1 日尿量 400mL 以下が乏尿、100mL 以下が無尿とされ、尿量が低下すると尿中に排泄されるはずの不純物が体内に蓄積してしまいます。時間尿量が 0.5mL/kg/時より少ない状態が続けば、尿量低下と評価します。心不全の患者さんでは尿量の経過が重要となりますので、1 日尿量と時間尿量の経過を把握しておきましょう。

### 尿量の基準値と異常値

| | 1 日量（成人） |
|---|---|
| 健　常 | 1,000 〜 1,500mL |
| 多　尿 | 3,000mL 以上 |
| 乏　尿 | 400mL 以下 |
| 無　尿 | 100mL 以下 |

注）数値はあくまで目安であり、種々の条件によって変化する

また、全例が尿量測定を行うわけではありませんし、外来では使えません。そのようなときには体重測定が重要となります。体重の経過にも注意していきましょう。入院当日の着衣と病衣では体重の差がありますし、長期安静や術後の患者さんは筋肉量も低下していますから、術前の体重が目安とならない場合もあります。

**感染性心内膜炎** ➡ p.167

# 循環器の身体診察のキホン

## 聴診のキホン

みなさんが循環疾患で特に知りたい・身につけたいと思うのは、聴診ではないでしょうか。しかし、聴診を完璧にこなすのは非常に難易度が高いことです。また、聴診所見も生き物のように、日によって、時間によって、体位によって変化をしますから、その瞬間に聴診した所見が、治療経過によって変化します。その変化を見逃さないことが重要です。シンプルなポイントやコツをつかんで、聴診を繰り返し行ってみましょう。

### ◉ 聴診部位をおさえよう

聴診部位と心臓の関係の図です。シンプルに理解してみましょう。

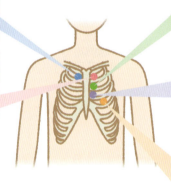

❶大動脈領域（第2肋間胸骨右縁：2RSB）
大動脈弁および大動脈の音が最も強く聴診される

❷肺動脈領域（第2肋間胸骨左縁：2LSB）
肺動脈弁および肺動脈の音が最も強く聴診される

❸エルブの領域（第3肋間胸骨左縁：3LSB）
大動脈および肺動脈起源の音を聴取するのに都合がよい

❹三尖弁領域（第4肋間胸骨左縁：4LSB）
三尖弁および右室の音が最も強く聴診される

❺僧帽弁領域（左第5肋間と鎖骨中線の交点：5LMCL）
左心室の直上にあり、時には心尖部が含まれ、僧帽弁と左心室に関連した音が最も強く聴取される

▶ Webで心音が聴ける！
かんテキWeb 検索

- 左の乳頭の左下あたり ➡ 僧帽弁の雑音とⅢ音を聴きやすい。
- 左の乳頭の右あたりの正中部 ➡ 大動脈弁の雑音が聴きやすい。

まずは、以上を覚えてください。
肺動脈弁や三尖弁の聴診（右心系の聴診）は、これらをマスターしてからで遅くはありません。

弁膜症 ➡ 4章 p.122

循環器の身体診察のキホン

## ◉ 聴診器の使い方をマスターしよう

普段、膜型で聴診するときはどのように持っていますか？　膜型は🅐〜🅓のような持ち方、どれでもかまいません。

ベル型は強くあてる必要はありません。ベル型は軽く胸壁にあてることで低調な音を聴取したいので、🅑よりも🅐のような持ち方がいいと思います。

## ◉ Ⅲ音を聴診しよう

最初は難しいですが、心機能が低下している人や重症心不全の人で聴取できます。これが聴取できるとカッコイイですよね。

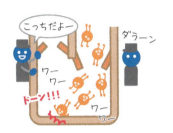

- 拡張早期の心室への急速充満期に発生する過剰心音。
  ➡ 心尖部となる乳頭の左下がよく聴こえる。
- 臥位・特に左側臥位になると心臓・心尖部が胸壁に寄る。
  ➡ 聴きやすくなる。

スタートラインは、主治医などからⅢ音があると教えてもらって、聴診を繰り返す。心不全がよくなると、Ⅲ音は小さくなったり、消えたりします。そのとき初めて、昨日まで聴いていた音はⅢ音でよかったのだと覚えることができます。それを繰り返すことで、Ⅲ音を自分で聴取できるようになります。

また、心機能が悪くて心不全入院の人がいたら、Ⅲ音があるに違いないと思って聴きにいかないと、Ⅲ音は聴取できません。呼吸を止めてもらうこと、臥位（できれば左側臥位）、ベル型で聴診するのがコツです。

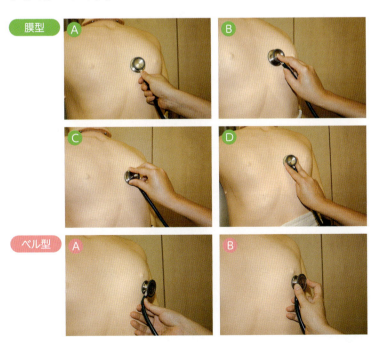

## ◉ 収縮期雑音を聴診しよう

臨床で最も多い雑音は、収縮期雑音です。大きく分けると大動脈弁狭窄と僧帽弁閉鎖不全が多いので、この違いを知りましょう。膜型で聴診し、呼吸を止めてもらうことがコツです。

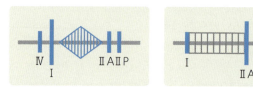

大動脈弁狭窄（左）と僧帽弁閉鎖不全（右）の収縮期雑音

一般的には駆出性雑音（ダイヤモンド型）と逆流性雑音（全収縮期）で理解しようとしますが、最初の頃は難しいと思います。ですから、聴診部位の最強点を確認しましょう。

- 左の乳頭の右側で大きく聴こえた
    ➡ 左胸骨左縁から右前胸部が最強点で、頸部へ放散するのは大動脈弁狭窄音。
- 左の乳頭から左下で大きく聴こえた
    ➡ 心尖部に最強点が多く、腋窩などに放散するのは僧帽弁逆流音。

ざっくり考えると、最強点と放散する方向でこの2つは大まかには鑑別ができます。また、駆出性雑音は粗い音、逆流性雑音は高調な音といった違いがあります。駆出性雑音ではⅠ音とⅡ音が聴こえますが、逆流性雑音ではⅠ音とⅡ音が埋もれて聞こえにくいのも違いになります（イラストをみてもわかりますね）。両方を合併している場合や閉塞性肥大型心筋症などを言い出すときりがありませんので、そのときはカルテや心エコー所見で確認してみましょう。

## ◉ 雑音の強さを表現しよう

雑音の強さは、Levine（レバイン）分類によって6つに分けられています。

レバイン分類

| Ⅰ度 | 非常に弱い | 極めて微弱で注意深い聴診で聴こえる雑音 |
|---|---|---|
| Ⅱ度 | 弱い | 弱いが、聴診器を当てるとすぐに聴こえる雑音 |
| Ⅲ度 | 普通 | 振戦を伴わない高度の雑音 |
| Ⅳ度 | 強い | 振戦を伴う高度の雑音 |
| Ⅴ度 | 非常に強い | 聴診器の端を胸壁に当てるだけで聴こえる雑音 |
| Ⅵ度 | 聴診器なしで聴取可 | 聴診器を胸壁に近づけるだけで聴こえる雑音 |

Ⅵ度以上は胸壁で細かい振動（スリル）を触知する。

僧帽弁閉鎖不全症（狭窄症） ➡ 4章 p.140
大動脈弁狭窄症 ➡ 4章 p.146

レバイン分類が雑音の強さを示しますが、ちょっとわかりにいですね。
聴いたときの感覚を、ざっくりと当てはめてみると……
Ⅰ度：循環器ドクターが聴いてわかる雑音
Ⅱ度：誰が聴いてもわかる雑音
Ⅲ度：雑音とわかる音が大きいと思うとき
Ⅳ度：スリルを触知したとき
Ⅴ・Ⅵ度に出会うことはめったにありませんので、このような理解でも十分だと思います。

## ◉ "50over 50murmur" とは？

50歳以上の50%に、動脈硬化からくる駆出性雑音が聴取されるといわれており、高齢者には収縮期雑音があっても、なんらおかしくありません。

## ◉ 肺音を聴取する

循環器疾患で気をつけたい肺音聴取のポイントは、「肺音の減弱」です。肺音が減弱していると、胸水貯留の可能性があります。心不全患者さんの胸水貯留があると肺音が低下しており、胸水が消失すると改善します。胸水のある患者さんを繰り返し聴診すると、変化がわかりやすいですね。

## ◉ ラ音の分類と循環器疾患

**ラ音の分類**

| ラ音 | 名称 | 音の聴こえ方 | 代表的な疾患 |
|---|---|---|---|
| 断続性ラ音 | 水泡音 (coarse crackles) | ゴロゴロ、ブツブツ | 肺炎 |
| 断続性ラ音 | 捻髪音 (fine crackles) | チリチリ、パリパリ | 間質性肺炎 |
| 連続性ラ音 | 笛音 (wheeze) | ヒューヒュー、キューキュー、ピーピー | COPDや気管支喘息 |
| 連続性ラ音 | いびき音 (rhonchi) | グーグー | COPDや気管支喘息 |

※ COPD：慢性閉塞性肺疾患

心不全では水泡音が聴取されます。また。重症の心不全では、連続性ラ音である wheeze が聞こえるときがあります。これが心臓喘息と表現されるゆえんです。

循環器疾患で新規に捻髪音を聴取するときは、抗不整脈薬であるアミオダロンによる副作用の症例などが考えられます（以前からの間質性肺炎であったかを確認しましょう）。

実践あるのみですね！

心不全 → 2章 p.30

1章　患者さんに説明できる？　循環器疾患のキホン

# 触診のキホン

まずは触れることができる動脈を知ることが重要です。 ➡8章 p.290

初めの動脈触知は橈骨動脈からです。最初の診察時は両手で触れて、左右差をチェックする習慣をつけましょう。

大脈や少脈、速脈、遅脈といった所見（下表）もありますが、これを触診で一発診断をするのは難しいので、まずは病名を知ってから主治医や先輩に確認し、所見があれば手で触れて慣らしていきましょう。

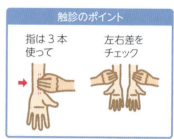

触診のポイント：指は3本使って／左右差をチェック

確実に最初からおさえてほしいポイントを、以下に挙げました。

- 脈の不整は確認できること。
  ➡ 心房細動の患者さんは循環器では多い。
- 左右差の有無、触知できない患者さんがいることを理解しておく。
  ➡ 心カテを橈骨動脈から繰り返したために閉塞している患者さんもいる。
- 動脈触知の際に、一緒に四肢の冷感として上肢が冷たい・ジトッとしていないかを確認する。

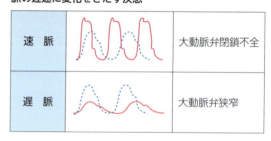

脈の大きさに変化をきたす疾患／脈の遅速に変化をきたす疾患

| | | |
|---|---|---|
| 大 脈（脈圧↑） | | 大動脈弁閉鎖不全 |
| 小 脈（脈圧↓） | | 低心機能 |
| 交互脈 | | 重症低心機能 |

| | | |
|---|---|---|
| 速 脈 | | 大動脈弁閉鎖不全 |
| 遅 脈 | | 大動脈弁狭窄 |

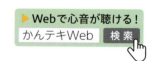

▶Webで心音が聴ける！　かんテキWeb　検索

## ◉ そのほかの触診

- 頚静脈怒張：心不全・心タンポナーデなどがある際に現れる。
- 下腿浮腫：心不全で現れ、深部静脈血栓症（DVT）や静脈瘤とも絡んでくる。

心房細動 ➡5章 p.192

# 主要症状のキホン

## ◉ 胸　痛

　胸痛とはなんでしょうか。定義としては、病気やけがのための胸の痛みとされています。下は胸痛のイラストです。みんな、手で胸の真ん中を押さえているのがわかります。

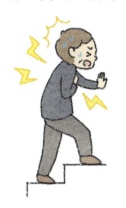
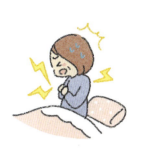
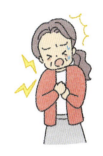

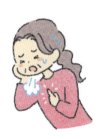

　では、右のイラストの痛みはどうでしょう。痛みを指で指し示していますね。このような痛みの訴え方のときは、心臓が原因でないことが多いことが文献でも報告されています（指さし徴候は非虚血性で、特異度98％[1]）。

## ◉ 胸痛の問診方法

　まずは、胸痛の問診を丁寧にとることが重要になってきます。ただし、どのような原因があるかを鑑別しながらでないと、問診はスムーズに進みません。下記のような鑑別を考えましょう。心臓以外の原因もあることを覚えておきましょう。

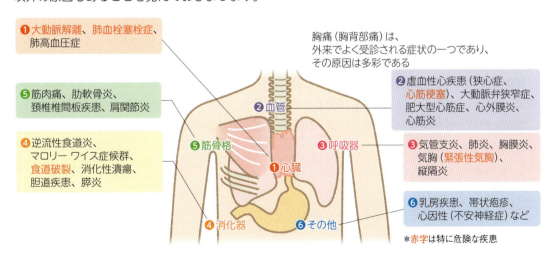

虚血性心疾患　➡3章 p.72
大動脈解離　➡8章 p.297
肺高血圧症　➡9章 p.321
肺血栓塞栓症　➡9章 p.328

問診のポイントをあげていきます。これらについて、上手に聞き出していきましょう。

**胸痛の問診ポイント**

```
発生状況
  ①年齢は？（若年者か、高齢者か）　②いつ発生したか
  ③急激か緩徐か　④持続性か間欠性か　⑤増悪傾向か
原　因
  ①運動時か安静時か　②咳や深呼吸時か　③嘔吐の後か
性　質
  表現：刺すような、引き裂かれるような、走るような、鋭い　など
  種類：自発痛、呼吸性、胸壁（前・側・背）、心窩部、腋窩部
  放散痛：有無、部位
随伴症状
  ①呼吸困難　②冷汗　③動悸　④嘔気・嘔吐　⑤咳　⑥血痰
既往症状
  ①初回発作の有無、以前ならいつから
```

各疾患の症状の特徴は各論で確認をしますが、みなさんが、よく気になる狭心症の症状をこの鑑別から確認していきます。

**狭心症の症状の特徴**

```
①痛みの場所：左胸を中心として（胸全体のことも）、
  広範囲で場所の特定のしにくい痛み。
  （指で指し示すような狭い範囲の痛みは少ない）
②痛みの時間：数分から 20 分程度
  （数秒の痛みや、数時間続くような鈍痛は少ない）
③痛みの性質：締め付けるような、胸部圧迫感。胸
  が重たい。
  （ちくちくするような痛みは少ない）
```

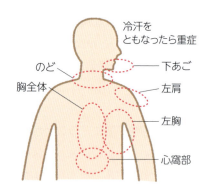

狭心症の発作で痛む場所。

大動脈解離では、突然の痛み（起きた時間や状況を覚えているぐらいはっきりした発症）であったり、痛みが移動することが特徴です。

肺血栓塞栓症は、典型的な発症（＝長期安静から移動を始めた直後に呼吸困難になる）以外では、胸痛・息切れ・失神など症状が多彩であり、多くの場合、問診では診断が難しくなります。

問診と同時に身体所見やバイタル確認・既往歴も鑑別診断に重要になりますので、必ず確認してください。

 みなさんが受験された国家試験でも、問診に加えて既往歴・バイタルサインなどがありましたよね。

狭心症（→虚血性心疾患）　➡3章 p.72
大動脈解離　➡8章 p.297
肺血栓塞栓症　➡9章 p.328

# 循環器の身体診察のキホン

## ● 呼吸困難

### ● 呼吸困難とはどんな症状か

呼吸困難の症状は"**主観的な**"症状であり、**生理的・心理的・社会的・環境的因子などの複数の要因が相互に作用**して原因となることもあります。「**息苦しい**」「**息が吸いにくい**」「**息切れがする**」といった訴えや、**喘鳴、異常呼吸**がみられます。

みなさんが、よく聞く呼吸不全との違いも理解をしておきましょう。

> 呼吸困難とは……
> - 本人が「息苦しい」と感じたら、それで診断される。
>
> 呼吸不全とは……
> - $PaO_2 \leqq 60mmHg$
> - $SpO_2 \leqq 90\%$
>   Ⅰ型呼吸不全：$PaCO_2 \leqq 45mmHg$
>   Ⅱ型呼吸不全：$PaCO_2 > 45mmHg$

### ● 呼吸困難を生じる疾患

呼吸困難と聞けば、まずは循環器や呼吸器の疾患を考えると思いますが、それ以外の鑑別も必要となってきますので理解をしておきましょう。高齢者の円背・亀背・側彎などはしかたないですよね。

**急性呼吸困難を生じる疾患**

| ①呼吸器 | | ②心原性 | ③その他 | |
|---|---|---|---|---|
| ・肺炎<br>・気管支喘息<br>・肺気腫<br>・気胸<br>・肺塞栓 | ・上気道閉塞<br>・非心原性肺水腫（ARDSなど）<br>・間質性肺炎<br>・肺胞出血 | ・狭心症<br>・心筋梗塞<br>・不整脈<br>・タンポナーデ | ・代謝性アシドーシス<br>・貧血<br>・メトヘモグロビン血症<br>・一酸化炭素中毒<br>・不安神経症 | ・パニック発作<br>・ボツリヌス<br>・フグ中毒<br>・さば中毒 |

**亜急性〜慢性に呼吸困難を生じる疾患**

| ①肺性 | ②心原性 | ③生理的 | ④代謝 | ⑤神経筋 | ⑥血液 | ⑦精神的 | ⑧その他 |
|---|---|---|---|---|---|---|---|
| ・肺炎<br>・気管支喘息<br>・肺気腫<br>・間質性肺炎<br>・肺がん<br>・肺塞栓(血栓・腫瘍)<br>・胸水貯留 | ・狭心症<br>・心筋梗塞<br>・心不全<br>・不整脈<br>・タンポナーデ | ・妊娠 | ・肥満<br>・甲状腺機能亢進症 | ・ALS<br>・ギラン・バレー<br>・重症筋無力症<br>・円背、側彎 | ・貧血 | ・不安神経症 | ・肝硬変による胸腹水貯留 |

### ● 呼吸困難の診察

診察のポイントとしては、呼吸不全の有無が重要ですので、$SpO_2$ はすぐに評価しましょう。呼吸回数も重要な項目になりますね。

特に高齢者の急性呼吸不全では心不全が多いとの報告もあるので、循環器疾患への理解は重要となります。

**呼吸困難患者さんへのアプローチ**

①呼吸困難の程度は？
　安静時か労作時か？　どの程度の労作か？
②慢性か急性か？
③ほかの症状は？
　咳、痰、胸痛、動悸など
④バイタルサインは？
　血圧、脈拍、体温、呼吸回数、意識
⑤身体所見は？
　表情、チアノーゼ、頻呼吸、努力性呼吸、起坐呼吸、意識障害、聴診所見（上気道狭窄音、肺雑音、心雑音、Ⅲ音）、浮腫、体格（肥満、呼吸筋萎縮など）、貧血
⑥呼吸不全の有無：酸素飽和度、動脈血液ガス所見

---

**肺血栓塞栓症** ➡9章 p.328　　　　**心タンポナーデ** ➡7章 p.284
**狭心症**（→虚血性心疾患）➡3章 p.72
**不整脈** ➡5章 p.176

1章　患者さんに説明できる？　循環器疾患のキホン

# ◎ 動　悸

## ● 動悸とはどんな症状か、動悸を生じる疾患は

　動悸は、「心拍を不快に自覚する症候」と定義されています。動悸を訴える疾患はたくさんあり、心臓以外の原因であることもあります。症状に対して、しっかりと問診を行えば大まかな診断をつけることが可能となります。

鑑別診断

> 緊急処置を要するかどうかを check
> - 不安定な頻脈
> - 不安定な徐脈
> ＊ショックを伴う場合は、すべて"緊急処置"を要する
>
> 不整脈
> - 期外収縮
> - 頻脈性不整脈
> - 徐脈性不整脈
>
> 不整脈以外の疾患
> - 貧血
> - 甲状腺機能亢進症
> - 褐色細胞腫
> - 心臓神経症
> - 不安神経症
> - 過換気症候群
> - 脱水
> - 発熱

## ● 動悸の問診

　動悸の症状は言葉の理解が重要です。しっかり患者さんの訴えに耳を傾けましょう。

---

**患者さんによる動悸の表現の仕方**
- 「ドキドキ」「トントン」→脈のリズムは速い印象→心房細動や粗動、発作性上室頻拍
- 「ドキッ」→不整なリズム→期外収縮など
- 「ドンッ」→強い訴え→完全房室ブロックなど

---

　出現するタイミングや持続時間なども確認してください。
　「ドキドキしますか？」「ドキッとしますか？　それともトントンする感じでしょうか？」などと、患者さんの動悸の訴えに対し、違う言葉を入れて聞いてみてもいいかもしれません。

（より具体的な質問方法は ➡5章 p.181 ）

## ● 動悸の原因

　動悸の原因は、不整脈以外であることも多く、運動、興奮や脱水・発熱なども原因となります。心臓神経症・不安神経症・過換気症候群なども鑑別にあげつつ、患者さん全体を観察するようにしましょう。

不整脈 ➡5章 p.176

## ◉ 失神・めまい

### ● 失神とはどんな症状か、意識障害・痙攣とはどう違うか

失神は、突然の意識消失により姿勢の保持が困難となる症候とされます。

失神と意識障害、痙攣の違いをまずは知りましょう。

具体的には、失神は、脳の虚血による一過性の意識消失で、脱力を伴い、数秒〜数分（多くは5分以内）で自然に元の状態に戻ります。元の状態への戻りが悪い場合は、意識障害の鑑別が必要となります。

まずは、「失神」と、「意識障害」「痙攣」との違いをおさえる！

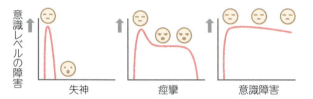

失神は、むしろ循環器内科よりも救急外来や脳外科、一般内科を受診することが多いのではないでしょうか。

### ● 失神の鑑別

痙攣や意識障害では、本人から病歴を聴取することは困難であり、家族や救急隊、目撃者からの病歴聴取が重要となります。目撃情報が不十分な場合は、痙攣と意識障害の鑑別も並行して行います。

---

**失神の鑑別診断**

1. 心血管性失神
   ①不整脈によるもの　②器質的疾患によるもの
2. 起立性低血圧性失神
   ①出血　②貧血　③脱水
3. 神経調節性失神
   ①血管迷走神経反射　②状況失神　③頚動脈洞性失神
4. 脳血管性失神
5. 薬剤性失神

---

循環器疾患では、不整脈に加えて、大動脈弁狭窄症、大動脈解離、肺血栓塞栓症が、致死的で介入が必要な疾患となりますので知っておきましょう。

循環器疾患以外では、脱水、低血圧、神経調節性失神の頻度が多いので理解が必要です。これらは、問診に加えて、聴診、簡単な採血などで、おおまかな診断をつけることができます。

---

不整脈　→ 5章 p.176　　　　　　　　　　肺血栓塞栓症　→ 9章 p.328
大動脈弁狭窄症　→ 4章 p.146
大動脈解離　→ 8章 p.297

## ● チアノーゼ

### ● チアノーゼとはどんな症状か

チアノーゼとは、皮膚や口唇、爪床などが紫青色〜暗赤色になる状態です。酸素と結合していない還元ヘモグロビン量が 5g/dL 以上で出現するとされています。

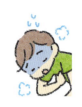

チアノーゼの出現に際しては、さまざまな要素に影響されるために、必ずしも低酸素血症と同義ではありません。チアノーゼと思ったら、まずは心拍出量低下の病態がないかをバイタルサインなどから評価していきましょう。循環器臨床では、成人では末梢性チアノーゼを見かけることが多くあります（寒冷による末梢血管の収縮が頻度としては最多です）。

患者さんは「チアノーゼです！」とは言いませんので、「あれ？　おかしい。チアノーゼになっていそう」と疑うことが重要になります。

### ● チアノーゼの原因疾患

チアノーゼの原因は、中枢型と末梢型に大別できます。

| 1. 中枢型チアノーゼ | 2. 末梢型チアノーゼ |
|---|---|
| a. 心疾患（左右シャント）<br>　Fallot 四徴症などの先天性心疾患<br>b. 肺疾患<br>　①急性肺疾患（重症肺疾患、肺水腫、喘息など）<br>　②慢性肺疾患（肺気腫、肺線維症、など）<br>c. 肺静動脈瘻<br>d. メトヘモグロビン血症 | a. 心拍出量低下<br>　（心不全、ショック、心タンポナーデ）<br>b. 末梢動脈および静脈血流障害<br>　（動脈硬化症、動脈塞栓、血栓性静脈炎、静脈瘤など）<br>c. 寒冷による末梢血管の収縮 |

チアノーゼを見つけやすい場所は口唇や手指ですね。診察のとき、パルスオキシメータを着ける際には色調も意識して見るようにしましょう。きっと、診察では毎回見ているところですよね。

## ショック

### ショックの5P

ショックの徴候として有名な5Pは知っておきましょう。

鑑別疾患もたくさんありますが、どんな疾患でもショックになり得ることを理解しましょう。

ショックの5P

- Pallor
  —蒼白
- Pulmonary insufficiency
  —呼吸不全
- Pulselessness
  —脈拍触知不能
- Perspiration
  —冷汗
- Prostration
  —虚脱

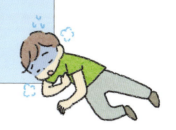

### ショックの初期対応

ショックの患者さんに対して、循環器科医がコールされました。駆けつけた循環器科のドクターは、現場でどんな行動をとるでしょうか。

私の予想は、以下です。

① スタッフから患者さんのバイタル・病歴などを手短に確認。
② ①をしながら、意識の確認と、四肢を触れて冷感・湿潤などをチェック。
③ モニター心電図や12誘導心電図があれば、波形を確認。
④ ③をしながら、速やかに視診・聴診を実施。
⑤ ④のあとすぐに、心エコーで心機能評価を開始。

### ショックの鑑別

では、この初動でドクターは、ショックの鑑別をどのように行っているのでしょうか？
ショックは4つに大別できます。

**ショックの分類**

| ① 循環血液量減少性ショック | ③ 心外拘束性・閉塞性ショック |
|---|---|
| **出血性ショック**：外傷性出血、消化管出血<br>**体液喪失（脱水）**：脱水、嘔吐、下痢<br>**血管透過性亢進**：広範囲熱傷、急性膵炎 | **主要心・血管閉塞**：重症肺血栓塞栓症、急性大動脈解離<br>**胸腔内圧上昇**：緊張性気胸、陽圧呼吸<br>**心圧迫**：心タンポナーデ、収縮性心膜炎<br>**血管圧迫**：縦隔腫瘍 |
| ② 心原性ショック | ④ 血液分布異常性ショック |
| **心筋性（心筋障害）**：急性心筋梗塞、拡張型心筋症、心筋炎、弁膜症<br>**不整脈**：洞不全症候群、房室ブロック、心室頻拍、上室頻拍 など | **神経原性ショック**：脊髄損傷、血管迷走神経反射<br>**アナフィラキシーショック**：薬物、ハチ、食物 など<br>**感染性（敗血症性）ショック** |

④**血液分布異常性ショック**には、アナフィラキシーショックが含まれます。どの疾患も問診は重要ですが、アナフィラキシーショックは問診や病歴がないと診断がつきにくいのではないでしょうか。また、血液分布異常性ショックは warm shock（ウォームショック）とよばれ、末梢が温かいので、四肢を触れることで鑑別をつけやすくなります（重症では冷感となります）。

脈拍および心電図から不整脈（高度の徐脈や心室頻拍など）の診断がつけば、②**心原性ショック**を考えていきます。

視診で頸静脈の怒張が確認できれば、緊張性血気胸、心タンポナーデ、肺塞栓などの③**心外拘束性・閉塞性ショック**を考えながら診察を進めていきます。聴診では心雑音やⅢ音の有無で**心原性**はないか、呼吸音の左右差で血気胸はないかを考慮していきます。

そして心エコーで、②**心原性ショック**となる心機能の評価（心筋梗塞など）、③**心外拘束性・閉塞性ショック**となる心タンポナーデや肺塞栓での右心負荷・右心系拡大を確認して、胸水の評価・腹腔や骨盤内の出血の評価を行っていきます。

## ● ショックを起こした場所別の鑑別方法

ちなみに「ショックを起こした患者さんはどこにいましたか？」と聞くことで鑑別ができることもあります。
➡ 救急外来への救急搬送なら、救急隊からの情報で推察できます。
➡ 循環器内科病棟の患者さんなら、やはり心原性ショックから鑑別していきます。
➡ 外科病棟の患者さんなら、出血などの循環血漿量減少性ショックを考えます。

循環器疾患は重症化すると心原性ショックをきたし得る疾患が多く、日ごろから重症化する前のバイタルの変化に注意をすることが重要です。造影検査の終了後や抗菌薬の初回投与では、かゆみや嘔気、皮疹に加えてアナフィラキシーショックも起こり得ることを理解しておきましょう。

## ◉ 浮腫

浮腫・むくみで循環器内科を受診する患者さんもたくさんいます。

でも、女性で、立ち仕事をして午後になると足がむくむ人は、病院を受診するでしょうか？　これは重力の影響だ、足を動かしていないからだと、皆さん、ご存じと思います。

では、高齢者の足のむくみでは、何を考えますか？　何か悪い病気かも、と心配しますよね。

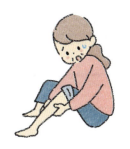

### ◎ 浮腫の原因と鑑別

まずは問診と同時に、既往歴やADL、お薬手帳を確認することから始めましょう。

診察では、必ず左右差を確認しながら、触ってみましょう。左右差があれば、全身性の疾患でなく局所的な疾患としてリンパ浮腫や下肢静脈瘤、深部静脈血栓などを考えます。

また、そこに発赤・熱感・疼痛を伴えば、蜂窩織炎や静脈炎などの皮膚や血管の炎症が考えられます。

**浮腫の診察・鑑別のポイント**
① 年齢と基礎疾患・ADL
② 左右差
③ 熱感・疼痛の有無
④ 採血結果

両側のむくみであれば、全身性の疾患を評価しなくてはいけません。心臓・腎臓・肝臓の臓器不全があれば、浮腫をきたしますので採血や採尿で評価が可能です。肝機能や腎機能・尿タンパク・BNPなどで評価を行います。また、このときに低アルブミンがないか・甲状腺機能は問題ないか・D-ダイマーの上昇を評価して深部静脈血栓の可能性を併せて採血で評価することも重要です。

薬剤性も多い原因であり、Ca拮抗薬・NSAIDs・漢方（甘草）・グリチルリチン酸などが多いとされます。つねに薬剤性の可能性は考えて、問診とお薬手帳の確認を行いましょう。

1. 血管内静水圧の上昇
   1) 心不全、2) 腎不全、3) 塩分摂取過多、4) 静脈弁不全、静脈瘤、5) 長時間の座位
2. 血管内膠質浸透圧の低下
   1) ネフローゼ症候群、2) 肝硬変、3) 低栄養、4) 吸収不良症候群
3. リンパ管閉塞
   1) 悪性リンパ腫、2) 悪性腫瘍のリンパ節転移
4. 血管透過性の亢進
   1) 特発性浮腫、2) 炎症、3) アレルギー
5. その他
   1) 薬物性、2) 甲状腺機能低下症

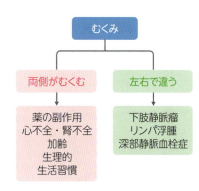

深部静脈血栓症 → 9章 p.333

# 2章 心不全

# 心不全
しんふぜん

heart failure (HF)

心不全はその概念が理解しにくい病気ですが、高齢化に伴い患者数が増加しています。あらゆる心臓病の終末状態です。早期に診断と治療を開始することが重要で、循環器専門でなくても知っておくべき病態です。

**ひとことで言うと…**

心臓は、全身に必要な血液を送るポンプの働きをしている。心不全とは、何らかの原因で、**心臓がポンプとして機能しなくなり、全身の臓器に必要な血液や酸素が十分に行きわたらない状態**のこと。心臓に原因がある場合が多いが、心臓以外が原因やきっかけとなって心不全を起こすこともある。

心不全は、**心疾患の終末期の病態**であり、全ての心疾患が心不全になり得る。病気ではなく、病態である。

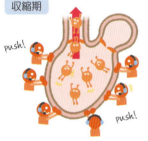

正常な心臓は、全身に血液を送るポンプとしてはたらいているが…

**収縮期**
push!
push!
左心室が収縮するときは、左心室から大動脈へ血液が流出する

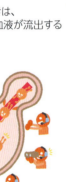

**拡張期**
オーライオーライ
左心室が拡張するときは、左心房から左心室へ血液が流入してくる

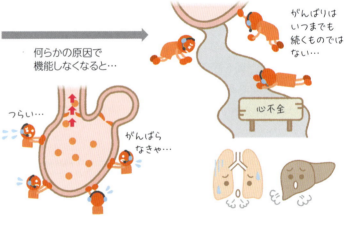

何らかの原因で機能しなくなると…
つらい…
がんばらなきゃ…

全身に必要な血液・酸素が行きわたらなくなる
がんばりはいつまでも続くものではない…
心不全

## 英略語・単語

**LVEF**：left ventricular ejection fraction 左室駆出率（分画）

**HFrEF**：heart failure with reduced EF 左室駆出率（LVEF）が低下した心不全

**HFpEF**：heart failure with preserved EF LVEF が保持された心不全

**ADHF**：acute decompensated heart failure 急性非代償性心不全

心不全

## 病態生理

> 心不全を理解するのには、まずは「心機能」を理解することが重要！
> 「心機能」を形作る「心臓のポンプ機能」の要素は、左室収縮機能、拡張機能、心拍数、心拍出量の4つです。

### ◉ 心機能① 心臓のポンプ機能

心臓は規則正しく収縮と拡張を繰り返しており、これが、「心臓はポンプ」であるゆえんである。

### 左室収縮機能 とは？ おかしくなると、どうなる？

一般に臨床の現場では、心機能＝左室収縮機能 を示すことが多い。

➡ この機能に関連する心不全は？

- 左室収縮機能（つまりその指標としての左室駆出率〈LVEF 値〉）が低下することで、十分な量の血液を送り出せず（心拍出量の低下）左心室で血液がうっ血（渋滞）するため、肺うっ血になる。
- こうした、LVEF が低下した心不全を「HFrEF」という。
- ＊一方、LVEF が保たれていても、拡張能の低下や前負荷・後負荷という原因で肺うっ血になることがある。こうした LVEF が保たれた心不全を「HFpEF」とよぶ（➡ p.46）。

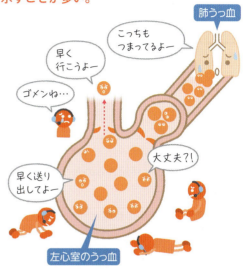

 検査　心エコーで計測する LVEF（左室駆出率〈分画〉）を利用して、「心機能がよい」や「心機能が低下している」といったように表現する。

**LVEF の基準**
- 55% 以上　：正常
- 45 ～ 54%：軽度低下
- 30 ～ 44%：中等度低下
- 30% 未満　：高度低下

心尖部からの四腔断面と二腔断面の左室内腔をトレースして、スライスしたディスクの積み重ねとして容積を算出する方法。心臓の動きの一部が低下していても計測することができる。
＊慣れたドクターは、見た目で EF を大まかに判断できる（Visual EF）。

Simpson 法

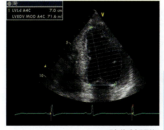

四腔像拡張期 ｜ 四腔像収縮期
二腔像拡張期 ｜ 二腔像収縮期

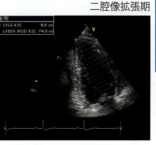
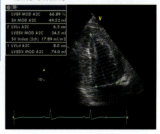

---

◉ 英略語・単語

**PTE**：pretibial edema 脛骨浮腫
**BNP**：B 型（または脳性）ナトリウム利尿ペプチド
**NT-pro BNP**：N 末端プロ B 型ナトリウム利尿ペプチド
**CTR**：cardiothoracic ratio 心胸郭比

**ACP**：advance care planning アドバンス・ケア・プランニング
**NPPV**：noninvasive positive pressure ventilation ventilation 非侵襲的陽圧換気

2章 心不全

## 拡張機能 とは？ おかしくなると、どうなる？

➡ **この機能に関連する心不全は？**
- 拡張能が低下すると、左心房から左心室に十分な血液が戻れなくなるため、左心房がうっ血（血液が渋滞）する。
- 左心房の手前の肺でもうっ血が起こる。

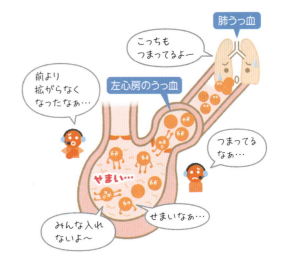

➡ **拡張能低下はなぜ起こるのか？**

高齢など ➡ 高血圧

➡ 左室肥大や心筋の線維化

- 拡張能低下は、高齢者、女性に多い。
- 原因疾患として最も多いものは高血圧性心疾患とされている。
- 高血圧が続くことで、心臓の左心室の筋肉が肥大してきて左室肥大となったり、心臓の筋肉が線維化を起こしたりして固くなってしまうことが関係している。
*つまり、高齢の患者さんは、少なからず拡張能が低下していると考える。

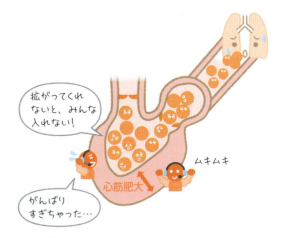

 収縮能は LVEF で評価するが、拡張能は心エコーで指標となる検査方法はあるものの、正確に評価することが困難とされている。

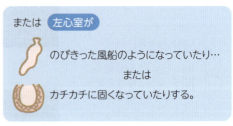

---

🔵 英略語・単語

**CPAP**：continuous positive airway pressure 持続的陽圧換気療法
**COPD**：chronic obstructive pulmonary (lung) disease 慢性閉塞性肺疾患
**LVAD**：left ventricular assist device 左心補助人工心臓

心不全

## 心拍数とは？ おかしくなると、どうなる？

**心拍数は……**
「1分間に何回拍出するか」を示し、一回拍出量とともに（時に補って）、心拍出量を保っている。

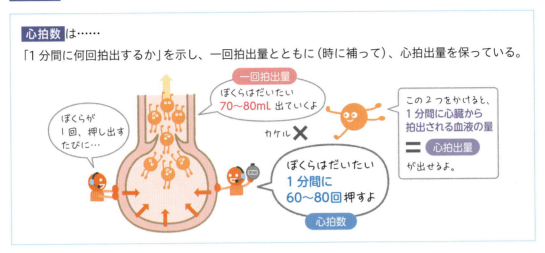

### ◉ 心拍数がおかしいときって、どんな状態？

➡ 何らかの原因で低下してしまった一回拍出量を補って**心拍出量を保つために、心拍数を増やしている**。これを**代償機能**という。

**代償機能** 左室機能の低下や酸素需要の増加を補う

➡ LVEFや一回拍出量が低下している患者さんでは、心拍数を多くすることで心拍出量を保つようにしていることもある。

➡ また、酸素の需要が増えた場合にも、変わらない一回拍出量を補うために、心拍数を増やして、体が求める心拍出量を増やすこともある。

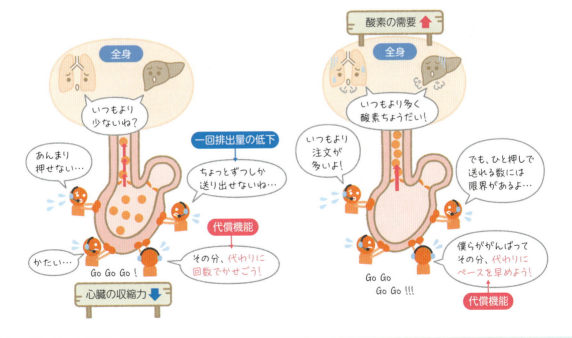

## 2章 心不全

### ◉ 代償機能がはたらかない場合は、どうなる？

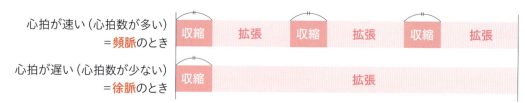

➡ 心拍は、速くなっても遅くなっても収縮時間はあまり変わらず、拡張時間が大きく変わる。

**頻脈 の場合…**

- 心拍は速くなっても、心臓の「収縮時間は変わらず、拡張する時間が短く」なってしまう。
- ➡ つまり、拡張時間に左心房から左心室に血液が流入するので、短い拡張時間では左心室に血液が十分入らないまま左心室から血液が送り出され、**心拍出量が低下**してしまう。

➡ **関連する心不全は？**
- 十分に血液を送り出せないため血液が渋滞して**肺うっ血**になったり、体全体に回る血液が減って**血圧低下**となることがある。
- 頻脈となる不整脈（例：**頻脈性心房細動**）で心不全を起こすのはこのため。

**徐脈 の場合…**

➡ **関連する心不全は？**
- LVEFが保たれていても突然の徐脈（例：**完全房室ブロック**）になると、心拍出量は低下して、心不全を起こす。
- ➡ このような突然の徐脈では、ペースメーカ治療が必要となる。

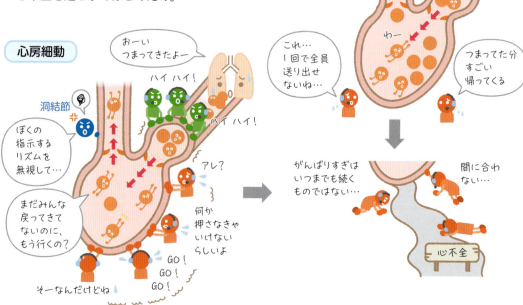

心房細動 ➡ 5章 p.192
完全房室ブロック ➡ 5章 p.221

## 心拍出量とは？

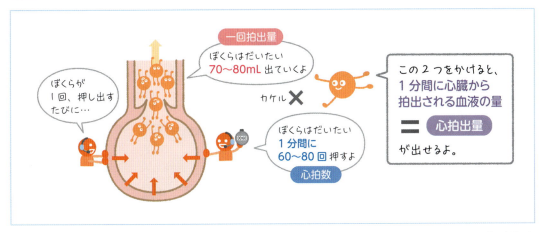

※上の数字は、安静時のもの。心拍出量は最大約4〜5倍まで増加する。また、睡眠、ストレス、運動、妊娠などによって増減する。

- 臨床では、心機能低下（LVEF低下）と心拍出量低下（低心拍出）は、ほぼ同じ意味で使用されていると考えてOK。

検査
- 心拍出量は、心エコーで計測するか、スワンガンツカテーテルで計測することができる。
- 臨床の現場で心拍出量や心係数の話が出てくるのは、心臓カテーテル検査のときや、ICU/CCUや手術室などでスワンガンツカテーテルが挿入されている患者さんのケースが多い。

※高心拍出性心不全でも使われる（後述）。

- 心機能を考えるときには、本来は心拍出量を考えるべきだが、心エコーでのLVEFのみで判断しがち。前負荷や後負荷、拡張性、さらに心拍数などさまざまな因子を総合的に判断する必要がある。
- そのためバイタルサインも重要な心機能評価の指標となるので、日常の臨床でも注意深くバイタルサインに気を配るようにする！

カテーテル検査 → 12章 p.380

## 心機能② 心臓というポンプの前後についているホースの機能

心機能を形作る要素として、心臓のポンプ機能に追加して、
**前負荷（心臓に流入する血液量）**
**後負荷（心臓が駆出する際の抵抗・血圧）**
がある。

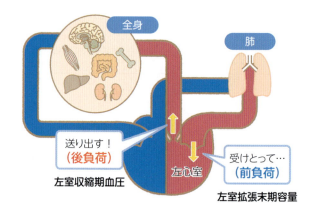

### 前負荷とは？ おかしくなると、どうなる？

前負荷とは、心臓に戻ってくる血液量と考える。

心臓は収縮能が正常であれば…
- たくさん血液が入ってくれば（前負荷が増えれば）一回拍出量が多くなり、血圧は上昇する。
- 逆に血液量が減れば（前負荷が減れば）、一回拍出量が少なくなり、血圧は低下する。
  （→これをフランク・スターリングの法則という）

[臨床でたとえると……]
- 血圧が低いから輸液負荷をする → 血圧が上がる。
- 夏場は脱水になる → 血圧が低くなる。

　　…といったことがみられる。

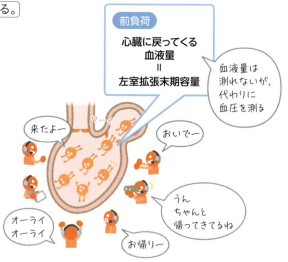

心不全

- もしも…

（例えば点滴などで）
血液量（体液量）が増えると…
（＝拡張末期容量が大きい状態だと）

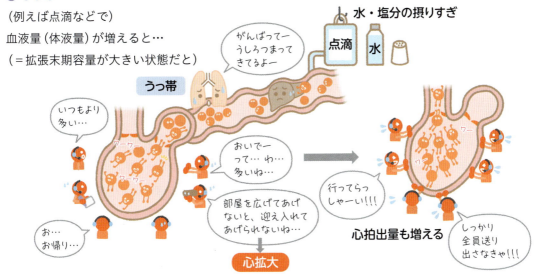

## 後負荷 とは？ おかしくなると、どうなる？

後負荷＝収縮期血圧 と考える。

- 後負荷が高い（収縮期血圧が高い）状況では、左心室は強く収縮しなければならない。
➡ 十分な収縮ができなければ、血液を送り出すことができない。
➡ つまり、心拍出量は低下する。

後負荷
心臓から血液を送り出す際の
抵抗・血圧
＝
左室収縮期血圧

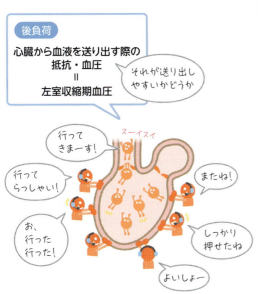

- もしも…

後負荷が増大すると…
（＝収縮期血圧が上がっている状態だと…）

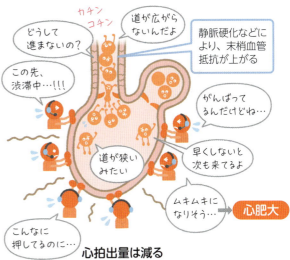

 薬剤　クリニカルシナリオ1（CS1）（→ p.61）の急性心不全では、血圧が140mmHg以上あって、左心室がうっ滞して血液を出せてないため、血管拡張薬（硝酸薬など）を使う。

2章 心不全

## 心機能③ 心臓というポンプ機能の代償機能

> 心臓というポンプ機能が正常に働かないとき、心臓を含め、人間の体で、その機能を補う代償機能（リモデリングと神経体液性因子）が働きます。

### 左室リモデリングとは？ どういうときにはたらく？

- 左室収縮能・LVEF が低下したり（多くは心筋梗塞後）、左室容量が大きく左室圧が高い状況（多くは弁膜症や心筋症）が続くと、その代償として左室壁が厚くなったり（左室肥大）、左室内腔が大きくなったり（左室拡大）、心筋細胞が厚く（心筋肥大）なったりと、つまり心筋の形状が変化する。
- このような心臓の形態や質の変化を心臓リモデリング（左室リモデリング）という。
- 左室リモデリングは、ポンプ機能低下の代償として機能するが、いずれこの代償が破綻する。
➡ すると、心不全を発症する。

### リモデリングの機序

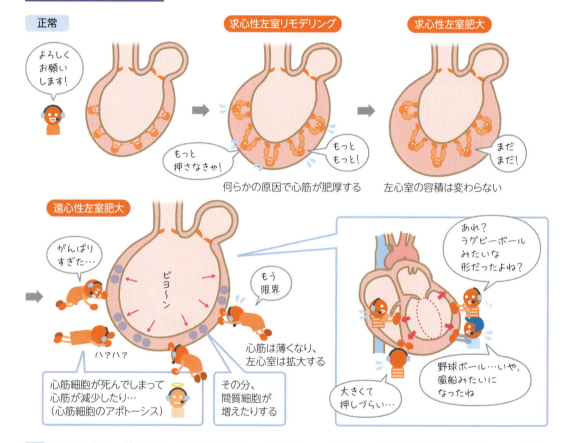

 リモデリングの予防・改善のために、原疾患への介入や、薬物治療（β遮断薬や ACE 阻害薬および ARB といったレニン・アンジオテンシン系阻害薬、ミネラルコルチコイド受容体拮抗薬）の内服が必要となってくる。

> この結果、左室形態が改善してきている場合のことを、「リバースモデリングをしている」と言います。

## 神経体液性因子 とは？ どういうときにはたらく？

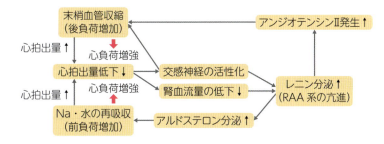

- 心機能低下のときに代償機能が働くうえで、生体内では神経体液性因子が重要となる。
- 交感神経やレニン・アンジオテンシン・アルドステロン系（RAA系）などの神経体液性因子が活性化することで、前負荷の増加や、末梢臓器の血流量増加のために末梢血管を収縮させる。
- 当初は臓器保護に働くが、長期間となってしまうと前負荷と後負荷の増大から心筋能低下につながってくる。

**臨床では、これらの神経体液性因子を遮断する薬剤は心保護効果があるとされている。**
レニン・アンジオテンシン系を阻害する「ACE阻害薬」や「ARB」「ミネラルコルチコイド受容体拮抗薬」、交感神経系を阻害する「β遮断薬」を心機能低下した患者さんへ導入することが、神経体液性因子の改善につながる。

# 2章 心不全

# 分 類

心不全はその症状や進行速度、心機能低下の有無などによって分類が変わってきます。
大きくは以下に分類されます。
- **時間**(進行速度)によって分類：**慢性心不全／慢性心不全の急性増悪／急性心不全**
- **病態**(症状や身体所見)によって分類：**右心不全／左心不全／両心不全**
- **心機能**(収縮能)によって分類：**収縮不全／拡張不全**

それ以外にも、以下の分類がよく使われます。
- **うっ血性**心不全：**肺うっ血＝左心不全／体うっ血＝右心不全**
- **高拍出性**心不全：心拍出量が増加するも、全身にいきわたらない ➡ 心臓以外の原因があります。

[心不全の割合]
　　＊実臨床で出会う心不全に関しては、病院や診療所、病棟などによって病態が大きく違ってきます。
- 二次および三次救急の病院の救急外来や循環器病棟：急性心不全や慢性心不全の急性増悪が多いです。
- 地域の診療所、循環器以外の病棟：慢性心不全が多い傾向にあります（急性心不全は救急外来を受診するため）。

## ①時間による分類

- 心不全の症状がいったん出現すると、寛解と増悪を繰り返しながら身体活動能力が次第に低下し、ついには生命にかかわる。
- そのため最近は、**心不全が進行する病態**であることから、**急性から慢性にかけても一連の流れ**であることをしっかりと理解することが重要という考え方になっている。

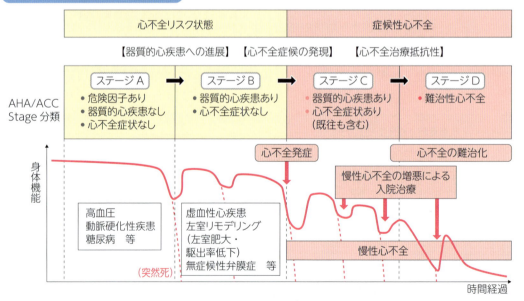

(厚生労働省 脳卒中、心臓病その他の循環器病に係る診療提供体制の在り方に関する検討会．脳卒中、心臓病その他の循環器病に係る診療提供体制の在り方について．2017.〔https://www.mhlw.go.jp/file/05-Shingikai-10901000-Kenkoukyoku-Soumuka/0000173149.pdf〕〔2019年7月30日閲覧〕より引用改変)

心不全

- 患者さんが心不全をいつかどこかで発症して、**症候性心不全（症状のある心不全）** として診断されたときに、「**初回の急性心不全**」もしくは「**慢性心不全の急性増悪**」と診断できる。
➡ そのときから患者さんはAHA/ACCステージ分類で心不全「**ステージC**」に分類される。
➡ それ以降は、"**常に急性増悪のリスクのある慢性心不全の状態である**"といえる。
- ほかの検査のときや別の病気の際に偶然に、心臓機能疾患と胸水貯留が見つかるといったように、症状がないまま慢性心不全と診断されるケースも実際には多くある。

## 慢性心不全

- 以前の慢性心不全の定義は…

「慢性の心筋障害により心臓のポンプ機能が低下し、末梢主要臓器の酸素需要量に見合うだけの血液量を絶対的にまた相対的に拍出できない状態であり、肺、体静脈系または両系にうっ血を来たし、日常生活に障害を生じた病態」とされていた。

➡ 言い換えると……

「過去の心筋梗塞や心筋症・弁膜症・不整脈などにより慢性的に心機能が低下してきて、代償機能として働いていたリモデリングや神経体液性因子の調整では不十分となり、うっ血が出てきた状態」ともいえる。

現在の臨床の現場では、心不全の**自覚症状がなくとも**、心エコーで**LVEFが低下**している、**心拡大**がある、**胸水**があった、**下腿浮腫**がある、**BNPが高い**といった状態なら、身体所見や検査所見、過去のデータとの比較を行い、**慢性心不全として診断**して対応、介入を始める。

 これは、心不全が進行する病態であることをふまえると、自然な考えです。症状が発症する前段階から予防することが重要ですし、ステージ分類もそれを示唆しています。

 また高齢の患者さんは、年齢のせいと考えて症状を訴えない場合もあるので、診察や問診から「心不全ではないだろうか？」と考えてみることも必要。

## 慢性心不全の急性増悪

- 慢性心不全は、代償機能が急激に破綻してしまうと、慢性心不全の急性増悪といった状態となる。
- ➡ この状態では**急性心不全と同じ状態の強い症状が出現**してくる。
- 具体的には、息切れや起坐呼吸といった**呼吸症状**がメインとなる。
- 慢性心不全の急性増悪には、心臓だけの要素ではなく、**なんらかの増悪因子が隠れている**ことがあるので、それを探すようにする！

### 増悪因子

- 感染（かぜなど）、発熱、過労／ストレス
- 腎障害、電解質異常、過度の血圧上昇 など
- 新たな心筋虚血
- 薬の副作用
- 貧血、甲状腺機能亢進、妊娠
- 飲酒、水分・塩分過多
- 新たな不整脈、頻脈発作
- 薬の飲み忘れ、飲み間違い

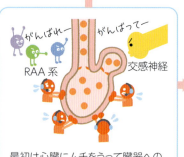

最初は心臓にムチをうって臓器への血流を保っている（慢性心不全）

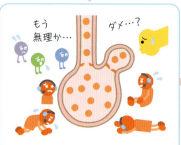

そのうち心臓が疲労し、増悪因子が重なると代謝機能が破綻する

急性心不全（急性増悪）
- 冷汗　・血圧低下
- 頻呼吸　・頻脈
- チアノーゼ　　　など

---

**入院中のヤバサイン**

- 体重の増加・下腿浮腫・息切れ ➡ うっ血の前兆。入院中は日々の観察で、外来では診察前の身体測定で、気付くように！
- 脈拍の変化 ➡ 高齢者は不整脈の発症も多い。突然、心房細動になっていることも。
- 食欲低下 ➡ 心不全悪化や利尿薬による脱水なども影響することがある。
- 内服確認 ➡ 内服の怠薬は心不全増悪の要因。患者さんは、医師には言えない場合もある。

---

- 慢性心不全の増悪は、疾患による要因もあるが、患者さんの要因によるものも大きな割合を占める。
- 内服状況や生活環境の変化でも悪化するので、外来では診察室に入る前の歩く姿から、普段との違いに気付くことが重要。

心不全

## 急性心不全

- 急性心不全の定義は……

「心臓の構造的および／あるいは機能的異常が生じることで、心ポンプ機能が低下し、心室の血液充満や心室から末梢への血液の駆出が障害されることで、種々の症状・徴候が複合された症候群が急性に出現あるいは悪化した病態」とされる。

- **臨床の現場では、「初回の急性心不全」に加えて、「慢性心不全の急性増悪」も急性心不全として取り扱う。**

- 初回の急性心不全は 心臓の器質的な疾患 から起こることが多い。

- 急性冠症候群
- 頻脈性不整脈（心房細動、心房粗動、心室頻拍など）
- 徐脈性不整脈（完全房室ブロック、洞不全症候群など）
- 感染症（肺炎、感染症心内膜炎、敗血症など）
- 急性肺血栓塞栓症
- 慢性閉塞性肺疾患の急性増悪

### ◉ 急性心不全にはこう対応する！

- 急性心不全の場合には、低酸素血症から**チアノーゼ・呼吸困難**になり、突然の心機能低下から**低血圧・ショック状態**となって心肺停止に至る可能性がある、生命の危機に瀕した状態となり得る。

➡ 急いで対応をしよう！

**急性心不全の初期対応の目的**

1. 患者の救命と生命徴候の安定化
2. 血行動態の改善と酸素化の維持
3. 呼吸困難などのうっ血症状・徴候の改善
4. 急性心不全の診断と急性冠症候群や肺血栓塞栓症の除外
5. 心臓のみならず他臓器障害の進展予防
6. 早期介入・早期改善による ICU/CCU 滞在期間の短縮

### COLUMN

### 急性心不全の救急外来 —— ニトロール®スプレーが有効

　CS1 の血圧が 200mmHg 近くまで上昇して、息が苦しい患者さんがいました。いち早く血管拡張薬を投与しましたが、苦しくて点滴を確保するのも大変。そこでニトロール®スプレー（イソソルビド）やミオコール®スプレー（ニトログリセリン）をすると血圧が下がって楽になり、点滴確保や酸素投与がスムーズに！

## ②病態による分類

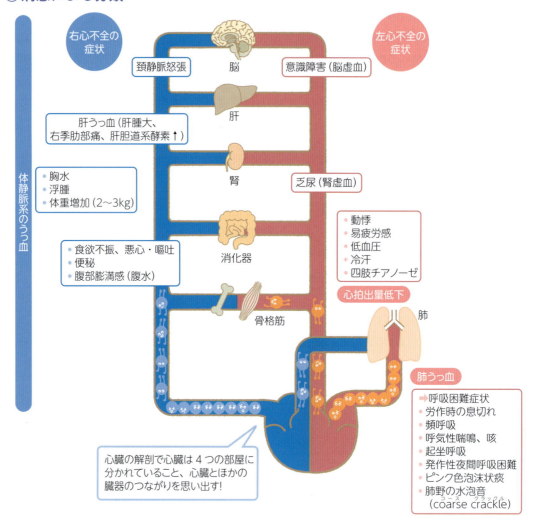

### 左心不全

- 左心室の収縮低下などによってうっ血することで、心拍出量が低下すると同時に、その手前にある左房および肺に血流がたまる状態を「左心不全」という。
- 左心不全では肺がうっ血しているので、「肺うっ血がある」ともいう。

#### 左心不全の症状

- 肺うっ血となってしまうと、息切れや呼吸困難といった呼吸器症状が現れる。
- また、心拍出量が低下することで全身および脳への血流が低下することから、疲れやすい・動悸などの軽い症状から低血圧・チアノーゼ・意識障害といった重症の症状までが現れてくる。

## 右心不全

- 右心室の収縮不全などによってうっ血することで、手前にある体静脈がうっ血する状態が右心不全。
➡ そのため、右心不全のことを「体うっ血がある」ともいう。

### 右心不全の症状

- 体うっ血となると、頚静脈怒張や下腿浮腫といった「見える腫脹」が出現したり、肝臓のうっ血による食欲低下や肝酵素の上昇、消化管のうっ血による食欲低下や悪心・嘔吐、便秘などが現れる。
- 右心不全単独で出現することは少ないが、解剖から左心系に関係なく右心不全単独で出現するときは、左心系と右心系の間にある肺および肺血管に関連する疾患が原因となる。
- 具体的には肺高血圧症や肺血栓塞栓症、COPDなどが挙げられる。
➡ 特に急性の肺血栓塞栓症は、生命にかかわる重症の症状となることがあり、早期の診断と治療が必要となる。

## 両心不全

- 右心不全の多くは左心不全に伴って現れる。これは、左心不全による肺うっ血が、その手前にある右室へのうっ血へつながるから。
➡ そのため、左心不全に右心不全を合併した状態を「両心不全」という。

左心不全と右心不全、うっ血と低心拍出での自覚症状や身体所見を整理して覚えましょう！

| | | | |
|---|---|---|---|
| うっ血による症状 | 左心不全 | 自覚症状 | 呼吸困難、息切れ、頻呼吸、起坐呼吸 |
| | | 身体所見 | 水泡音、喘鳴、ピンク色泡沫状痰、Ⅲ音の聴取 |
| | 右心不全 | 自覚症状 | 右季肋部痛、食欲低下、腹部膨満感、心窩部不快感、下肢浮腫 |
| | | 身体所見 | 肝腫大、肝胆道系酵素の上昇、頚静脈怒張 |
| 低心拍出による症状 | | 自覚症状 | 疲れやすさ、動悸、意識障害、不穏 |
| | | 身体所見 | 冷汗、四肢冷感、チアノーゼ、低血圧、乏尿 |

# 心不全の原因

心不全は、心疾患の終末期の病態であり、すべての心疾患が心不全になり得ます！
（さまざまな心臓病やそれ以外の原因で心不全を起こします）
原因として特に多いのは、虚血性心疾患、弁膜症、高血圧、不整脈、心筋症など。
また、心臓以外の肺や甲状腺、貧血でも心不全になることがあります。
心不全の種類と併せて、大まかに覚えていきましょう！

## ◎ 虚血性心疾患：特に心筋梗塞

**急性心筋梗塞**は突然発症して、左室収縮（LVEF）も突然に低下することから急性心不全を発症することが多い。

**陳旧性心筋梗塞**は、急性心筋梗塞の治療後であるが、心機能低下が残っており、リモデリングが進むとさらに左室収縮が低下していく。慢性心不全の急性増悪を起こすことが多い。

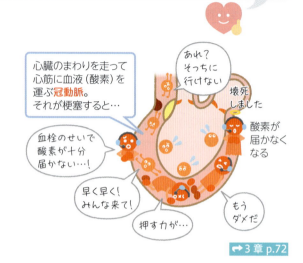

➡ 3章 p.72

## ◎ 高血圧：高血圧や高血圧性心筋症

① 長期間の高血圧の経過から、**リモデリング**に伴って**心筋が左室肥大**を起こす。そのために心臓の拡張能が低下してしまう。何らかの要因がきっかけとなり、**収縮能が保たれた HFpEF** での左心不全を起こすことがある。

② 急性発症時は心機能がよいため、血圧は上昇していることが多く、クリニカルシナリオ1（CS1）の心不全（血圧 140mmHg 以上の心不全）を発症しやすく、初期治療は降圧療法となることが多い。

③ リモデリングがさらに進むと、左室肥大した**心筋の線維化**が進み**収縮能が低下**してくる。それに伴い **HFrEF**（左室収縮能〈LVEF 値〉の低下した心不全）へ移行していき、慢性心不全の急性増悪を起こしやすくなる。

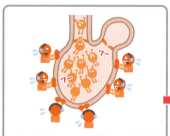

高血圧では、血液量や末梢血管抵抗が上昇しており、左心室に負荷がかかる。

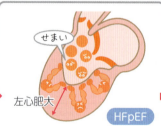

心筋ががんばった結果、心肥大が何らかの要因で起こる（左室収縮能＝駆出率が保たれたヘフペフの左心不全を起こすことも）。

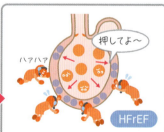

心筋のがんばりはいつまでも続かず、左室収縮能＝駆出率が低下したヘフレフへ移行。

➡ 11章 p.360

## ◉ 弁膜症 ：特に大動脈弁狭窄症や僧帽弁閉鎖不全症

**大動脈弁狭窄症** は、高齢化が進んだことで増えてきている。重症化すると左心室から血液を駆出できず、心拍出量が低下する左心不全となる。

**僧帽弁閉鎖不全症** は、僧帽弁そのものに異常がある一次性と、ほかの原疾患により左室拡大などが起こって僧帽弁が閉じにくくなる二次性がある。どちらも、左心室から左心房に血液が逆流することから左心不全を起こしやすくなる。

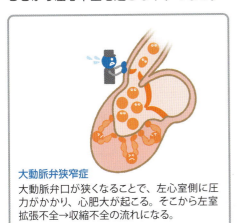
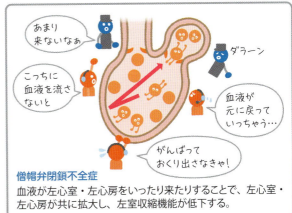

➡ 4章 p.122

## ◉ 心筋症 ：肥大型心筋症や拡張型心筋症、心サルコイドーシス、心アミロイドーシス

**肥大型心筋症** は、心室の拡大を伴わない左室肥大。左室肥大や不整脈による頻脈から拡張不全となり、それによって左心不全を起こしやすい。

**拡張型心筋症** は、重症の左室収縮不全と左室拡大の両方が起こっている。慢性心不全の急性増悪を起こしやすい。

**心サルコイドーシス** は、いろいろなパターンで心不全を発症するが、完全房室ブロックを合併することが多く、徐脈によって心拍出量が低下する左室不全を起こしやすい。

**心アミロイドーシス** は、心筋細胞の間にアミロイドが沈着して心肥大が起こる病態。そこから左室拡張不全→収縮不全の流れにつながる。

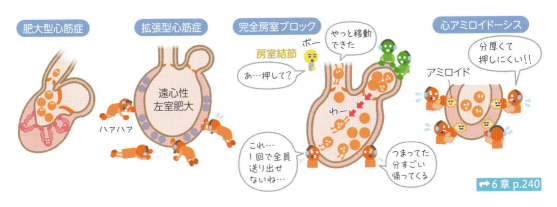

➡ 6章 p.240

## 2章　心不全

### ◎ 肺疾患 ：肺血栓塞栓症、肺高血圧症

肺血栓塞栓症 は、肺動脈が血栓などで閉塞することで肺動脈圧が上昇し、右心室がうっ滞することで右心不全が現れる。息切れや倦怠感が現れ、重症となると心拍出量が低下して生命にかかわることもある。急性の右心不全を起こす疾患。

肺高血圧症 は、狭窄が起こることなどにより肺動脈の血圧が上がる状態。狭い肺動脈を通して、肺に十分な血液・酸素を行きわたらせるために心筋が努力することで右心室に負担がかかり、右心不全につながる。

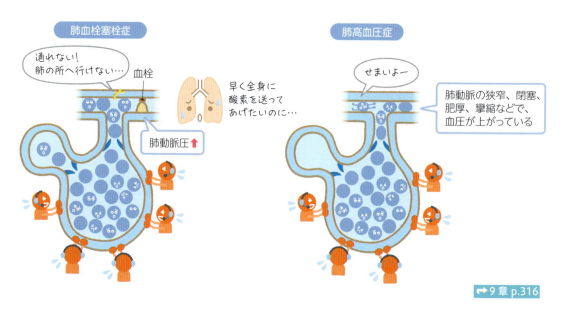

### ◎ そのほかの原因 ：甲状腺機能亢進症や貧血、薬剤など

甲状腺機能亢進症 では、末梢組織の代謝亢進によって酸素の必要量が増加するために心機能が正常であっても、心不全症状が現れる。心拍出量は増加している状態であり、**高心拍出性心不全**とよばれる。

貧血 となると、ヘモグロビン濃度の低下による酸素運搬能が低下するため、末梢組織に必要な酸素血流を送れずに心拍出量を増やそうとして、**高心拍出性心不全**の病態になる。

薬剤 によっては、**心毒性**といわれる心筋へ障害を起こすものがある（特に多いのが抗がん剤によるもの）。そのために、左室収縮不全となることがある。

# 心不全の増悪因子

- 心不全はいったん症状が出現すると、寛解と増悪を繰り返しながら身体活動能力が次第に低下し、ついには生命に関わる（心不全は進行性の病気！）。
- 慢性心不全の状態から急性増悪を起こすと、神経体液性因子や心筋リモデリングが進行して心機能が低下し、予後を悪化させる。
- そのため**慢性心不全の患者さんでは**、急性増悪を起こさせないためにその**増悪因子を理解して予防・治療に努める**ことが必要。
➡ これらを理解して、問診や診察にいかす！

**慢性心不全の増悪因子**
- 感染（かぜなど）、発熱、過労／ストレス
- 貧血、甲状腺機能亢進、妊娠
- 腎障害、電解質異常、過度の血圧上昇など
- 飲酒、水分・塩分過多
- 新たな心筋虚血
- 新たな不整脈、頻脈発作
- 薬の副作用
- 薬の飲み忘れ、飲み間違い

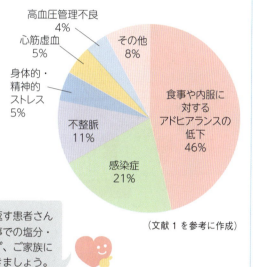

（文献1を参考に作成）

> **問診** 実際の臨床で、慢性心不全での入退院を繰り返す患者さんでは、多くの場合、内服のアドヒアランスや食事での塩分・水分摂取に問題があります。患者さんのみならず、ご家族にも問診を行って、一緒に治療について考えていきましょう。

## ◉ 医学的な要因へのアプローチ

**心筋虚血**

- 慢性心不全の患者さんでは、冠動脈疾患を合併している人が多い。
- また、新たに冠動脈疾患を合併・発症すると心筋虚血によって心機能が低下してしまい、心不全が悪化する。
➡ そのため、**冠動脈疾患の評価**（心臓カテーテル検査や冠動脈CTなど）や予防のための**動脈硬化への介入**（高血圧・糖尿病治療など）が必要となる。心不全が悪化した患者さんでは、胸部症状があったかどうか、心電図の変化がないかなどに注意が必要。

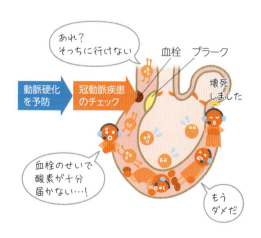

## 2章 心不全

### 不整脈

- 心機能が低下している患者さんでは、頻脈や徐脈になると心拍出量が低下して心不全が悪化する。
➡ 外来診察時の**脈拍数の増減**や**不整**がないかどうかの変化には注意が必要。
➡ 入院中であれば、突然の頻脈・徐脈となっていれば、診察での評価に加えて心電図で不整脈が出ていないかを考える。

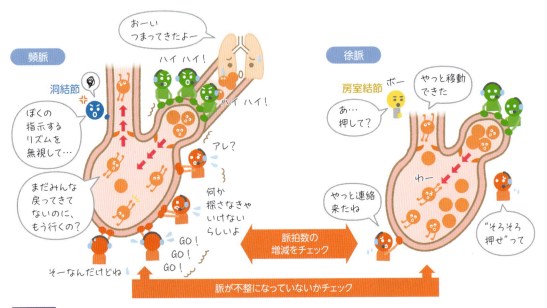

### 高血圧

- 血圧が急激に上昇すると心臓の後負荷が増大し、左心室から十分な収縮ができずに心拍出量が低下して、心不全が悪化する。
➡ 高血圧治療のコントロールも重要だが、**患者さんの塩分や水分摂取過多**および**薬の飲み忘れ**なども高血圧の要因となるので、確認する。

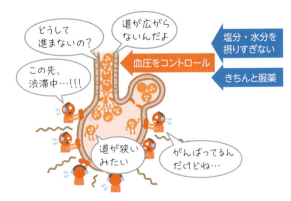

### 感染症

- 発熱や感染症などの代謝が亢進する状態では、心不全患者さんは十分な心拍出量を保てず心不全が悪化する。
➡ 普段からの**感染症予防**の習慣づけや**ワクチン接種**なども有用な手段となる。

心不全

## ◎ 患者さん側の要因へのアプローチ

**塩分摂取**

- 塩分の過剰摂取によって、循環血液量が増加してしまい、心不全が悪化する。
- ➡ 慢性心不全の患者さんにとって塩分制限は最も重要であり、1日6g未満のナトリウム制限が必要である。重症心不全では3g以下の厳格な塩分制限が勧められている。
- ➡ 高齢者は入院して減塩食となることで心不全は改善することがあるが、減塩食によって食欲低下・栄養不良となることがあるので、味付けには注意が必要。
  （食事量が少ない高齢者では、通常の食事でも半量ぐらいで適切な場合もあるので食事量には注意！）

**水分摂取**

- 軽症の慢性心不全では利尿の低下はあまりないので、過度の水分制限は不要。
- ➡ しかし、過度の水分摂取がないかどうかの確認は必要。
- ➡ 重症の心不全患者さんや心不全を繰り返す患者さんでは、低ナトリウム血症となることもあり、水分制限が必要となってくる。普段の生活を確認する。

---

**ショート コラム**

### 「病院食はおいしいですか？」

　心不全患者さんが入院すると、間違いなく減塩食になるでしょう。そのとき、食事摂取量も大事ですが「病院の食事はおいしいですか？　薄味ですよね？」と確認してみましょう。「おいしいですよ。味付けは大丈夫」と言える患者さんは、自宅でも薄味です。「薄くておいしくないね」と言う患者さんは、家では塩分が多いのでしょう。塩分摂取量を計算するのは難しいですが、この質問で自宅での味付けが想像できますね。

---

**アドバンスト コラム**

### 肥満パラドックス ── 太ってるといいの？

　心不全患者さんの疫学調査で、BMIが低いほど心事故発生率が高いとの報告があります[2]。これには筋肉の減少の関与もあるとされています。近年、サルコペニア（高齢期にみられる骨格筋量の低下と筋力もしくは身体機能〈歩行速度など〉の低下）といった高齢者の筋力低下が注目されています。
　心不全患者さんは体重増加に注意を向けがちですが、そのために食事量を減らして筋力が低下してしまっては身も蓋もありません。適切な食事量と筋力低下の予防についても指導しましょう。

## 2章　心不全

> **内服のアドヒアランス**

- 服薬の自己中断は急性増悪の大きな要因。
- ➡ 患者さんの認識のみならず、患者背景などの社会的要因、処方量や投与回数など、服薬行動に影響を与えている要因を多面的に評価、介入することが重要！

> **運動**

- 慢性心不全の治療として適切な運動やリハビリが推奨されているが、それは心不全がコントロールされているときのこと。
- ➡ 心不全悪化に気付かずに負荷をかけてしまうとさらに悪化するので、自覚症状や身体症状を理解するような指導も重要となる。

---

### 患者さんに指導する心不全症状のセルフモニタリング

**慢性心不全の増悪を予防するには、早期にその症状を自覚することが重要**となる。患者さんやご家族に心不全症状のモニタリング方法を説明して、心不全が悪化していると思ったときは、自ら食事・水分制限を行ったり、速やかに受診をするよう、指導していく。

#### 体重測定

毎日の体重測定は重要であり、短期間の体重増加はうっ血の指標として役立つ。慢性心不全患者さんでは、外来での体重測定も重要で、入院中に体重測定を習慣づけて自宅や外来でも継続させるような指導が重要となる。

#### 息切れや下腿浮腫など

息切れや倦怠感、下腿浮腫などの心不全の所見について教育し、心不全の正しい知識を理解し、身につけてもらうようにする。

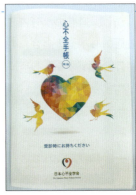

心不全手帳を利用すると、有効な指導ができる。

---

### ショートコラム

#### 「デコる」って？

症状が出現して入院する心不全の多くは慢性心不全の急性増悪です。この慢性心不全の急性増悪をADHF (acute decompensated heart failure)：急性非代償性心不全といいます。ここで使われるdecompensation＝代償不全という単語が重要です。

循環器領域では、心不全を起こした→「デコった、デコってる」と呼ぶドクターがいます。"デコレーション"と間違わないでくださいね！

心不全

# 症　状

心不全の症状は、大きく下の3つに分かれます。
- 左心不全による肺うっ血の症状
- 右心不全による体うっ血の症状
- 心拍出量の低下による症状
→ これらを分けて理解しましょう！

自覚症状と関連付けて、他覚所見や検査所見を併せて理解していくことが覚えるコツ！

| | | | | |
|---|---|---|---|---|
| うっ血による症状 | 左心不全 | 自覚症状 | 呼吸困難、息切れ、頻呼吸、起坐呼吸 | |
| | | 身体所見 | 水泡音、喘鳴、ピンク色泡沫状痰、Ⅲ音の聴取 | |
| | 右心不全 | 自覚症状 | 右季肋部痛、食欲低下、腹部膨満感、心窩部不快感、下肢浮腫 | |
| | | 身体所見 | 肝腫大、肝胆道系酵素の上昇、頚静脈怒張 | |
| 低心拍出による症状 | | 自覚症状 | 疲れやすさ、動悸、意識障害、不穏 | |
| | | 身体所見 | 冷汗、四肢冷感、チアノーゼ、低血圧、乏尿 | |

心不全の症状はさまざまですね。高齢者では感染症をきっかけに心不全が悪化することも多いので、感染症の症状と心不全症状をあわせて考えるときもあります。

# 身体所見

### 左心不全による肺うっ血 の身体所見は…？

- 左心室の収縮低下などによってうっ血することで、心拍出量が低下すると同時に、その手前にある左心房および肺に血流がたまる状態。
- 左心不全 ➡ 肺うっ血 ➡ 呼吸症状が現れる。

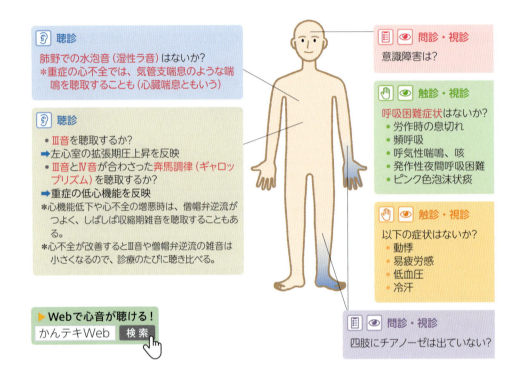

### 起坐呼吸

- 重症の左心不全の症状。
- 横になることで、心臓への静脈還流量が増えてしまい、呼吸困難が増悪する。そのため、患者さんは自分から起き上がって静脈還流量を減らして、楽な呼吸の姿勢をとろうとする。
- 救急車で搬送されてきた患者さんが、車内でギャッジアップされていたら、重症心不全であると判断する。

### 発作性夜間呼吸困難

- 重症の左心不全の症状。
- 寝ているときは、臥位による静脈還流量が増加することに加えて、交感神経刺激の低下や睡眠時の呼吸抑制などが加わって、呼吸困難が悪化する。
- 臨床で、深夜から早朝の急性心不全の救急搬送が多いのはこのため。

### 肺水腫

重症の肺うっ血（重症の左心不全）における病態。

肺がうっ血したことから、肺毛細血管から血液の液体成分が肺胞内へ滲み出した状態であり、重症の低酸素血症となっている。

---

**入院中のヤバサイン**

- 意識レベルの低下・血圧低下 ➡ 心拍出量が低下しており、ショック直前。血圧は前回値と比較を！
- 酸素化・SpO₂低下やチアノーゼ ➡ 左心不全・肺うっ血の悪化
- 脈拍や呼吸数の変化、尿量低下 ➡ 心不全悪化を起こす前兆

※重症心不全の急変に気付くためには、最初に血圧、脈拍、SpO₂、呼吸数、意識レベルといった基本のバイタルサインをしっかり確認しておくこと。これらバイタルサインが変化した際は、心不全が改善したか悪化したかのどちらか。悪化の前兆を見逃さないで。急性心不全にさせないことが重要！

---

### 右心不全による体うっ血 の身体所見は…？

- 右心室の収縮不全などによってうっ血することで、手前にある体静脈がうっ血する状態なので、**右心不全 ➡ 体うっ血の症状** がみられる。

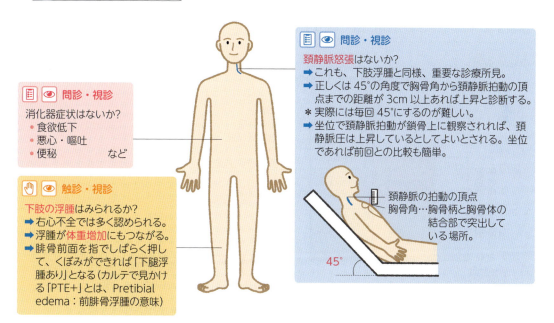

**問診・視診**
消化器症状はないか？
- 食欲低下
- 悪心・嘔吐
- 便秘　　など

**触診・視診**
下肢の浮腫はみられるか？
➡ 右心不全では多く認められる。
➡ 浮腫が体重増加にもつながる。
➡ 脛骨前面を指でしばらく押して、くぼみができれば「下腿浮腫あり」となる（カルテで見かける「PTE＋」とは、Pretibial edema：前脛骨浮腫の意味）

**問診・視診**
頸静脈怒張はないか？
➡ これも、下肢浮腫と同様、重要な診療所見。
➡ 正しくは45°の角度で胸骨角から頸静脈拍動の頂点までの距離が3cm以上あれば上昇と診断する。
＊実際には毎回45°にするのが難しい。
➡ 坐位で頸静脈拍動が鎖骨上に観察されれば、頸静脈圧は上昇しているとしてよいとされる。坐位であれば前回との比較も簡単。

頸静脈の拍動の頂点
胸骨角…胸骨柄と胸骨体の結合部で突出している場所。

2章　心不全

## 心拍出量の低下 による身体所見は…？

- 心拍出量が低下することで、脳を含む全身への血流が低下している。
➡ そのため、疲れやすい、脱力感といった軽症から、意識障害や不穏といった重症な症状が現れる。

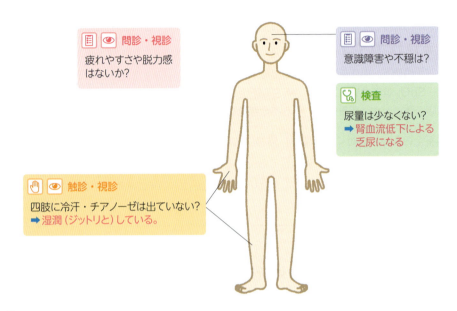

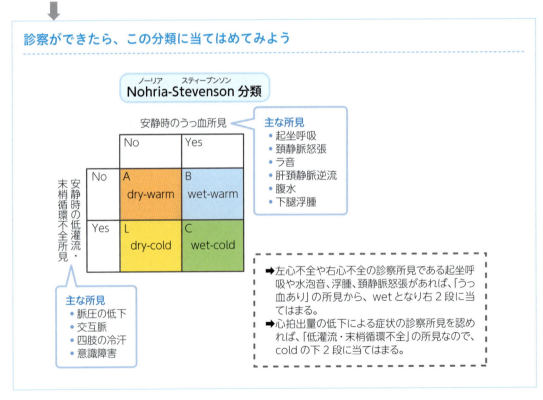

心不全

# 検　査

一般に行われる検査は、採血（特に BNP や NT-ProBNP）、胸部 X 線、12 誘導心電図、心エコー検査。特に心エコー検査は心不全の診断にもつながる重要な検査です。

## 心エコー検査

- 心エコー検査は、心不全の病態生理を理解するのに重要な検査。
- 心機能（左室収縮能）と弁膜症、肺高血圧の有無や下大静脈径の評価がポイント。
  - ➡ 心機能 を評価して、HFrEF か HFpEF かを鑑別する。
  - ➡ 治療介入 （外科的な）の必要な 弁膜症 がないかを確認する。
  - ➡ 肺高血圧 の状態や 下大静脈径 から、循環血漿量 が多いか少ないか（うっ血か脱水か）を鑑別する。

## 胸部 X 線

- 心不全では 心拡大 や 胸水貯留 、肺うっ血 の所見を胸部 X 線でチェック！
- 肺うっ血所見像は、いろいろな機序でさまざまな所見となる。
  - ➡ 細かい病態は無理に覚えず、「前回と比較して何が異常か」「どこが変わったか」がわかるようにする。
  - ➡ 正常の胸部 X 線を見慣れるようにする。
- 立位と坐位、また、ポータブル検査かどうかで、X 線の写り方が異なる。

| 典型的な心不全の所見 | 心不全の治療前後 ||
|---|---|---|
| 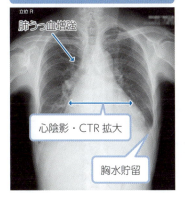 | 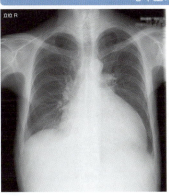 | 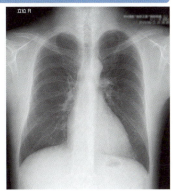 |
|  | 心陰影・CTR 拡大し、胸水・肺うっ血もあったが… | 治療によって改善し、CTR も縮小した |

---

**心不全診断における胸部 X 線のチェックポイント**

① まずは心陰影の拡大があるかどうか（心胸郭比：CTR の拡大があるか？）
② 肺野にうっ血所見があるかどうか（肺野の透過性低下・白っぽくないか？）
③ 胸水があるかどうか（CP アングルが鈍化していないか？）
＊胸部 X 線で分かりにくい胸水も、CT では簡単に診断がつく

---

CTR ➡ 4 章 p.128

## 2章　心不全

### 採血

- 心不全でよく使う項目は BNP と NT-ProBNP。

  BNP：B 型ナトリウム利尿ペプチド
  NT-ProBNP：N 末端プロ B 型ナトリウム利尿ペプチド

➡ これらは、**左心室がうっ血や心拡大で引き伸ばされると分泌が亢進することから、心臓（特に左心室）の負荷の指標**となる。

➡ 存在診断に有用。下図にあるような値により、**心不全の可能性を評価することができる。**

➡ また、心不全の重症度や予後の診断にも有用。

＊ただし、腎機能などの影響を受けるため個人差が大きく、ほかの検査所見・身体所見と合わせて心不全診断をすることが必要。

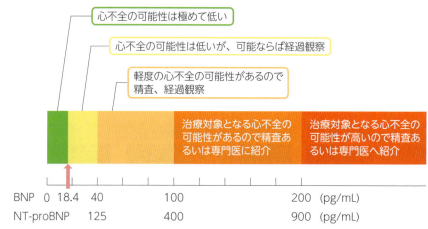

（日本心不全学会予防委員会. 血中 BNP や NT-proBNP 値を用いた心不全診療の留意点について.
〔http://www.asas.or.jp/jhfs/topics/bnp201300403.html〕〔2019 年 7 月 30 日閲覧〕より引用）

> NT-ProBNP は腎機能の影響を受けやすいですが、簡便かつ迅速に測定できます。
> 循環器専門病院では BNP を、それ以外では NT-ProBNP を測定することが多いように思われます。

### ○ そのほか治療経過中に重要となる検査

**腎機能・電解質** 利尿薬や輸液を行うので変動があるのが当たり前。腎機能悪化には注意する。

**貧血** 基礎疾患によって、抗血小板薬・抗凝固薬を内服するので出血からの貧血のリスクを忘れずに。

**炎症所見** 心不全の増悪因子に感染症は必ず鑑別にあがるので、感染の評価は大事！

# 診 察

|聴診| や |SpO₂|、|尿量測定| は心不全の重要な診察の項目だが、それ以外にも大事な診察項目がまだまだある。

### |呼吸数| の観察
- 成人の正常な呼吸数は**おおよそ 12 〜 20 回／分**である。
- 心不全が改善してくれば急性期より呼吸数が改善してくるし、**悪化すれば呼吸数が増加**する。常に意識をしよう！

### |頸静脈圧|
- ベッドサイドで心不全患者さんの**頸静脈を同じ体位で観察**する。
- 右心不全のある患者さんでは頸静脈が怒張しているが、心不全改善に伴い目立たなくなる。
- 下腿浮腫と同様に**体うっ血を評価**することができる。

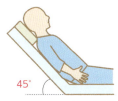

詳しくは ➡ p.55

### |体重測定|
- 外来からの入院では着衣と病衣で体重に差があることがしばしばあるので、意識する。
- 入院患者さんでは、繰り返し体重測定をすることで、自宅での体重測定および自己管理を意識づけさせることも重要。

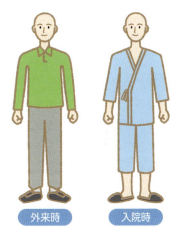

外来時　入院時

外来では、季節によって着衣の重さが違いますよね。体重測定の際は、そこも考慮してみましょう。一年前の同じ季節と比較してもいいかもしれませんね。

2章　心不全

# 心不全で使われるさまざまな診断分類

## NYHA 心機能分類

心不全の機能分類として、古くから用いられている一般的な分類。

心不全の自覚症状から、4 段階で分類する（詳細な分類もある）。

● 患者さんの訴えから、主観的に評価するためにバラツキがでやすいが簡便。

● 慢性心不全で特に有用。

● 簡単な診断として、症状なしが I 度。安静で症状があれば IV 度として、平地歩行で息切れなければ II 度、あれば III 度と考える。

| I | 心疾患はあるが、身体活動に制限がない。通常の身体活動では、疲労・動悸・息切れ・狭心痛は起こらない。 |
| II | 身体活動に軽度の制限がある。安静時には症状なし。通常の身体活動で、疲労・動悸・息切れ・狭心痛が起こる。 |
| III | 身体活動に高度の制限がある。安静時には症状なし。通常以下の身体活動で、疲労・動悸・息切れ・狭心痛が起こる。 |
| IV | どんな身体活動でも症状が出る。安静時にも心不全症状がみられる。すこしの身体活動でも症状は増悪する。 |

## Forrester 分類 （フォレスター）

スワンガンツカテーテル検査によって測定した、心係数と肺動脈楔入圧といった血行動態の指標。

心不全の病態を分類する際に以前から使われている。

● 侵襲を伴う検査であり頻回に行えないが、重症の ICU/CCU 症例や心臓外科手術症例の術後などで連続モニタリングする際には有用となる。

● ここで出てくる心係数 2.2 と肺動脈楔入圧 18 という数字と本来の基準値に相違があることは理解しておこう。

● 急性心筋梗塞に合併した心不全治療の分類であったことから、急性心不全に適応はされるが、代償機能の働いている慢性心不全には向いていない。

L/min/m²
心係数 (CI)

| | 肺動脈楔入圧 18 mmHg |
|---|---|
| グループ I 肺うっ血（－）末梢循環不全（－） | グループ II 肺うっ血（＋）末梢循環不全（－） |
| グループ III 肺うっ血（－）末梢循環不全（＋） | グループ IV 肺うっ血（＋）末梢循環不全（＋） |

2.2　低心拍出

18　肺うっ血　mmHg

肺動脈楔入圧 （PAWP）

基準値：心係数　2.6 ～ 4.2L/min/m²
　　　　肺動脈楔入圧　2 ～ 12mmHg

心不全

## Nohria-Stevensonn 分類（ノーリア スティーブンソン）

身体所見からうっ血と末梢循環不全の有無を推定して分類する。

- Forrester 分類と同じ治療方針の考え方となる。
- 代償機能の働いている慢性心不全でも有用である。

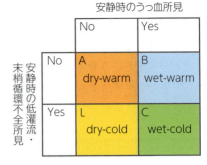

## クリニカルシナリオ（CS）

入院直前もしくは入院直後の急性心不全の患者さんへの初期対応のための臨床ガイド分類。

最初の血圧（来院時の血圧）を基本に分類する。

- 最初の血圧が低い患者さんは、ショック状態や低心拍出であり、院内死亡率が高いことが報告されている[3]。
- 救急外来では、この初期血圧で薬剤投与が決まることがあるが、入院後何日も同じ治療は適切ではない。

| | CS1 | CS2 | CS3 | CS4 | CS5 |
|---|---|---|---|---|---|
| | 収縮期血圧（SBP）> 140mmHg | SBP100～140mmHg | SBP < 100mmHg | 急性冠症候群 | 右心不全 |
| | ・急激に発症<br>・主病態は肺水腫<br>・全身性浮腫は軽度<br>・左室駆出率は保持されていることが多い<br>・血圧上昇が関与 | ・徐々に発症し体重増加を伴う<br>・主病態は全身性浮腫<br>・臓器障害：腎機能障害や肝機能障害、貧血、低アルブミン血症 | ・急激あるいは徐々に発症<br>・全身浮腫や肺水腫は軽度<br>・低灌流または心原性ショックを認める | ・急性心不全の症状および徴候<br>・急性冠症候群の診断<br>・心臓トロポニンの単独の上昇だけではCS4に分類しない | ・急激または緩徐な発症<br>・肺水腫はない<br>・右室機能不全<br>・全身性の静脈うっ血所見 |
| 治療 | ・NPPVおよび硝酸薬 | ・NPPVおよび硝酸薬<br>・慢性の全身性体液貯留が認められる場合に利尿薬を使用 | ・体液貯留所見がなければ容量負荷を試みる<br>・強心薬<br>・血圧 < 100mmHgおよび低灌流が持続している場合には血管収縮薬 | ・心臓カテーテル検査<br>・ガイドラインが推奨するACSの管理：アスピリン、ヘパリン、再灌流療法 | ・原疾患の治療 |

> クリニカルシナリオは、2008年に提案された新しい分類です。循環器ドクター以外でも用いることができるための考え方です。急性心不全の予後改善には早期治療開始が重要だからこその提案ですね。

## 2章 心不全

### AHA/ACC の心不全ステージ分類

心不全発症前から終末期までを 4 つの病期で分類。
心不全は進行性の病態であり、急性から慢性にかけても一連の流れであることをしっかりと理解することが重要という考え方が元になっている。各ステージによって推奨される治療介入がある。

- 心不全発症を予防する介入が重要である。
- 緩和ケア、終末期ケアを含めた ACP を早期から（ステージ C）から考えていくことも重要。

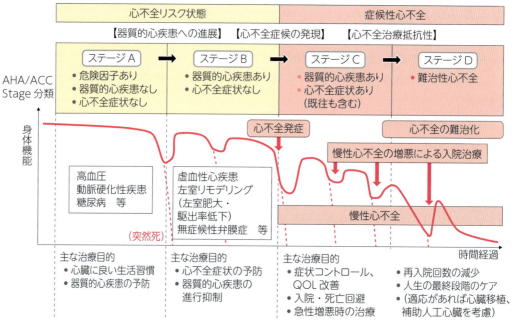

（厚生労働省 脳卒中、心臓病その他の循環器病に係る診療提供体制の在り方に関する検討会．脳卒中、心臓病その他の循環器病に係る診療提供体制の在り方について．2017．(https://www.mhlw.go.jp/file/05-Shingikai-10901000-Kenkoukyoku-Soumuka/0000173149.pdf)〔2019 年 7 月 30 日閲覧〕より引用改変）

### LVEF による分類

HFpEF および HFrEF を心エコーで LVEF から分類。

- 病態が異なり治療方針も異なるため、最近は軽度低下や改善した症例も区別するようになっている。

| 定 義 | LVEFI | 特 徴 |
| --- | --- | --- |
| LVEF の低下した心不全 (HFrEF) | 40% 未満 | 収縮不全が主体 |
| LVEF の保たれた心不全 (HFpEF) | 50% 以上 | 拡張不全が主体 |
| LVEF が軽度低下した心不全 (HFmrEF) | 40% 以上 50% 未満 | 境界型心不全 |
| LVEF が改善した心不全 (HFpEFimproved または HFrecEF) | 40% 以上 | LVEF が 40% 未満だったが治療過程で回復した患者さん群 |

アドバンス・ケア・プランニング（ACP） → p.70

# 心不全の治療

① 原因疾患への治療
　虚血性心疾患へのカテーテル治療
　不整脈に対するカテーテルアブレーションやペースメーカ治療
　心臓弁膜症への外科手術など
② 薬物治療
　利尿薬、降圧薬、血管拡張薬、抗不整脈薬、強心薬など
③ 非薬物治療
　患者・家族教育、多職種チーム医療、心臓リハビリテーション、心臓再同期療法（CRT）、
　非侵襲的陽圧換気（NPPV）、補助人工心臓、心臓移植

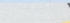

心負荷をとる
原因疾患の治療　　増悪因子の除去
神経体液性因子の改善　血行動態の改善
　↓　　　　　　　　　　↓
予後の改善　　　　　症状の改善

- 心不全治療は疾患によって多岐にわたります。
- うまくいけば心不全は利尿薬投与のみでよくなります。特に症状が出現した初回の心不全に関しては利尿薬投与が著しく効果を発することが多いです。
- ➡ 大事なことは「利尿薬のみでよくなりましたね」ではなく、原因疾患への介入や非薬物療法も行って、症状だけでなく予後の改善を目指して治療すること！
- また、心不全の症状を起こす前段階から心不全治療が開始することが、重要な治療目標になってきます。

## 心不全の薬物治療①　心不全の症状をおさえる薬物療法

### ❶ うっ血を治療する
**利尿薬**

- 「うっ血を改善する」＝「たまってしまった水分を出す」には、「利尿薬」が最も簡単で重要で、最も使われる薬剤。
- 利尿薬によって循環血液量を減らすことで、過剰な前負荷を減らすことになり、心臓の負担を減らすことができる。
- 基本は内服だが、急性期には静注をすることが多い（作用時間が速い、うっ血が強いと腸管浮腫があって吸収が低下していることなどが、その理由）。

ループ利尿薬
K保持性利尿薬（ミネラルコルチコイド受容体拮抗薬）
サイアザイド系利尿薬
カルペリチド（ハンプ®）
トルバプタン（サムスカ®）

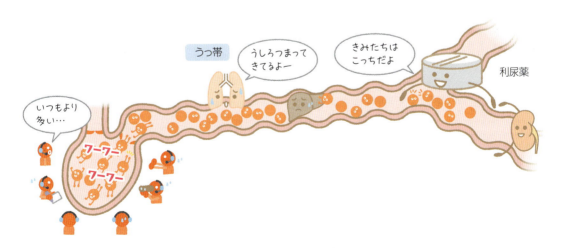

2章 心不全

> **アドバンスト コラム**
>
> ### 心不全にはカルペリチド（ハンプ®）一択？
>
> 　みなさんの施設では、カルペリチド（ハンプ®）を使っていますか？　施設によって使う使わないがはっきりしている薬剤ではないでしょう。カルペリチドは利尿効果と血管拡張効果を併せ持つ心不全急性期治療薬です。国内での使用頻度は非常に高い薬剤ですが、海外では使用されていません。非常に効果的な症例もたくさんありますが、速効性に関しては硝酸薬とループ利尿薬に軍配が上がります。カルペリチドと硝酸薬＋利尿薬、トルバプタン（サムスカ®）内服など、使い分けは施設によって異なるので自施設の治療のトレンドを知っておきましょう。

## 血管拡張薬

- 心臓から駆出するために、過剰な後負荷（高い収縮期血圧）があると肺うっ血となるので、血圧を下げる治療も「心不全のうっ血に対する治療」となる。➡血圧を下げる治療は降圧薬投与。
- 入院するほど心不全症状の強いときには、内服では即効性がないので、点滴で「血管拡張薬（硝酸薬）」を使用する。
- 内服の降圧薬を調整することは、慢性心不全の患者さんにおいて後負荷を軽減する治療になっている。

硝酸薬　
カルペリチド（ハンプ®）
ニコランジル（シグマート®）

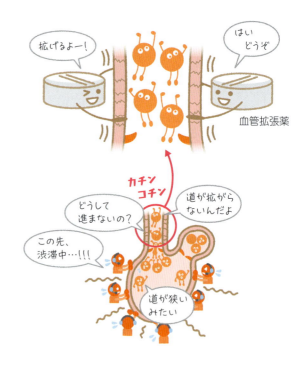
血管拡張薬

> **ショート コラム**
>
> ### 「ロス」って LA のこと？では、なく……
>
> 　「ロスになってる、危ない！」「ロスが改善しないから困った」などと、臨床の現場で耳にすることがあると思います。ロスってなんでしょう？　もちろんロサンゼルス、ではなく、LOS (low output syndrome)：低心拍出量症候群のこと。重症の左室収縮不全の患者さんが陥る危ない状態です。
> 　急性疾患で心機能が突然に低下して起こる LOS。慢性の重症心機能低下患者さんが利尿薬の効きすぎで脱水になってしまっても LOS になりますので、ご注意を。

## ❷低心拍出を治療する → 強心薬

- 心臓のポンプ機能が低下してしまうと、体中の臓器に血液を送り出すことができない。
- 低心拍出となった原因を直接治療することが重要となるが、それと並行して薬剤では「強心薬」を併用して心拍出量を増加させる必要がある。
- ショックなどで、血圧が低下しているときは「昇圧薬」を使用する。
➡ 強心薬はこのようなときに昇圧効果もある。

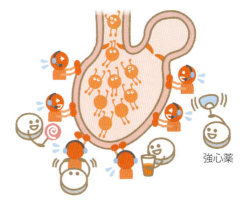
強心薬

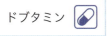
ドブタミン

## ❸脈拍を治療する → 抗不整脈薬

- 心拍出量は心臓のポンプ機能と脈拍数。
➡ 脈が遅すぎても心拍出量は低下するし、速すぎると十分な血液量が充満せずに空打ちとなるので、適切な脈拍調整が必要となる。
- 特に心不全は頻脈となることが多いので、脈を遅くしたり、不整脈を治療する「抗不整脈薬」を使用する。

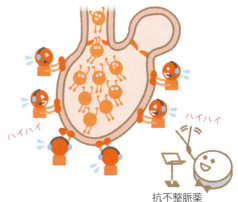
抗不整脈薬

徐脈 ➡ ペースメーカ
頻脈 / 不整脈 ➡ [抗不整脈薬] ランジオロール　β遮断薬　アミオダロン　など

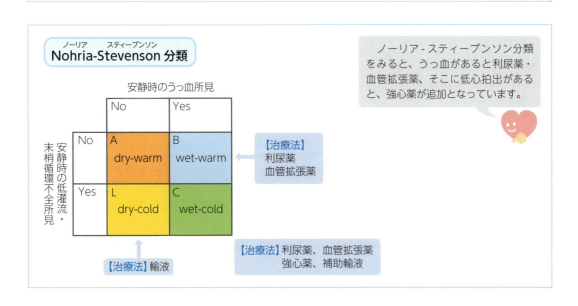

ノーリア-スティーブンソン分類をみると、うっ血があると利尿薬・血管拡張薬、そこに低心拍出があると、強心薬が追加となっています。

2章　心不全

## 心不全の薬物治療② 予後を改善する薬物療法

● 心不全は進行性の病気なので、今の症状を治療するだけでは不十分で、予後を改善する薬物治療も必要となってくる。

● 特に左室収縮機能が低下している患者さんには重要（HFrEF の患者さん）。

### ❶ 心保護作用・リバースリモデリング作用
### ACE 阻害薬や ARB

● 神経体液性因子である、レニン・アンジオテンシン系を阻害することで血圧を低下させる。

● 後負荷を改善し心不全症状を改善することに加え、心筋障害となる心臓の線維化やリモデリングを予防し、改善させる効果（リバースリモデリング）が証明されている。

● 症状の出現したステージ C のみならず、ステージ A の症状のない高血圧症例から使用が推奨されています。

---

ショートコラム

#### ラス・エースって？

- - - - - - - - - - - - - - - - - - - - - - - - - - - - - - - - - - - - - - - - - - - - - - - - - - - - -

　レニン・アンジオテンシンという言葉は神経体液性因子で説明されるホルモンですよね。レニン・アンジオテンシンを「RAS 系（ラス系）」や「RA 系（アールエー系）」と呼びます。

　ACE 阻害薬の ACE は angiotensin converting enzyme（ACE）で、アンジオテンシン阻害酵素です。ACE 阻害薬と書いて「えーしーいー阻害薬」や「えーす阻害薬」と呼び方が違うときもありますし、ACE-I と書いて、「えーしーいーあい」と呼ぶ人もいます。ARB はみんなが「えーあーるびー」と読み方は統一しているのに……。

---

### β 遮断薬

● 交感神経の作用を抑える作用があり、少なからず心臓の働きを抑制する。

● 以前は禁忌とされていたが、現在では心不全の落ち着いた状態で、少量ずつ血圧や脈拍低下に注意をしながら導入・増量することで線維化を改善する効果が期待される。

● 心不全の標準治療薬となっている。

---

ショートコラム

#### 高齢者に心保護薬として降圧薬——たくさんいるの？

- - - - - - - - - - - - - - - - - - - - - - - - - - - - - - - - - - - - - - - - - - - - - - - - - - - - -

　高齢者心不全に対する β 遮断薬のエビデンスは少ないです。そのため、「80 歳過ぎていて効かないから、投与しなくてもいいや」と思うときも？　でも、生命予後のみではなく、患者さんを困らせる再入院の繰り返しを防ぐためにも有用なので、慎重に導入するときもあります。低血圧・徐脈には注意しましょう。

### ミネラルコルチコイド受容体拮抗薬
- K保持性利尿薬として使用されるが、重症心不全患者さんでは心保護効果が期待される。

## ❷動脈硬化・基礎疾患に対する薬物治療
- 心不全を起こす疾患は狭心症などの動脈硬化性の疾患や不整脈、弁膜症とさまざま。
- 狭心症や心筋梗塞が基礎疾患にあれば、冠血管拡張薬や抗血小板薬も心不全治療薬といえるし、動脈硬化に対する治療薬である、降圧薬・脂質治療薬・糖尿病薬も心不全の治療薬と考える。ステージAから心不全は始まっているから。

## ◉ 薬物治療の実際

### フロセミド（ラシックス®）と アゾセミド（ダイアート®）の使い分け
　以前は速効性のあるフロセミドが主流だったが、最近は少し緩徐で神経体液性因子への影響がすくないアゾセミドの使用頻度が増加している。注射製剤はフロセミドのみしかない。

### カルベジロール（アーチスト®）と ビソプロロール（メインテート®）の使い分け
- ビソプロロールが脈を遅くする効果が強く、頻脈が問題となる心不全では好まれる。
- 喘息症例では$β_1$選択性が高いビソプロロールが好まれる（喘息症例では慎重投与となっている）。
- 心不全に対しては、ビソプロロールが分1、カルベジロールが分2でありアドヒアランスを考慮するときがある。
- 用量依存性に効果があるので、高用量使用したいときは、最大用量が20mgのカルベジロールが好まれる。

### ACE阻害薬と ARB の使い分け
- 通常用量では、ARBが降圧効果は強い。そのため、血圧が低ければACE阻害薬が好まれる。
- 重症の高血圧であれば、最初からARBが好まれる。
- ほかの降圧薬（特にβ遮断薬）も併用することが多く、血圧が高くてもACE阻害薬から選択されることも。
- ACE阻害薬での空咳など副作用あれば、ARBへ変更をする。
- ACE阻害薬のほうがエビデンスが多い。

> 心不全の治療薬を知るためには、心不全になる仕組みと症状を考えましょう。
> ➡ そうすれば、その対処方法となる治療薬がわかってきます！

2章 心不全

# 心不全の非薬物治療

薬剤以外のたくさんの治療項目があるのも心不全の特徴です。

### 疾患への直接的なアプローチとして
#### 補助循環

- 大動脈内バルーンパンピング（IABP）や経皮的心肺補助法（PCPS）は急性心不全や重症慢性心不全の増悪で、強心薬では低心拍出状態から改善しないとき、つまり心原性ショックの状態に使用する。
- ＊心臓カテーテル検査が可能な施設ではIABPは置いてあると思われるし、PCPSは心臓血管外科がある規模の施設には置かれている。
- ＊左室補助人工心臓（LVAD）に関しては、実施施設も全国で限られている。PCPSでも治療困難で、心移植の適応となるような重症症例に限られており、適応は慎重に考慮される（心移植の適応は65歳未満が望ましい）。

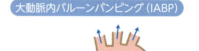

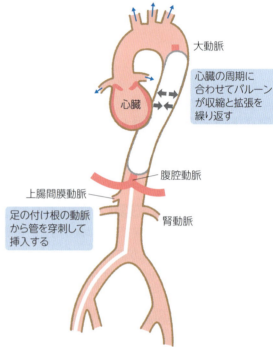

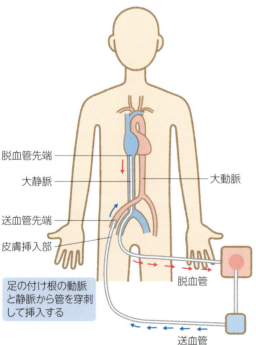

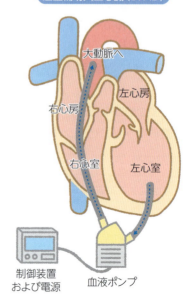

大動脈内バルーンパンピング ➡12章 p.390
経皮的心肺補助法 ➡12章 p.397
左室補助人工心臓 ➡12章 p.401

心不全

## 呼吸管理

- 軽症の心不全・うっ血では、経鼻カニューレなどでの酸素投与を行う。
- しかし、重症の心不全（特に左心不全）では、肺うっ血が強く酸素が十分に肺胞で取り込めない。そのため、陽圧換気により酸素化の改善と呼吸補助を行うことができる。
  - 経鼻カニューレ
  - 酸素マスク
  - ネーザルハイフロー
  - NPPV
  - 気管挿管・人工呼吸管理
- また、慢性心不全で睡眠時無呼吸があるような患者さんにはCPAP（シーパップ）といった持続的陽圧換気療法も行う。

心不全の呼吸管理

- 急性期の陽圧換気は、肺胞の中の水を血管に押し返したり、呼吸を補助することで、呼吸を楽にする効果がある。

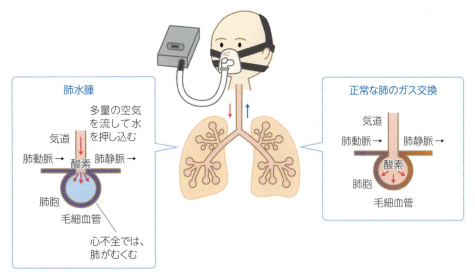

- 慢性期の陽圧換気は、主に心不全に合併することが多い閉塞性睡眠時無呼吸症候群に使用する。

持続的陽圧換気療法
- 陽圧の空気を気道に送り、気道を確保し、閉塞を防ぐ。

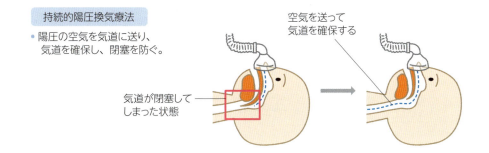

# 予防や予後改善や在宅に向けて

### 心臓リハビリテーション
- 心不全入院後に、薬剤投与が開始されて心不全症状が改善されてから開始する。
- 筋力低下へのリハビリテーションのみではなく、運動療法として有酸素運動を行う。
- 医学的な評価、運動療法、冠危険因子の是正、教育およびカウンセリングからなる長期にわたる包括的なプログラムと定義されている。
- つまり、ベッドサイドからの運動や患者・家族への教育も「心リハ」といえる。

### 多職種チーム医療
- 心不全患者さんは高齢化をしており、病院だけでは完結できず、地域全体で支える治療が重要となってきている。
- 医師、看護師のみならず薬剤師、栄養士、理学療法士、ソーシャルワーカー、ケアマネージャーと、患者さんごとにチームをつくって、治療環境の継続を共有して協力することが重要となっている。

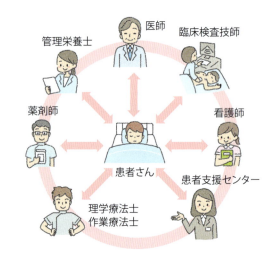

### ACP(アドバンス・ケア・プランニング)
- ACPとは、心不全が悪くなってしまったときや万一のときに備えて、あらかじめ考えをまとめておく準備のこと。
- 患者さんが生きるうえで大切だと思っていること(価値観)や、生活への考え方などのイメージを医療チームで共有し、いざというときに代弁できるご家族や親しい友人との支え合いなどをサポートしていけるようにする!

最終段階のケアがきちんとできるように、AHA/ACCの心不全ステージ分類(→p.62)ステージCの段階から、ACPを検討する。

(文献4より作成)

# 心不全症例の
# よくある会話例

とある病院*の現場でのリアルな会話を聞いてみましょう！
どのくらい理解できるでしょうか？
わからないことがあったら、もう一度戻って勉強しましょう。　　*"2.5次"救急規模

## ある日、ERにて……

**熟練ナースB**：先生、呼吸困難の患者さんの搬送です。60代女性、初診で、救急隊からは「心不全疑い」とのことです。

**ドクターA**：了解、バイタルの確認をしてください。血圧や脈拍、酸素投与の状況は大事だからね。あと、患者さんは横になれるのかな？

**新人ナースC**：（ん？）横になれないと困るのですか？

**ドクターA**：そうだね、横になれず座って搬送されているのであれば、それは起坐呼吸の状態。重症の心不全の証拠、**NYHA分類**だとⅣ度になるから、初期対応が重要になってくるね。

**熟練ナースB**：先生、ポータブルレントゲンをコールしておきますね。後は、モニターと点滴、心電図、心エコーを準備しました。ほかになにが必要ですか？

**ドクターA**：血圧はどうでしたか。ニトログリセリンスプレーを用意しておいてください。

**新人ナースC**：ニトロですか？　狭心症とは決まっていませんけど、必要なのですか。

**ドクターA**：心不全の救急初期対応を血圧から判断する**クリニカルシナリオ**を考えてみて。血圧が140以上であれば、CS1の病態。血圧を下げて、前負荷を改善させてあげると左心室からの拍出が楽になるから、肺うっ血が改善するよね。

**熟練ナースB**：患者さん到着しました。搬入します。血圧は180/80、脈拍は110でレギュラー、酸素リザーバーマスク15Lで$SpO_2$は100％、呼吸数は24回程度です。

**ドクターA**：モニター・点滴確保と採血をしましょう。すぐにニトロのスプレーをしてあげてください。楽になると思います。
診察をしていきますね。心電図も準備を、心筋梗塞の除外は必要です。足の浮腫はないですね。慢性心不全の増悪よりも急性発症でしょうか？　頚静脈は坐位ではあまり目立たないね。Ⅲ音は聴取できるかな？　いまは呼吸も速くて難しいかな？　では、心エコーで心機能を評価しますよ。左室収縮機能から**ヘフレフ**と**ヘフペフ**を分けて、それから鑑別疾患を考えるよ。……Cさん、大丈夫？

**新人ナースC**：ヘフレフ？　先生、すいません。とりあえず動きます。後で講義してください。

**症例経過**
　60歳代、女性。初診の心不全緊急入院。
　酸素化はリザーバーマスクで保たれており、ニトログリセリンのスプレーで血圧が下がって呼吸も楽になり会話が可能となった。どうやら以前から検診で心拡大を指摘されていたが、受診していなかったとのこと。最近になって下腿浮腫と息切れが出現してきていたが、仕事が忙しくがまんしていた。
　心エコーで左室拡大と重症の左室収縮不全があり、ラシックス®（フロセミド）静注で利尿は良好。ICUに入室となった。利尿薬投与で心不全治は改善し、心臓カテーテル検査では冠動脈に有意狭窄なし。拡張型心筋症と診断して、現在、退院に向けて、β遮断薬の増量と心臓リハビリを実施中。
　**最終処方** カルベジロール 5mg 分2、エナラプリル 5mg、アゾセミド 30mg、スピロノラクトン 25mg 分1
　（**処方のポイント** 心機能低下へ心保護薬を追加。心不全には利尿薬が必要）

# 3章 虚血性心疾患

## 虚血性心疾患 総論

> 虚血性心疾患の治療・看護においては、**患者さんが緊急治療を要する状態なのかどうかを察知できるようになる**ことが最も重要です。
> そのための基礎知識（虚血性心疾患の分類、心電図の読み方、血液検査データや心エコー所見の読み方、治療方法などを身につけましょう。

**ひとことで言うと…** 心臓の筋肉に血液が行きわたりにくくなり、心臓の筋肉がしびれてしまう状態。

心臓は筋肉の塊であり、絶えず動いている。動くために必要な酸素と栄養は心臓の周りを流れている「冠動脈」と呼ばれる血管から送られる。その血管がつまりそうになる、もしくは完全につまってしまう状態のこと。

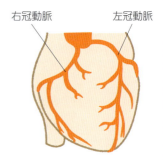

この虚血性心疾患は、以下の2つに分類される。

① 冠動脈がつまってしまって血液が完全に通過しなくなった状態 = **閉塞（心筋梗塞）**
　→ この血管の流れる先の心筋は腐ってしまう（**壊死**）。

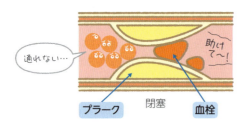
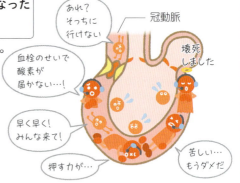

② 冠動脈がつまりかけて血液が通過しにくくなった状態 = **狭窄（狭心症）**
　→ 血流不足はあっても心筋は**壊死していない**。

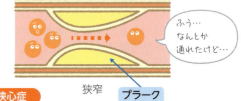

つまり……

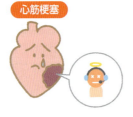
**心筋梗塞**は、**不**可逆性
（元には戻れない）

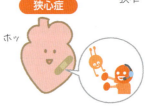
**狭心症**は、可逆性
（治療すれば心筋も元気を取り戻せる）

## 英略語・単語

- **AMI**：acute myocardial infarction 急性心筋梗塞
- **RMI**：recent myocardial infarction 亜急性心筋梗塞
- **OMI**：old myocardial infarction 陳旧性心筋梗塞
- **RCA**：right coronary artery 右冠動脈
- **LCA**：left coronary artery 左冠動脈
- **LCX**：left circumflex artery 左回旋枝
- **LAD**：left anterior descending artery 左前下行枝
- **SMI**：silent myocardial ischemia 無症候性心筋虚血

虚血性心疾患 総論

## >>> 病気の原因 <<<

以下の **8つ**が重要

1. 加齢
2. 家族歴
3. 高血圧症
4. 糖尿病
5. 脂質異常症
6. 喫煙
7. 肥満
8. ストレス

→ これらの影響により、血管内でプラークが形成される。

→ つまり、これらが虚血性心疾患発症の危険因子となる。

## 虚血性心疾患の病態生理

○ 血管が狭くなってしまう（プラークができてしまう）メカニズム

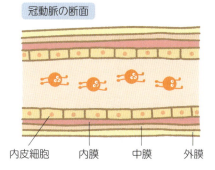

冠動脈の断面

内皮細胞　内膜　中膜　外膜

冠動脈の構造は、内皮細胞と内膜、中膜、外膜の3膜から成っている（全ての血管と同じ）。

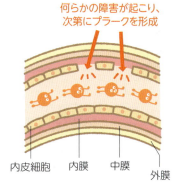

何らかの障害が起こり、次第にプラークを形成

内皮細胞　内膜　中膜　外膜

冠動脈の動脈硬化は内皮細胞に何らかの障害が起こることから始まり、次第にプラーク（アテローム〈粥腫〉が隆起したもの）を形成していく。

※これは、動脈硬化の進行機序でもある。

「虚血性心疾患」って何のことかわかりますか？

普段、「狭心症」や「心筋梗塞」と呼ばれる疾患をまとめた表現です。
「虚血」とは血液が足りない状態のことで、脳に足りなければ「脳虚血」、心臓に足りなければ「心筋虚血」といいますね。

「虚血性心疾患」は、医学的に正しい用語ではありますが、患者さんにはなじみのない言葉ではないでしょうか。
患者さんには、「虚血性心疾患」ではなく、「狭心症や心筋梗塞」と言って説明しましょう！

### 英略語・単語

**H-FABP**：ヒト心臓由来脂肪酸結合蛋白
**STEMI**：ST上昇型心筋梗塞
**PCI**：経皮的冠動脈インターベンション
**CABG**：coronary artery bypass grafting 冠動脈バイパス術
**DES**：薬剤溶出[性]ステント
**DAPT**：抗血小板薬2剤併用療法
**OPCAB**：off-pump coronary artery bypass 心拍動下バイパス術

# 虚血性心疾患の症状

- 狭心症や心筋梗塞の代表的な症状は、前胸部痛や胸部の絞扼感（締め付けられるような痛み）。

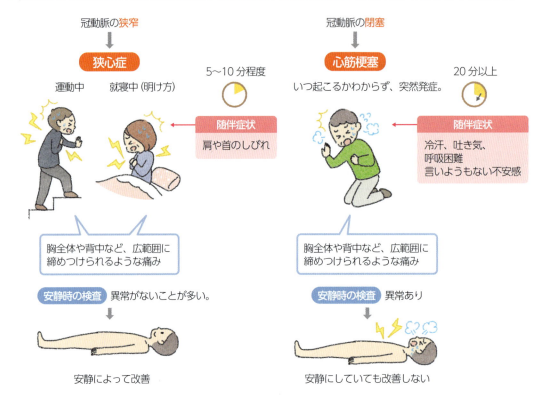

これに対して……

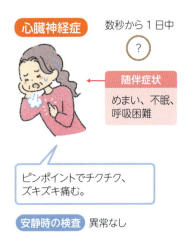

- 「ここが痛いです」とピンポイントで痛みの場所を指さす場合は、神経痛や心臓神経症などが原因であり、問題ないことが多い。
- 心臓神経症とは、心臓に器質的な異常がないにもかかわらず、動悸や胸痛、息切れ、めまいなどの症状が起こる疾患のことをいう。
- 精神的に問題がある場合が多い。

虚血性心疾患 総論

ニトログリセリンという血管拡張薬を使った場合、狭心症では症状が改善する（血管を拡張させることで冠血流が改善する）が、心筋梗塞では症状はよくならない（血管が閉塞しているので血管を拡げても効果がない）。
狭心症が疑われたことのある患者さんに、ニトログリセリンが処方されていることが多い。

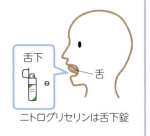

ニトログリセリンは舌下錠

## 狭心症と心筋梗塞の違い

**狭心症**  狭心症という病名は、「胸が狭められる」「締めつけられる」といった症状からつけられました。

◉ 病態（原因）による分類 ＝ 症状が出現する状況（安静時か労作時か）による分類
❶ 血管内（冠動脈内）にプラークができて血管の内腔が狭くなるタイプ

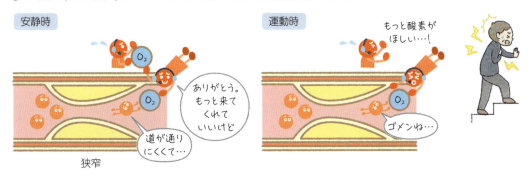

- 血管は常に狭いため、心筋はある程度は血液不足に慣れている。
- そのため安静時は無症状だが、運動時（運動すると心臓ががんばって動かなくてはならない）になると心筋に十分な血液が流れないことで、胸痛発作が生じる（＝労作性狭心症）。

❷ 血管が痙攣を起こして血管の内腔が狭くなるタイプ

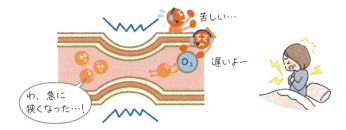

- 夜中や朝方に突然血管が痙攣を起こして収縮してしまい、血管の内腔が狭くなって心筋に十分な血液が流れないことで、胸痛発作が生じる（＝安静狭心症＝冠攣縮性狭心症）。

## 3章　虚血性心疾患

### ◉ 安定しているかどうか（緊急治療を必要とするかどうか）による分類

**❶ 安定狭心症（緊急性はない）**

- 発作の起きる労作の強さが一定で安定している場合、安定狭心症といわれる。
- 例えば、「いつも階段を上ったときに胸が痛くなる」「横断歩道を急いで渡ろうとしたときに胸が痛くなる」など、決まった運動量で症状が出る状態。
  ➡ そのため、「労作性狭心症」とも呼ばれる。

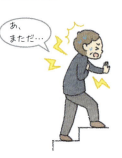

**❷ 不安定狭心症（緊急性あり）**

- 血管内腔のプラークが破れて血栓をつくる状態になると、安静にしていても頻繁に発作を起こすようになる。
  ➡ この状態を不安定狭心症という。

※心筋梗塞も同じ機序で生じるが、血管が完全にはつまっていない状態が不安定狭心症。
  ➡ しかし、そのまま放置すると血栓が血管内腔を完全に埋め尽くして血管がつまってしまう（＝心筋梗塞）ため、すみやかに治療を行う必要がある。

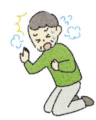

## 心筋梗塞

### ◉ 時間経過による分類

> 冠動脈にできていたプラークが破裂して冠動脈を完全に閉塞してしまい、心筋に血液が完全に流れなくなり、心筋が壊死してしまった状態が、心筋梗塞です。

**❶ 急性心筋梗塞**：発症から 72 時間以内のもの
  → AMI と記載して、エーエムアイと呼ぶ。

**❷ 亜急性心筋梗塞**：発症から 72 時間〜1 カ月以内のもの
  → RMI と記載して、リーセントエムアイと呼ぶ。

**❸ 陳旧性心筋梗塞**：発症から 1 カ月以上経過したもの
  → OMI と記載して、オーエムアイと呼ぶ。

---

**アドバンスト コラム**

**カテ前の輸液製剤は何がいいの？**

　今までの研究結果からは輸液製剤としては 0.45％ 食塩水よりも 0.9％ 食塩水（つまり生理食塩水）のほうが効果的であることが証明されています。また、飲水よりも生理食塩水輸液のほうが効果的であることも証明されています。

虚血性心疾患 総論

## ◉ 梗塞の程度 による分類

左室心筋は10mmほどの厚みがあり、冠動脈は心筋の外周を流れている。

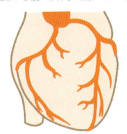
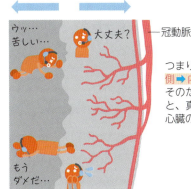

つまり、冠動脈の血液は心筋の外側 ➡ 内側 に向かって供給される。そのため、血液が流れにくくなると、真っ先に悲鳴を上げるのは、心臓の内側！

➡ そこで、「心内膜側だけの障害が生じた場合」と、「心内膜側〜外膜側にかけて（つまり心筋全層にわたって）障害が生じた場合」とに大きく区別される。

### ❶ 心内膜下梗塞
- **心筋の内膜側のみ**の心筋壊死に留まった心筋梗塞のことをいう。
- 「非 ST 上昇型心筋梗塞」や「非 Q 波心筋梗塞」ともいわれる。

### ❷ 貫壁性心筋梗塞
- **心筋の全層が壊死してしまった**心筋梗塞のことをいう。
- 「ST 上昇型心筋梗塞」とか「Q 波心筋梗塞」ともいわれる。

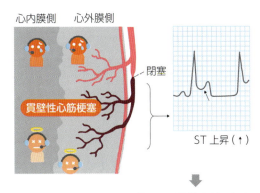

続いて、異常 Q 波になる。

3章　虚血性心疾患

## ◯ 無症候性心筋虚血（SMI）とは
- 冠動脈に狭窄病変や閉塞病変があるにもかかわらず、何も症状がなくて、偶然に健康診断で心電図の異常Q波などを指摘されて病気が発見される患者さんがいる。
➡ それを無症候性心筋虚血と呼ぶ。

［症　状］
- 「無症候」とはいっても、全く症状がない（なかった）わけではなく、「少し息切れしやすくなった」「そういえば昔に一度急に胸が苦しくなったけど、しばらくすると治まったことがあったなぁ」などと、軽い症状がある場合も多い。
- 特に、①**糖尿病**、②**高齢者**、③**心筋梗塞後**の患者さんなどで多くみられる。
- もともと痛みを自覚する閾値が高くなっていたり（痛みに鈍感）、心臓神経の障害などが原因といわれている。
- 症状がない分だけ、発見されたときにはすでに病状が進行していることも多く、有症候性の狭心症・心筋梗塞よりも予後が不良である。

## ◯ 梗塞の部位（場所） による分類
- 心筋が壊死する場所による分類。前壁梗塞、後壁梗塞、右室梗塞 など。

### 【解剖（冠動脈）】
- 冠動脈は大きくわけて3つある。
➡ 右冠動脈と左冠動脈（左冠動脈は左前下行枝と左回旋枝に分かれている）。
- 右冠動脈は主に右心室と左室後壁・下壁を、左前下行枝は主に左室前壁・側壁を、左回旋枝は左室側壁・後壁を栄養することが多い（冠動脈の流れる場所や大きさには個人差がある）。
- 左前下行枝が最も左心室を栄養する領域を大きく持ち、最も重要な血管である。

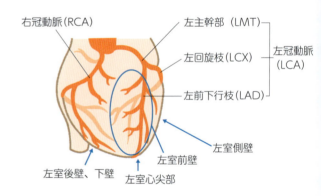

虚血性心疾患 総論

【虚血性心疾患を診断するための検査】
冠動脈疾患の有無を**間接的**に評価
　①血液検査、②12誘導心電図検査、③運動負荷心電図検査、④24時間ホルター心電図検査、⑤心エコー検査、⑥心筋シンチグラフィ、⑦心臓MRI検査
冠動脈疾患の有無を**直接的**に評価
　⑧冠動脈造影CT検査、⑨冠動脈カテーテル造影検査

# 検　査

## ◉ 冠動脈疾患を間接的に評価する検査方法
### 血液検査

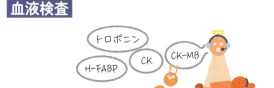
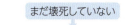
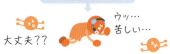

壊死した心筋からさまざまな物質（H-FABP、トロポニン、CK、CK-MBなど）が血液中に出るため、**急性心筋梗塞**の診断と壊死した心筋の大きさの程度を推測できる。

しかし、壊死していない心筋からは何も出ないため、**狭心症の場合には血液検査での異常値は認められない**。

## ◉ 心筋梗塞発症後の各血液検査値の上昇の仕方にお決まりのパターンがある

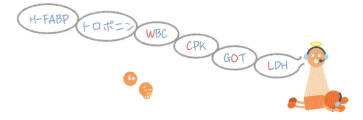

① **超急性期（心筋梗塞発症から2〜3時間以内）**：血液検査では**何も異常が出ないことも多い**。もしこの時期に異常が出るとすれば、H-FABPやミオグロビン、（高感度）トロポニンあるいは白血球数（WBC）の上昇。
② **急性期（心筋梗塞発症後、数時間〜12時間）**：トロポニンやCK、CK-MBの上昇がみられる。
③ **亜急性期（心筋梗塞発症後、12時間〜48時間）**：GOTやLDHの上昇がみられる。

- 血液検査の結果、CKやCK-MBだけではなく、GOTもLDHも高値であった場合は、心筋梗塞発症からある程度時間が経ってしまっているものと判断することができる。
- トロポニンやH-FABPを除く血液データは**WCOL（ワコール）**の順番に変化する。まずWBCが上昇し、次にCPK、GOT、LDHの順に上昇する。

# 3章 虚血性心疾患

## 12誘導心電図検査

> 虚血性心疾患ではST変化を見逃さないことが大切です。「なぜST部分が変化するのか？」という詳細な原理までは理解する必要はありませんが、大まかな理由だけ頭に入れておきましょう。

### ST変化について

○ そもそも、心筋に虚血（障害）が生じると……
- **障害電流**が発生する。
- 基本的に障害電流は「障害部位 ➡ 正常部位」に向かって流れる。
- 心電図ではその電流を見ている。

○ では、心内膜側に虚血が生じると、どうなるか？
- 内膜の虚血部からの障害電流が外膜側に向かって流れていくため、心電図の基線が押し上げられる。
- しかし、なぜかST部分は取り残されてしまって、結果としてST部分が低下しているように見える。

○ では、心筋全層に虚血が生じると、どうなるか？　今度は逆に……
- 全層の虚血部から正常組織部分へと障害電流が流れていくため、表面からは逃げて行くように電流が観察されるので、基線が押し下げられる。
- しかし、なぜかST部分は取り残されてしまって、結果ST部分が上昇しているように見える。

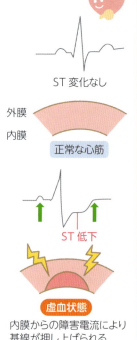

ST変化なし

外膜
内膜
正常な心筋

ST低下

虚血状態
内膜からの障害電流により基線が押し上げられる

ST上昇

貫通性壊死
外膜からの障害電流により基線が押し下げられる

➡「これらのST変化（低下か上昇か？）が、12誘導心電図のどの誘導でみられるのか？」が、心筋虚血部位（病変のある冠動脈）を推定する上で大切になる。

心電図のキホン ➡ 5章 p.177

## 12誘導心電図による虚血の部位診断

① **左前下行枝領域**の虚血 ➡ **左室前壁**と**心室中隔**に虚血が生じる

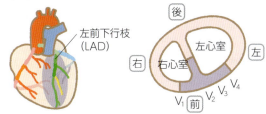

（V₁）、V₂、V₃、V₄誘導で心電図変化が観察される。

➡ p.96

② **左回旋枝領域**の虚血 ➡ **左室側壁**に虚血が生じる

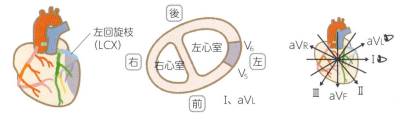

四肢誘導では左➡右方向への電流をみている。Ⅰ・aVL誘導、胸部誘導ではV₅、V₆誘導で心電図変化が観察される。

③ **右冠動脈領域**の虚血 ➡ **左室下壁**に虚血が生じる

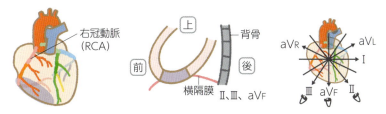

四肢誘導では上➡下方向への電流をみている。Ⅱ・Ⅲ・aVF誘導で心電図変化が観察される。

➡ p.97

④ **右冠動脈末梢**もしくは**左回旋枝末梢**の虚血 ➡ **左室後壁**に虚血が生じる

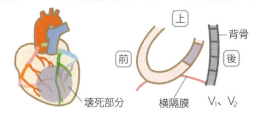

左室後壁とは、つまり前壁の裏側なので、心筋梗塞が生じたとしてもST上昇がみられない。
➡ そのため、対側（鏡面）変化として、胸部誘導ではV₁、V₂誘導のST低下がみられる。

## 運動負荷心電図検査

- 狭心症の場合、安静時には心電図異常が認められないことが多いため、患者さんに運動してもらって心臓に負荷をかけることで、心筋虚血を誘発し、その際にST変化が生じるかどうかを観察する。
- 運動負荷をかける方法としては、以下のような方法があり、これらは施設によって異なる。
  ※不安定狭心症や心筋梗塞の患者さんへの負荷検査は禁忌！

| | エルゴメータ法 | トレッドミル法 | マスター法 |
|---|---|---|---|
| 運動負荷をかける方法 | ・ペダルに一定の抵抗を加えたエアロバイクをこぐ。 | ・動くベルトの上を歩く。<br>・ベルトの速度と傾斜が変化する。 | ・凸型の階段を規則正しく昇り降りする。<br>・患者さんの年齢・ADLによって回数を決める。<br>・運動の前後に心電図を記録して、安静時の心電図と比較。 |

## 24時間ホルター心電図検査

- 24時間、心電図を記録し、症状出現時の心電図の変化をみることができる。
- しかし、その記録している24時間内に何も発作が起こらなければ、異常所見を検出することができない。

## 心エコー検査

- 心エコー検査では、心筋の動きを観察することができ、どの部位の心筋の動きが悪いのかを観察することによって、その部位を栄養している冠動脈に病変があるのではないかということを推測することが可能。
- 右図のように、左前下行枝(LAD)が左室前壁と心室中隔前部を、左回旋枝(LCX)が左室側壁と後下壁を、右冠動脈(RCA)が左室後下壁と心室中隔後部と右心室を灌流している。

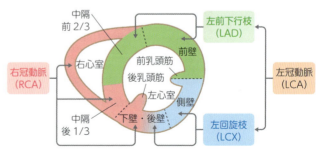

(病気がみえる Vol.2 循環器〈第4版〉, 2017, 60 より転載)

虚血性心疾患 総論

- 実際には、心臓に色々な方向からエコーを照射して心臓の動きの悪い部分を観察し、病変のある冠動脈を推測する。

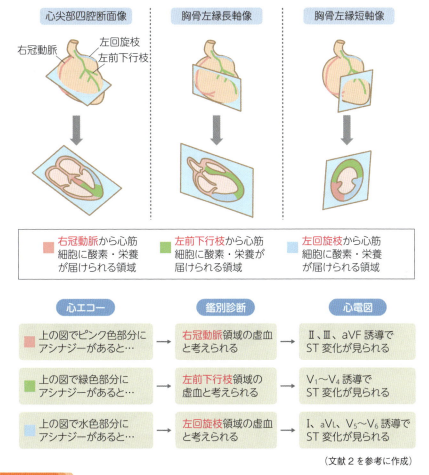

（文献2を参考に作成）

### アドバンスト コラム

#### 「アシナジーがある」って？

心エコー検査では部分的に壁運動異常があることを「アシナジーがある」といいます。壁運動の悪さの程度に応じて、「ハイポ」→「シビアハイポ」→「アカイネーシス」→「ディスカイネーシス」というように評価しています。知識として知っておくとよいでしょう。

局所壁運動異常 (asynergy)

| 正常 | 低収縮 | 無収縮 | 逆運動 |
|---|---|---|---|
| normal | hypokinesis | akinesis | dyskinesis |

右へいくほど、壁運動が悪くなる

## 心筋血流シンチグラフィ

- 心筋血流シンチグラフィ(通称：心筋シンチ)とは、放射性同位元素(核種)を含む製剤を静脈注射し、その核種がどの程度心筋細胞に取り込まれているのかを画像として捉える検査方法。
- 冠動脈に狭窄や閉塞病変があると、その冠動脈が流れている心筋には血流不足のため投与した核種が十分に取り込まれなくなる。
- 核種には $^{201}Tl$（タリウム）や $^{99m}Tc$（テクネシウム）、$^{123}I$-BMIPP などが使用される。
- 撮影前に運動負荷や薬物負荷をかけて、心筋の虚血をより明瞭化する方法が一般的に用いられている。

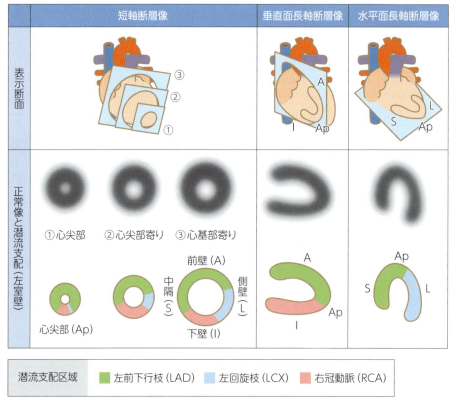

(病気がみえる Vol.2 循環器〈第4版〉, 2017, 63 より転載)

※負荷心エコーや心筋シンチでは、"心筋バイアビリティ"の評価が可能。

## 心臓 MRI 検査

- 心臓 MRI 検査では、造影剤を使わずに冠動脈を描出（冠動脈 MRA）できるほか、心臓の動きを動画で撮影すること（シネ MRI）もできる。
- また、造影剤を用いて心筋バイアビリティの評価も可能。

### ▶用語解説

**心筋バイアビリティ**：心筋生存能のことで、心筋が完全に壊死に至らずに心筋虚血の状態が解除されれば、心筋細胞が活動を再開できるのであれば、"心筋バイアビリティがある"という。後述する気絶心筋や冬眠心筋のような状態のこと。

**気絶心筋**：心筋細胞に栄養・酸素供給が不足すると、その部位の心筋運動機能は低下する。その不足状態が急激に生じた場合(不安定狭心症や急性心筋梗塞のように突然冠動脈の血流が悪くなってしまった場合)には、一時的に心筋細胞が気絶してしまう。しかし、すぐに心筋細胞への栄

虚血性心疾患 総論

### アドバンスト コラム

#### ドブタミン負荷心エコー法・運動負荷心エコー法

　ドブタミンという強心薬を点滴静注しながら心臓にムチを打つことで、心臓の動きを活発化させますが、冠動脈病変があり、血流が悪い心筋部位だけはそのムチに耐えられずに動けなくなります。運動負荷心エコーも同じような原理で、患者さんに運動負荷（トレッドミルやエルゴメータ）をかける、つまり心臓にムチを打つことで、動きの悪い部分がないかをエコーで評価します。

少量
ドブタミン負荷

最大
ドブタミン負荷

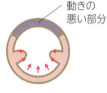
動きの
悪い部分

回復期

　例えば、左前下行枝に狭窄病変がある場合、上図のように最大ドブタミン負荷をかけると左前下行枝の流れている左室前壁部分の動きが悪く見えます。

## ◎ 冠動脈疾患を直接的に評価する検査方法
### 冠動脈造影 CT 検査

- 造影剤を点滴しながら冠動脈を撮影する。
- 冠動脈の石灰化が強い場合には、その石灰化の影響を受けてしまい、冠動脈狭窄の診断が難しいこともある。

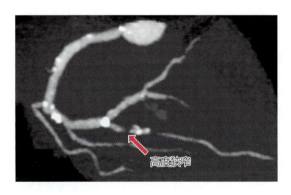
高度狭窄

- もう一つの欠点として、心拍に CT 装置を同期させて（リズムに合わせて）心臓を撮影するため、心拍数が速すぎるときれいに撮影することができないという点がある。
- 心拍リズムが乱れている場合（心房細動など）も不得意。よって、検査前に心拍数を遅くする薬（β遮断薬や Ca 拮抗薬）を使用することが多い。

養・酸素供給を再開してあげることで、心筋はゆっくりと元気を取り戻していくことができる。

**冬眠心筋**：一方で、慢性的に心筋細胞への栄養・酸素供給不足が生じると、心筋細胞は少ないエネルギーでできるだけ動かずに（いつの日か王子様が来てくれると夢見て眠る白雪姫のように）冬眠してしまう。この場合、心筋細胞への栄養・酸素供給が再開されるとすぐに心筋は元気に動き出す（王子の口づけで息を吹き返し元気になる白雪姫のように）。

3章　虚血性心疾患

## 冠動脈カテーテル造影検査

- 手首や鼠径部から動脈内に挿入したカテーテルの先端を冠動脈の入り口に引っ掛けて、カテーテルの先端から冠動脈内に直接造影剤を注入する。
- 血管壁の石灰化が強くてCTでは評価できなかったような病変も確実に造影することが可能。

→ 12章 p.381

★ この冠動脈カテーテル造影検査で得られた画像を見るにあたって、アメリカ心臓協会（AHA）が提唱している冠動脈の区分番号が重要になる。

しかし、これら全ての番号を頭に入れるのは難しいので、#1〜4は右冠動脈、#5は左主幹部、#6〜10は左前下行枝、#11〜15は左回旋枝、ということだけ覚えておきましょう。つまり、「#3の閉塞」と言われたら"右冠動脈"とわかれば十分です！！

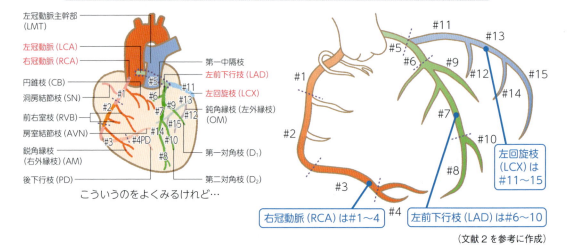

（文献2を参考に作成）

### 冠動脈の狭窄度の評価

AHAの狭窄度分類が一般的に用いられている。

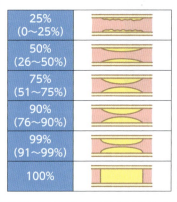

| 25% (0〜25%) |
| 50% (26〜50%) |
| 75% (51〜75%) |
| 90% (76〜90%) |
| 99% (91〜99%) |
| 100% |

- いろいろな方向から冠動脈造影を行い、最も狭窄が強くみえる画像により「○％狭窄」と診断する。
- 左図のように25％、50％、75％、90％、99％、100％と分類されているため、「60％狭窄」などとは言わない。
- 一般的に75％以上の狭窄を「有意狭窄（心筋虚血の原因となりうるほどの狭窄）」としている。

75％以上の狭窄を有意病変とするが、左主幹部の狭窄は50％以上で有意とする。

虚血性心疾患 総論

# 治 療

虚血性心疾患の治療としては、大きくは「薬物治療」と「再灌流治療」があります。それにプラスして忘れてならないのが「心臓リハビリテーション」です。

- 「安定狭心症」と「心筋梗塞・不安定狭心症」では治療の流れが違う。
- 「心筋梗塞・不安定狭心症」では心筋が壊死しつつある状態なので、一刻も早く治療を始めることが必要！

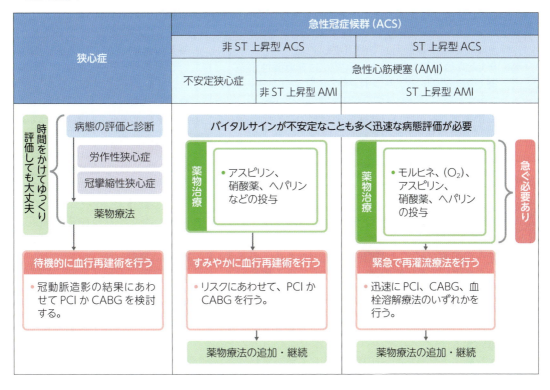

心臓リハビリテーション ➡ 2章 p.70

3 章　虚血性心疾患

## 薬物療法

- 狭心症・心筋梗塞後などの慢性経過中の冠動脈狭窄進行予防や心筋梗塞再発予防（プラーク安定化）のために行う薬物治療と、心筋梗塞発症から血管内治療までの急性期に行う薬物治療とに大別される。

## ◎ 急性期の薬物治療

### MONA

- 心筋梗塞と診断されれば、まずは MONA 投与が少し前までは一般的に行われていた。

**M 塩酸モルヒネ**
- 胸痛の軽減や鎮静目的で使用する。
- モルヒネは麻薬であるため、実際には非麻薬性鎮痛薬であるブプレノルフィン（レペタン®）やペンタゾシン（ペンタジン® やソセゴン®）を使うことが多い。
- 心筋梗塞では、激しい胸痛や不安感のため交感神経が活性化することにより心拍数や血圧が上昇してしまい、心臓にさらに負荷がかかってしまう。

※昔は推奨されていた MONA であるが、**現在は M と O は避けるようになっている。**
➡ **その代わりに「ヘパリン（H）」の速やかな投与が重要**である。

**NEW!!!**

**H ヘパリン**
- ヘパリンは抗凝固薬の一つで、特に経皮的冠動脈インターベンション（PCI）手技中の血栓形成予防のために必要な薬剤。

**O 酸素投与**
- 虚血心筋への酸素供給量を少しでも増やすために、以前はほぼ全例にルーチンで投与されていた。
- しかし、近年は酸素投与により逆に心筋障害が悪化してしまう（活性酸素〈フリーラジカル〉による心筋への障害など）ことが明らかになったため、心不全を合併し呼吸状態の悪い患者さんにのみ酸素投与を行うことが推奨されている。

**N 硝酸薬**
- 硝酸薬は冠動脈を拡張し、心筋虚血を軽減する効果がある。
- また末梢の動静脈の拡張作用により心負荷を軽減する効果もある。

**A アスピリン**
- 血小板の凝集を阻害して血栓の形成を妨げる。
- 抗血小板薬にはアスピリンだけではなく、クロピドグレル（プラビックス®）やプラスグレル（エフィエント®）、チカグレロル（ブリリンタ®）、チクロピジン（パナルジン®）などもあり。

### 血栓溶解療法

- ST 上昇型急性心筋梗塞（STEMI）の場合は上記治療を行いながら、可能な限り早く経皮的冠動脈インターベンション（PCI）を行うことが望まれる。
- しかし、離島や山間部などで PCI が可能な施設が近くにないなど、迅速な PCI が施行できない場合には、血栓溶解法が行われる。

虚血性心疾患 総論

## ◉ バイタルを維持するための薬物治療

- 心筋梗塞患者はときに血圧が低くショック状態であったり、心不全や不整脈を合併している場合も多い。そうしたとき、うまく下記薬剤を使用しながらバイタルサインを安定化させることを試みる。

[カテコールアミン] ドパミン、ドブタミン、ノルアドレナリンなど
- 程度の大きな心筋梗塞では血圧が低下し、心原性ショックを呈することがある。
- その際カテコールアミンにより心収縮力を増加させ、また全身の血管を収縮させることにより臓器還流圧を上げ、脳、腎臓などの重要臓器不全を防ぐ。

リドカイン（キシロカイン®）
- Ⅰ群抗不整脈薬（Naチャネル抑制）に分類される薬剤で、心室頻拍（VT）や心室細動（VF）の予防のために使用する。

アトロピン（硫酸アトロピン）
- 房室ブロックなどの徐脈性不整脈が生じた場合や、迷走神経反射による血圧低下・徐脈時に使用する。

## ◉ 安定期の薬物治療

- 急性期をのりきった後は、再発防止・心機能低下を防ぐための治療が必要。

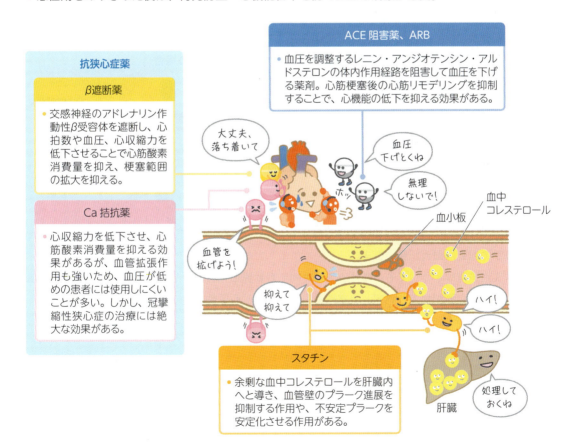

狭心症の治療に使用する薬 ➡ 13章 p.427

## 再灌流療法

### ◉ 経皮的冠動脈インターベンション（PCI）
- X線透視下で狭窄もしくは閉塞した冠動脈をバルーンやステントによって拡張し、血管内腔を拡げる治療法を総称してPCIという →p.385。

### ◉ 冠動脈バイパス術（CABG）
- 冠動脈バイパス術（CABG）は、体のほかの部位の静脈や動脈を使って、責任冠動脈の閉塞・狭窄部分の先に接続する。
- これにより、血流は狭窄や閉塞のある部位を通らず、迂回して流れるようになる。

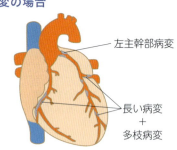

#### ◉ CABGの適応例
- CABGは、PCIでは治療が困難な場合に適応とされる。
  例えば、以下のような場合。

❶ **左主幹部病変**
- 再狭窄しづらいCABGが適応だったが、薬剤溶出性ステント（DES）の登場により、再狭窄率が非常に低くなったため、最近ではPCIでも治療がなされるようになっている。

❷ **狭窄または閉塞している病変が多数ある、もしくは、長い病変の場合**
- PCIであれば多数ステントを留置しないとならないので、ステントの数が増えるほど、留置後のステント血栓症を発症する確率が高くなってしまう。
- CABGは狭窄・閉塞部位の先の血流を取り戻すため、長い病変に向いており、血管を使用するのでステント血栓症の心配もない。

❸ **低心機能症例**
- PCIでは同時に複数箇所の病変を治療することができないので、病変の1カ所を治療中は、ほかの病変は血流が悪いまま。
- 病変治療時はどうしてもバルーンで一時的に冠動脈血流を遮断してしまうので、心機能が悪ければ、心臓が耐えられず、心室細動を生じるなど心原性ショックになるリスクが高い。

虚血性心疾患 総論

### ● バイパス方法

- バイパスに用いるグラフトのなかでは内胸動脈が最も長期的な開存率が高いため、内胸動脈が使用できる場合は、基本的に内胸動脈を使用する。
- しかし、左右合わせて2本しかないため、もう1本バイパスする必要がある場合には、大伏在静脈を下肢から採取して大動脈とつなぎ合わせることが多い。
- そのほか、橈骨動脈や胃大網動脈を用いる場合もある。

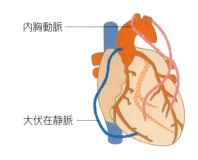

### ● 心拍動下バイパス術（OPCAB）

- 心臓の動きを止めて手術を行うほうが手術はやりやすいが、心臓を止めると、心臓の代わりとなる人工心肺装置を取り付けなければならない。
- しかし、人工心肺装置による合併症（脳梗塞などの血栓塞栓症や出血性合併症など）が生じる危険性が高くなる。
- そこで近年は、心臓が動いたままで手術をすることが多くなっている。➡ いわゆる"オプキャブ"という方法。
- しかし"OPCAB"では、心臓の後面にバイパスするときには心臓を持ち上げてひっくり返さなければならず、そのときに心室細動などの重篤な不整脈や血圧低下を生じる危険性がある。
- 特に心筋梗塞後の低左心機能例、左室拡大例、重症左主幹部病変例では、手術の安全性を第一に考えて人工心肺補助下の心拍動下バイパス術を選択する場合がある。

---

**アドバンスト コラム**

#### PCI後の出血性合併症について

　PCI施行時には、血栓予防のため、大量のヘパリンを使用します。また、術前に抗血小板薬の2剤併用療法（DAPT）を行っているため、PCI終了時にはかなり血液がサラサラ状態になっており、そのため出血性合併症も生じやすくなります。
　**①穿刺部の出血、②消化管出血（黒色便、吐下血）、③血尿などの有無**について、特に注意して観察する必要があります！

# 急性冠症候群

acute coronary syndrome (ACS)

> **ひとことで言うと…** 動脈硬化により形成された不安定プラークが破綻し、そこに血栓ができることによって冠動脈が急速に狭窄または閉塞する病態を表す概念。
> この概念のなかに、**急性心筋梗塞**と**不安定狭心症**が含まれる。
> つまり、「**緊急治療を要する冠動脈疾患の総称**」ってこと！

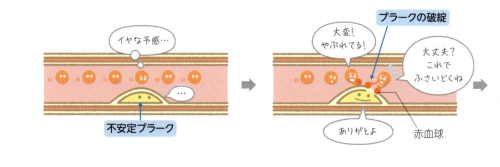

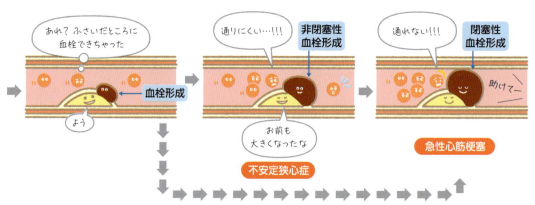

急性冠症候群の仲間である、
急性心筋梗塞（➡ST上昇型：➡p.94、非ST上昇型：➡p.104）と
不安定狭心症（➡p.107）のトコロで、
具体的な治療・ケアについて知っておきましょう！

### 英略語・単語

**STEMI**：ST elevation myocardial infarction ST上昇型心筋梗塞
**STE-ACS**：ST上昇型急性冠症候群
**NSTEMI**：non-ST elevation myocardial infarction 非ST上昇型心筋梗塞
**NSTE-ACS**：非ST上昇型急性冠症候群
**UAP**：unstable angina pectoris 不安定狭心症

急性冠症候群

# 分　類

- 急性冠症候群（ACS）は"心電図"を用いて、まず「ST上昇型」あるいは「非ST上昇型」に大別できる。

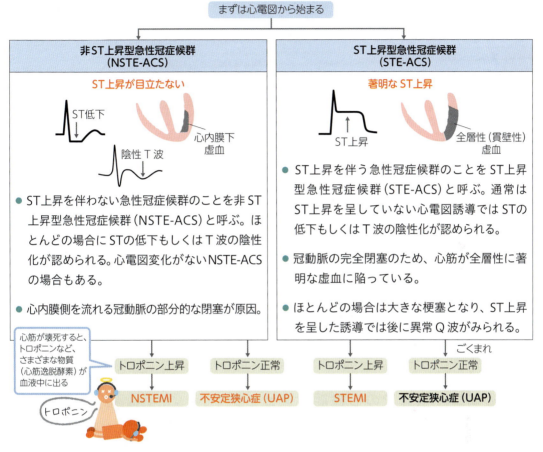

…となると、検査・診断の流れは……

- 胸痛を主訴に救急搬送されて、まず検査結果がすぐに出るのは心電図。
- 血液検査はすぐには結果が出ない。
- ➡ だから、心電図をまずとって、ST上昇があるかどうかをみる（この時点ではまだ急性冠症候群の診断）。
- ➡ その後、血液検査結果で心筋逸脱酵素の上昇があるかどうかが判明（この時点でようやく心筋梗塞との診断名がつけられる）。

むずかしく考える必要はありません！

> ※なぜ、ST上昇型と非ST上昇型を区別する必要があるのか？
>
> 　心筋虚血範囲が心筋全層に及ぶとSTが上昇し、内膜側のみの虚血に留まるとST上昇はなく、ST低下や陰性T波として現れる。よって、ST上昇型のほうが、より重症である。

# ST上昇型急性心筋梗塞
## ST elevation acute myocardial infarction (STEMI)

**ひとことで言うと…** 冠動脈が完全閉塞し、心筋が全層性（貫壁性）に壊死してしまう病気。

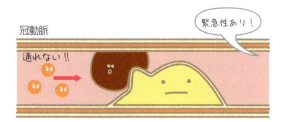
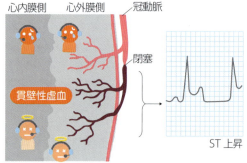

### ベッドサイドに行く前に確認！

- **冠動脈のどの部位が閉塞して、どういう治療が行われたのか？**
  - 冠動脈の部位のナンバーを聞いたら、だいたいの部位を想像できるようにしておく！
- **心エコー検査での心機能をチェック：弁膜症の合併と心不全はある or ない？**
  - 胸部X線で心拡大もしくは胸水がないかどうか程度はチェックしておく。
- **PCI後なら、PCI前もしくはPCI中に抗血小板薬2剤（DAPT）をきちんと服用できているか？**
  - 服用できていなければ医師に知らせ、すぐに服用してもらう必要あり。

### 入院中のヤバサイン

- 胸痛の再発
  ⇒ ステント血栓症を疑う
- 呼吸状態の急激な悪化
  ⇒ 合併症（心不全、中隔穿孔、乳頭筋断裂）を疑う
- 心室期外収縮の頻発
  ⇒ 心室細動・心室頻拍に移行する可能性あり

### ベッドサイドの観察項目！

- **どんな症状？**
  - 入院後もまだ強い胸部症状があり、心電図が来院時またはPCI終了時と比べて変化しているようなら、すぐにドクターコール（緊急CAG・PCIが必要である可能性あり）！
- **心音と呼吸音はどう？**
  - 心不全を合併していないかどうかを聴診でチェック。
  - 重症度判定（Killip分類）や合併症の早期発見に重要！

### 英略語・単語

- **PCI**：経皮的冠動脈インターベンション
- **CAG**：coronary angiography 冠動脈造影
- **CABG**：冠動脈バイパス術
- **DOAC**：直接経口抗凝固薬
- **SAT**：subacute stent thrombosis 亜急性ステント血栓症
- **PCPS**：経皮的心肺補助法
- **VSP または VSR**：心室中隔穿孔

# 症状・診断

- 安静にしていても改善しない強い胸痛が特徴で、痛みは20分以上持続する。
- 放散痛や悪心・嘔吐も伴うことがある。

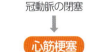

## ≪STEMIの診断から治療までの時間≫

　STEMIは心筋が完全に壊死してしまう疾患なので、少しでも心筋虚血の時間を短くして心筋壊死サイズを大きくしないようにする必要がある。

　欧米のガイドライン（下図）では、患者が初めて医療機関を受診してSTEMIと診断されるまでの時間を10分以内にするように推奨している。また、STEMIと診断されれば、緊急PCIが可能な医療機関では60分以内に緊急PCI・再灌流するように推奨している。

　日本のガイドラインでもDoor-to-balloon timeを90分以内にすることが以前から推奨されており、最近では医療従事者との最初の接触からカテーテル治療開始までの時間を少なくとも90分以内にすることが目標とされる。

　欧米では救急車内に12誘導心電図が完備されていることが多く、救急隊がSTEMIと診断をつけ、医療機関に搬送している場合も多い。

（文献1より引用改変）

# 検 査

## 心電図

● **ST 上昇誘導から梗塞部位の検討をつけよう**
- ST 変化のある誘導をみることによって、心筋梗塞のおおまかな部位診断ができる。

● **実際の症例を、冠動脈造影写真と合わせて勉強していこう**

【前壁中隔梗塞】
- $V_1$〜$V_4$ 誘導での ST 上昇が認められれば、前壁中隔領域の心筋梗塞を疑う。
- 超急性期では T 波が左右対称性に増高していることも多くみられ、hyper acute T wave（超急性 T 波）と呼ばれる。

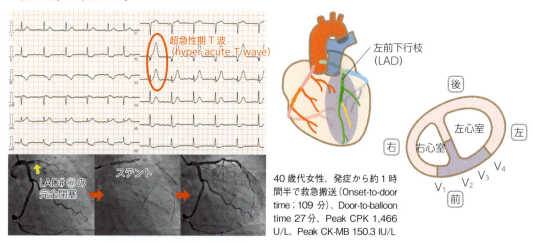

40 歳代女性、発症から約 1 時間半で救急搬送（Onset-to-door time；109 分）、Door-to-balloon time 27 分、Peak CPK 1,466 U/L、Peak CK-MB 150.3 IU/L

【下壁梗塞】
- Ⅱ・Ⅲ・aV_F 誘導での ST 上昇が認められれば下壁梗塞を疑う。

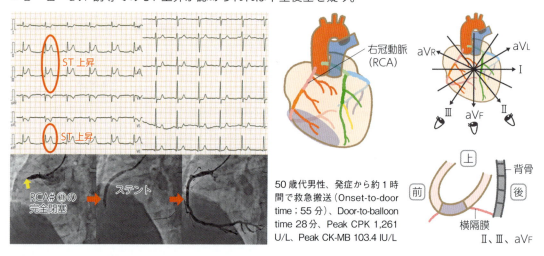

50 歳代男性、発症から約 1 時間で救急搬送（Onset-to-door time；55 分）、Door-to-balloon time 28 分、Peak CPK 1,261 U/L、Peak CK-MB 103.4 IU/L

心電図による虚血部位の診断 → p.81

実際は心電図変化があまり目立たないことも多い。
➡ そこで心電図検査以外に大切になってくる検査が、血液検査と心エコー検査。
（血液検査よりも心エコー検査のほうが結果が早くわかる）

### 心エコー検査

- 急性期では、閉塞病変のある冠動脈が流れる領域（灌流域）の壁運動が低下する。
- また、心電図のST部分の上昇が確認されたら、血液検査結果が出るのを待たずに緊急冠動脈造影検査を行う施設も多い。
- しかし、ごくまれに急性大動脈解離に伴う心筋梗塞の場合があるので注意が必要。
  ➡ その大動脈解離を鑑別するためにも右図のエコー検査が役立つ。

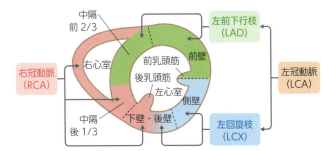

(病気がみえる Vol.2 循環器〈第4版〉, 2017, 60 より転載)

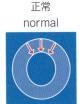
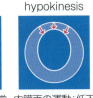

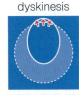

### 血液検査

- 心筋障害マーカーと呼ばれる代表的な検査項目として、**CK（CPK）**、**CK-MB**、**トロポニン**は非常に重要。
- 特に CK の数値は心筋ダメージの程度と相関するので、緊急 PCI が終わって入院された後も定期的に採血して CK の上昇の程度・ピーク値がいくらになるかを測定している施設も多い。

### 冠動脈造影検査

- 狭窄・閉塞病変を確実に診断し、治療に結び付けることができる。

3章　虚血性心疾患

> **ショート コラム**
>
> **慢性冠動脈閉塞（CTO）の冠動脈病変があるのに、心臓の動きが正常な場合があるのはなぜ？**
>
> 通常、冠動脈が突然閉塞してしまうと、そこから先には血液が流れなくなってしまうので、その部分は心筋壊死を起こしてしまいます。しかし、ゆっくり、だんだん、冠動脈が狭くなって、とうとうつまってしまった！という場合には、その冠動脈がつまる過程で、その部分の心筋を助けてあげようと健康な冠動脈から血管が伸びてきて、愛の手をさしのべてくれる場合があります。その血管のことを側副血行（collaterals）と言います。"コラテ""コラテ"とドクターが言っているやつです。このコラテが十分に発達していると、たとえ冠動脈がつまっていても、そこの心筋領域にはコラテがちゃんと血液を届けてくれるので、正常に動くことができます。しかし、本来の血管ほど十分に血液を送り届けられないことが多いので、狭心症症状の原因となったりして、PCI が必要になる場合も多いです。突然血管がつまってしまうと、そのコラテが発達する時間がないので、心筋は壊死してしまいます（急性心筋梗塞）。

# 治　療

## ◎ 初期治療

### ① 抗血小板薬 2 剤服用

- アスピリン＋プラスグレル or アスピリン＋クロピドグレル or アスピリン＋チカグレロルなど、アスピリンがベースであり、それにプラスもう一剤となる。
- 急性ステント血栓症を防ぐためにも、診断が確定した時点ですぐに内服してもらう。

### ② ヘパリンの静注
### ③ 硝酸薬の静注

## ◎ 再灌流療法

### ① 経皮的冠動脈インターベンション（PCI）がとにかく第一選択！
### ② 血栓溶解療法（t-PA 製剤の静注）；PCI がすぐにできない場合。
### ③ 冠動脈バイパス術（CABG）；PCI が不可能な病変の場合。

## ◎ 再灌流療法後

### ① β 遮断薬、ACE 阻害薬や ARB を投与
心筋梗塞後の左室リモデリングを少しでも軽減する必要がある。

### ② スタチンやエゼミチブ、PCSK-9 阻害薬の投与
脂質管理を厳格にする必要がある（二次予防のため）。

### ③ 心臓リハビリテーション、退院に向けての患者教育（服薬指導、栄養指導、生活習慣の改善など）による再発予防

### ④ 心筋梗塞後の合併症に対する対処・治療

PCI ➡p.385
CABG ➡p.90

# 心筋梗塞後合併症

心筋梗塞後はさまざまな合併症が生じる可能性が高くなります。頻度が高い合併症と、頻度は高くないが発症すると重篤になる合併症をおさえましょう！

## ◉ 頻度の高い合併症

### 不整脈

モニター心電図をよく監視しておく！

① 心室期外収縮（PVC）
② 心室頻拍（VT）
③ 心室細動（VF）

- PVC 単発であればあまり問題はなく治療不要だが、連発したり、多型性の PVC が見られた場合は VT や VF が起こる可能性が高くなるので注意が必要。
- 医師の判断でリドカイン（キシロカイン®）の静注などにより VT や VF の予防を行うことがある。

④ 房室ブロック
⑤ 洞徐脈

- 特に右冠動脈や左回旋枝の閉塞による後壁・下壁梗塞に合併することが多い。
- 場合によっては一時ペーシングリード挿入（経静脈ペーシング）などの処置が必要なことも。

⑥ 発作性心房細動

- 比較的よく起こる。
- 数分〜数時間で自然に洞調律に戻る場合もあるが、心拍数が速くなり過ぎると心不全になってしまうので、早く医師に知らせる。
- また、心内（特に左心房・左心耳）に血栓が生じて脳塞栓症を発症する可能性もあるので、現在の抗凝固薬の投与状況（ヘパリンやワルファリン、DOAC〈直接経口抗凝固薬〉）を確認しておく。

### うっ血性心不全

- 前壁中隔梗塞に合併することが多い。
- 心筋梗塞後は、尿量のチェックがとても重要。
  → 輸液投与量と尿量をチェックし、水分バランスがプラスであれば、患者さんの呼吸状態に注意し、喘鳴や SpO$_2$ 低下傾向がみられればすぐに医師に連絡する。

聴診も重要です！ポイントをおさえましょう。

> ≪ Killip 分類（急性心筋梗塞による心不全の重症度を胸部理学所見から評価する）≫
> Class Ⅰ：心不全の徴候なし
> Class Ⅱ：軽度〜中等度の心不全（ラ音が全肺野の半分未満で聴こえる）
> Class Ⅲ：重症心不全、肺水腫（ラ音が全肺野の半分以上で聴こえる）
> Class Ⅳ：心原性ショック（血圧 90mmHg 未満、尿量減少、チアノーゼ、冷たく湿った皮膚、意識障害を伴う）

不整脈 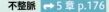 5章 p.176

3章　虚血性心疾患

> **不穏への対策が大切!!**
>
> 　特に高齢の心筋梗塞患者さんでは、PCIが終了し、集中治療室に入ると、不穏状態になってしまうことがよくある（いわゆるICU症候群）。不穏により血圧や心拍数が上昇すると、心不全を引き起こしやすくなるので、あらかじめ主治医に不穏時の対応について確認しておく。

## 血尿や下血などの出血性合併症

- 教科書ではあまり書かれていないが、出血性合併症にも時々、遭遇する。
- 心筋梗塞入院後は安静と尿量チェックのために尿道バルーンカテーテルを挿入しておくことが多いが、ヘパリンや抗血小板薬を大量に投薬されていると、尿道出血を起こし肉眼的血尿がみられる場合がある。
- また、消化器疾患がもともとある患者さんでは、消化管出血が生じる場合がある（潰瘍や良・悪性腫瘍など）。
  - ➡ 採血にて貧血が進行するほどの血尿・下血があるようなら、場合によっては投与中のヘパリンや抗血小板薬を中止するかどうか確認する。

## 発熱、急性心膜炎

- これもあまり教科書には書かれていないが、心筋梗塞後の患者さんの8〜9割以上の確率で発熱が生じる（40℃近くまで熱発することもある）。
- また、心筋梗塞による炎症が心膜に波及して心膜炎を引き起こす場合もあり、そのときには心膜摩擦音といわれる高調性の雑音が聴こえる場合もある。
  - ➡ ここで大切なことは、発熱があるからといって、むやみに解熱薬を使わないこと。解熱薬を使用して急激に解熱したときに大量に発汗すると、心筋梗塞後の患者では血圧が低下したり、尿量が減少するなどの危険性がある。まずはクーリングのみ行い、必ず主治医に確認する。
- 心筋梗塞後の自然経過としての発熱は、治療しなくても自然に解熱するが、まれにカテーテル処置に伴う血流感染や肺炎や尿路感染症を合併していることで発熱している場合もあるので注意が必要。

> **ショートコラム**
>
> ### 睡眠時無呼吸症候群と心疾患の関係
>
> 　夜勤中にイビキの大きな患者さんが急に静かになったと思ったら、また急に大きなイビキをしている、といったことはありませんか？　それは睡眠時無呼吸症候群（sleep apnea syndrome：SAS）かもしれません。よく"サス""サス"と呼ばれています。1時間あたりに5回以上の無呼吸があるとSASと診断されます。このSASがあると、心不全や心房細動などの不整脈が発生しやすくなります。気付いたら主治医に報告すると感謝されますよ！

100

# ST上昇型急性心筋梗塞

## ◉ 発症すると重篤となる合併症
### ステント血栓症

> **急性ステント血栓症**：PCIから24時間以内に発症
> **亜急性ステント血栓症（SAT）**：24時間～30日未満に発症

- ステントの性能向上や新たな抗血小板薬の開発に伴い、急性期にステント血栓症が発症する頻度は少なくなってきている（1%未満）。
- しかし、まれにステント血栓症が発症すると予後が悪く、注意が必要。
  - ➡ なぜ予後が悪いかと言うと……2回も同じところが詰まってしまうと、ほぼ心筋は完全に壊死してしまうから。
  - ➡ 下に示す症例をみると、2度目のPCI後は完全に異常Q波が出来上がってしまって、R波がほぼ消失していることがわかる。発症からバルーンまでの時間も短く、1回目のCPKが1,881 U/L程度でpeak outしており、心筋ダメージも軽く留めることができたと思われたが、2回目の閉塞により再びCPKが1,900 U/Lまで上昇してしまい、心筋のバイアビリティもほぼ失われてしまった。
- PCI（経皮的冠動脈インターベンション）後に再び患者さんに胸痛の訴えがあれば、まずこのステント血栓症を考えなくてはならない。
  - ➡ 胸痛がなく、突然ショックになったり、重症不整脈（VTやVF）になることで発見される場合もある。
  - ➡ 診断のためには心電図が大事だが、治療後にいったん基線に戻っていたST部分が再上昇していることがあればまず間違いない。PCI直後の心電図と見比べてみることが大切。

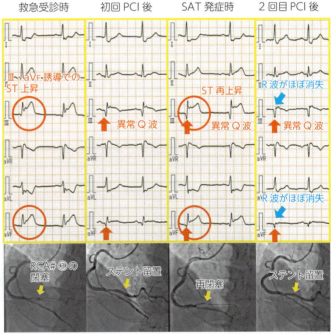

50歳代男性、発症から約1時間で救急搬送（Onset-to-door time；78分）、Door-to-balloon time 19分、Peak CPK 1,881 U/L、Peak CK-MB 119.6 IU/L（1回目）、Peak CPK 1,900 U/L、Peak CK-MB 93.7 IU/L（2回目）

3章　虚血性心疾患

### 心破裂・心タンポナーデ

- 前壁中隔心筋梗塞で多くみられる。
- Blow out type（突然心臓が破れて出血するタイプ）と oozing type（心筋からじわじわとにじみでるように出血するタイプ）があり、前者の救命率は極めて低い。
- 「心拍数↑＋血圧↓」がみられ、昇圧薬投与や輸液負荷にても改善がみられなければ、本疾患を疑う必要がある。
- 頚静脈が怒張したり、心音が聞き取りにくくなることも診断のきっかけになる。
- 心周囲に出血すると心囊内に血液が貯留し、心臓が拡張できなくなってしまう。
  ➡ すぐに心囊ドレナージを行い、緊急手術を行わないといけないので、疑ったらすぐにドクターコール！

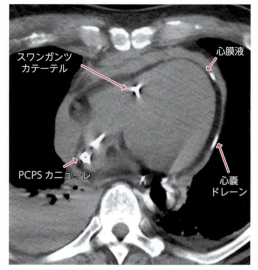

PCPSカニューレ挿入、PCI施行後、心膜液を認めた症例。心囊ドレナージ開始時の画像。

### 心室中隔穿孔（VSPもしくはVSR）

- 貫壁性心筋梗塞の1〜2％に合併し、梗塞発症後2〜8病日に発症することが多い（平均2.6日）。
- 前壁梗塞に由来するものが60％であり、その多くはより心尖側に生じる。
- 心原性ショックを伴うものも多く、診断がつけばすぐに大動脈内バルーンパンピング（IABP）のカニューレを挿入し、緊急手術を行う必要がある。
- 手術を行わない場合は予後不良で1週間以内に90％が死亡するといわれている。

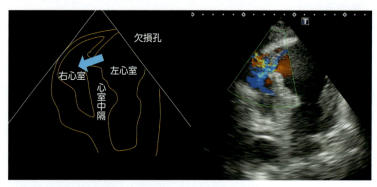

心室中隔を通過して左心室から右心室へと向かう血流がみられる。

心タンポナーデ ➡ 7章 p.284

## 乳頭筋断裂・僧帽弁閉鎖不全症

- 貫壁性心筋梗塞の約2〜3%の頻度で出現し、**下壁・後壁梗塞で多くみられる。**
- 僧帽弁を引っ張っている前乳頭筋と後乳頭筋のうち、前者は左前下行枝（LAD）と左回旋枝（LCX）から血流を受けているが、後者は右冠動脈もしくは回旋枝のどちらか1本からの血流しか受けていないため、下壁・後壁梗塞に後乳頭筋が巻き込まれると断裂しやすくなる。
- 僧帽弁が高度に逸脱するために、非常に強い僧帽弁逆流と心不全が生じる。
- 胸部の聴診が非常に重要で、今までになかった**全収縮期雑音（特に心尖部領域で）が突然聴取される**ようになっていれば、本疾患を疑う。
- 緊急でIABP挿入・手術を行う必要がある。

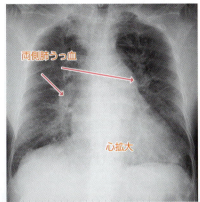

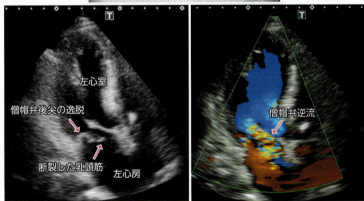

上：急激な心不全の悪化をきたす（肺水腫）。
下：心エコーでは僧帽弁の逸脱および重症の僧帽弁逆流がみられる。

僧帽弁閉鎖不全症（逆流症） →4章 p.140

# 非ST上昇型急性心筋梗塞
non-ST elevation acute myocardial infarction (NSTEMI)

 **ひとことで言うと…** 冠動脈がつまったり流れたりしていて、**完全につまりきってはない**状態。心筋障害はあるが、軽くて済んでいる。

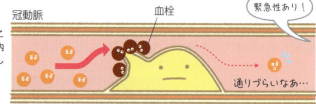

プラークが破裂し、そこに血栓が付着して、血管内腔がつまったり流れたりしている。

## 📖 ベッドサイドに行く前に確認！

- 症状はいつごろから出始めた？ 症状が急激に進行・発作回数が増えてきていない？
  - 症状の詳細をチェックすることで重症度を把握しておく。
- 過去に冠動脈疾患の治療歴（PCIやバイパス手術など）はある？
- 壁運動異常や左室ポンプ機能がどれくらいか？
  ➡ **心エコー検査所見をチェック**
  - 左室ポンプ機能が低下（LVEFが低下）しているようであれば、過剰輸液により心不全を発症する危険性が高くなる。
  - ※ NSTEMI患者さんであれば、緊急あるいは準緊急的に冠動脈造影検査（カテーテル造影；CAGや造影CT；Coronary CT）またはPCIを施行されてから入院する場合も多いはず。
    ➡ その場合は、冠動脈の狭窄部位や治療部位もカルテでチェック。また、心不全を合併していないかどうかも胸部X線写真で心拡大もしくは胸水がないかどうか程度はチェックしておこう。
    ➡ PCI後なら、PCI前もしくはPCI中に抗血小板薬2剤（DAPT）をきちんと服用できているかどうか。服用できていなければドクターに知らせ、すぐに服用してもらう必要あり。

### 入院中のヤバサイン
- 胸痛の再発
  ➡ ステント血栓症を疑う
- 呼吸状態の急激な悪化
  ➡ 合併症（心不全、中隔穿孔、乳頭筋断裂）を疑う
- 心室期外収縮の頻発
  ➡ 心室細動・心室頻拍に移行する可能性あり

## 🛏 ベッドサイドの観察項目！

- バイタルサインは？
- どんな症状？
  - 入院後もまだ強い胸部症状があり、心電図が来院時またはPCI終了時と比べて変化しているようなら、すぐにドクターコール（緊急CAG・PCIが必要である可能性あり）。
- 心電図はどうなっている？
  - 来院時またはPCI終了時の心電図との比較が重要（特にST部分）。

---

**英略語・単語**

- **LVEF**：左室駆出率
- **PCI**：経皮的冠動脈インターベンション
- **CAG**：冠動脈造影
- **CABG**：冠動脈バイパス術
- **LMT**：left main trunk 左主幹部
- **IABP**：大動脈内バルーンパンピング
- **UAP**：不安定狭心症

104

# 検査・治療

不安定狭心症に準じる ➡ p.108。

## 緊急事態の NSTEMI もある！！ということも知っておこう

　左主幹部 (LMT) の閉塞・高度狭窄があると、左前下行枝および左回旋枝の両血管への血流が途絶えてしまうので、多くの場合ショック状態や心肺停止状態となってしまう。そこで一刻も早く診断をつける必要があるが、そこで重要になるのが aVR 誘導。aVR 誘導というのは、ほかの誘導と異なりⅢ誘導を除けば唯一、心臓の右上側から心臓を覗き込む位置関係にある誘導だ。

　LMT 病変や多枝病変では広範に心内膜面の虚血を生じる (非貫壁性) ために ST が広範に低下し、逆に aVR 誘導だけが別の方向から覗き込んでいるため ST は上昇する (mirror image)。

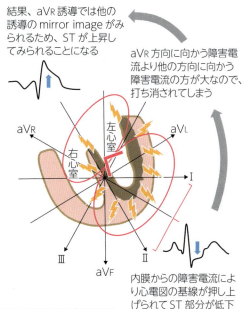

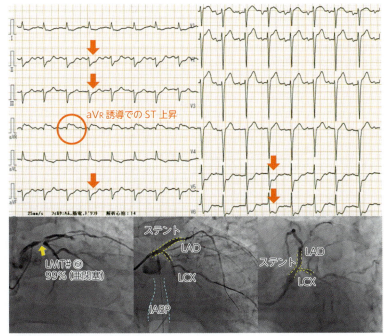

上図：心電図では aVR 誘導での ST 上昇を認める。
下図：緊急冠動脈造影では、左主幹部に血栓を伴う亜閉塞を認め、IABP を挿入後、ステント留置術を行った。

# 重症度の評価

## TIMI Score (UAP/NSTEMI)

| 予測のための因子 | 点数 | 定義 |
|---|---|---|
| 65歳以上 | 1 | |
| 冠動脈疾患の危険因子が3つ以上 | 1 | 【危険因子】①家族に冠動脈疾患 ②高血圧症 ③高コレステロール血症 ④糖尿病 ⑤喫煙 |
| 7日以内にアスピリンを服用している | 1 | |
| 最近の強い胸痛あり | 1 | 24時間以上に2回以上の胸痛発作 |
| 心筋障害マーカーの上昇 | 1 | CK-MBまたはトロポニンの上昇 |
| 0.5mm以上のST変化 | 1 | 0.5mm以上のST下降は該当。20分未満の一過性ST上昇 (0.5mm以上) も高リスクとみなす。20分以上持続するST上昇があればSTEMIと診断しましょう。 |
| 冠動脈に50%以上の狭窄病変があるとすでにわかっている | 1 | |

| 上の表で計算されたTIMIリスクスコア | 死亡・心筋梗塞・緊急PCI・CABGが必要となる状況が14日以内に現れる確率 | 定義 |
|---|---|---|
| 0または1 | 5% | 低リスク |
| 2 | 8% | 低リスク |
| 3 | 13% | 中リスク |
| 4 | 20% | 中リスク |
| 5 | 26% | 高リスク |
| 6または7 | 41% | 高リスク |

- 年齢は？　高齢＝高リスク
- 危険因子はある？
- 症状は？
- 心筋障害マーカーに異常は？
- 心電図に異常は？
- 過去の既往は？

(文献1より引用改変)

> この表を全部暗記したり、いちいち表をみながら計算するのは面倒なので、実際には**年齢・症状・危険因子・過去の既往**・検査所見のうち心電図・心筋障害マーカーをチェックしておけば問題なしです！

**検査・治療は、ST上昇型急性心筋梗塞と同じ** ➡p.96

# 不安定狭心症

unstable angina pectoris (UAP)

**ひとことで言うと…** 冠動脈が今にもつまりそうな状態。急性心筋梗塞の一歩手前。

プラークが破裂し、そこに血栓が付着して血管内腔がつまりそうになっている。

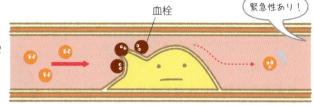

緊急性あり！

## ベッドサイドに行く前に確認！

- **症状はいつごろから出始めた？ 症状が出るのは運動中？ それとも安静時？ 発作回数が増えてきている？**
  - このように、症状の詳細をチェックすることで重症度を把握しておく。

- **過去に冠動脈疾患の治療歴（PCI やバイパス手術など）はある？**
  - 不安定狭心症患者さんであれば、緊急あるいは準緊急的に冠動脈造影検査（カテーテル造影；CAG や造影 CT；Coronary CT）または PCI を施行されてから入院する場合も多いはず。
  - → PCI 後なら、PCI 前もしくは PCI 中に抗血小板薬 2 剤（DAPT）をきちんと服用できているかどうか。服用できていなければドクターに知らせ、すぐに服用してもらう必要あり。

- **壁運動異常はない？ → 心エコー検査でチェック**
  - 壁運動が低下している所見があれば、今は症状もなく病状は落ち着いていても、入院後、急変（胸痛出現やバイタルサインが不安定化）し、緊急治療が必要になる可能性が高い。
  - → その場合は、冠動脈の狭窄部位や治療部位もカルテでチェック。

### 入院中のヤバサイン
- 胸痛の再発
  - → 治療前なら STEMI を疑う
  - → 治療後ならステント血栓症を疑う

## ベッドサイドの観察項目！

- **バイタルサインは？**

- **どんな症状？**
  - 入院後もまだ強い胸部症状があり、心電図が来院時または PCI 終了時と比べて変化しているようなら、すぐにドクターコール（緊急 CAG・PCI が必要である可能性あり）。

- **心電図はどうなっている？**
  - 来院時または PCI 終了時の心電図との比較が重要（特に ST 部分）。

### 英略語・単語
- **PCI**：経皮的冠動脈インターベンション
- **CABG**：冠動脈バイパス術
- **CAG**：冠動脈造影
- **STEMI**：ST 上昇型心筋梗塞
- **NSTEMI**：非 ST 上昇型心筋梗塞

# 症 状

- 安静時もしくは労作時の前胸部痛。
- 下顎、頚部、左肩または両肩、左腕への放散痛。
- 数分～20分程度持続。

### 症状の発症パターン

① **増悪型**：以前は労作時のみ時々あった胸痛。
➡ 初めて安静時にも胸痛が出た、少し動いただけでも胸痛が出る、胸痛が強くなった、時間が長くなった。
② **新規発症型**：初めて出た胸痛。

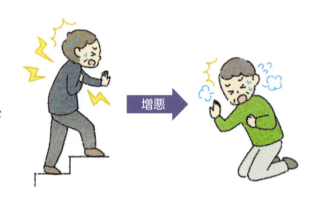

### Braunwald の重症度分類を知っておこう！

| 重症度 | | 症状の程度 |
|---|---|---|
| Class Ⅰ | 新規発症狭心症 症状増悪型狭心症 | ● 最近 2 カ月以内に発症 <br> ● 1 日に 3 回以上発作が頻回に起きる <br> ● 軽く動いただけで発作が起きる（安静時は胸痛はなし） |
| Class Ⅱ | 亜急性安静狭心症 | ● 最近 1 カ月以内に発症 <br> ● 最近 1 カ月以内に 1 回以上、安静にしていても発作があった <br> ● 2 日（48 時間）以内は症状はない |
| Class Ⅲ | 急性安静狭心症 | ● 2 日（48 時間）以内に安静時に発作あり |

（左側矢印）重い

> 完璧に覚える必要ナシ。要するに、
> ① 発症時期が近い
> ② 安静時に症状がある
> ほど重症！

# 検査・診断

### 心電図
- 非発作時は正常な場合が多い。
- 発作時：ST 低下

> 発作時の心電図、心エコー、血液検査（心筋障害マーカー）が重要！
> でも……症状がないときは、検査所見で異常が出ないことも多い！
> ではどうするか……？
> しかし、今は症状がないからといって、運動負荷試験を行うことは禁忌！！
> （不安定狭心症から心筋梗塞に進展させてしまう危険性あり！）
> ➡ だから、問診が重要！（最近の症状の発症パターンを確認しましょう）

### 心エコー検査
- 非発作時は正常な場合が多い。
- 発作時：原因となっている病変（責任病変もしくは Culprit lesion（カルプリット リージョン）とドクターは呼んでいる）のある冠動脈走行領域（灌流域）の壁運動低下がみられる。

## 心筋シンチグラフィ検査

- 虚血が改善されても心筋代謝機能障害はしばらく残る（ischemic memory）ので、その代謝機能障害の状態をシンチグラフィで検出する。
- **脂肪酸代謝心筋シンチ（$^{123}$I-BMIPP 心筋シンチグラフィ）という方法を用いる。**
- 冠血流が回復した後も、しばらくはブドウ糖代謝によるエネルギー産生が行われ、脂肪酸代謝はお休みの状態が続く。その休んでいるところを、心筋シンチグラフィで画像化する。
  ※前述のように"負荷"は禁忌。

## 冠動脈造影CT検査、冠動脈カテーテル造影検査

- 冠動脈責任病変の確定診断ができる。
- 不安定狭心症やNSTEMIは準緊急的な疾患なので、結局のところ、いかに早くCTやカテーテル造影検査で確定診断をつけ、治療を行うかが重要となる。

## 血液検査

- 入院時の採血では心筋障害マーカーの異常が認められていなくても（特にトロポニン）、**入院3時間後にトロポニンを再検**するように推奨されている。
- もしトロポニンが陽性であれば、UAPではなくNSTEMIとして対応する必要があり、準緊急的に冠動脈造影検査等の侵襲的検査・治療を行う必要がある。
- もし、採血指示が出されていないようなら、「もう一度トロポニンを調べておかなくても大丈夫でしょうか？」と確認してみよう。

---

### 不安定狭心症（UAP）と非ST上昇型心筋梗塞（NSTEMI）は実際的には区別しにくい！

　つまり、心筋に壊死があればNSTEMI、壊死がなければUAPとするしかないのだが、初期段階では非常に診断が難しい。経過をみながら、心筋逸脱酵素（CKやCK-MBなど）の上昇や、MRIや心筋シンチの検査結果で心筋壊死所見の有無を確認して初めて診断がつく。しかし、**UAPをUAPの状態より進行させないことが何よりも大切**（つまり心筋壊死を起こさせない）であるので、そのために一番重要なのが、患者さんの症状をよく観察する（何度も何度も）こと！

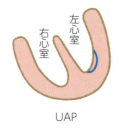
UAP

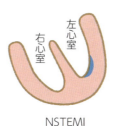
NSTEMI

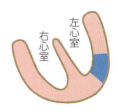
STEMI

---

心筋シンチグラフィ → p.84
心臓カテーテル検査 → 12章 p.380

3章　虚血性心疾患

# 治　療

教科書的には薬物療法が基本であり、まずは薬物治療を優先し、不安定な状態の安定化を図ることにはなっているが、実臨床では薬物療法と並行して CAG・PCI を進めていくことが多い。

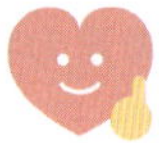

## 薬物治療

- まずは抗血小板薬（アスピリンなど）の内服を急ぎ、血液をサラサラの状態にする。

  ※PCI（経皮的冠動脈インターベンション治療）を行うことになる可能性が高いので、ステント血栓症を予防するためにも早く抗血小板薬を効かせておく必要がある。

- また、抗凝固薬（ヘパリン）の静脈内注射も併用する。
- スタチン（HMG-CoA 還元酵素阻害薬）の内服により不安定な冠動脈プラークの状態を少しでも安定化させる。
- 発作時や発作予防には硝酸薬（ニトログリセリンなど）を使用する。

## 経皮的冠動脈インターベンション治療（PCI）　➡ p.385

## 冠動脈バイパス術（CABG）　➡ p.90

**狭心症の治療に使用する薬** ➡ 13 章 p.427

# 労作性狭心症
ろうさせいきょうしんしょう

effort angina pectoris (EAP)

**ひとことで言うと…** 動脈硬化により冠動脈の内腔が狭くなり、**労作時（運動時）**に心臓ががんばって動かなければならなくなったときに、心臓の筋肉に十分な酸素・栄養を送ることができない状態。「**安定狭心症**」ともいう。

プラークが破裂してしまうと、急性冠症候群に発展する。

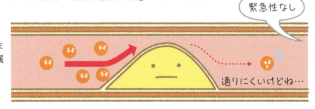

緊急性なし

通りにくいけどね…

---

 **ベッドサイドに行く前に確認！**

- 症状はいつごろから出始めた？
  発作回数が増えてきている？
    - 症状の詳細をチェックすることで重症度を把握しておく。
- 過去に冠動脈疾患の治療歴
  （PCIやバイパス手術など）はある？ or ない？
- （冠動脈カテーテル検査やPCI目的で入院したのであれば）
  カテーテルの刺入予定部位はどこ？
    - ➡ 手首や肘部、鼠径部

**入院中のヤバサイン**

- 安静にしていても胸痛が生じるようになれば、"不安定"狭心症への移行のサイン！！
- ➡ 緊急対応が必要

 **ベッドサイドの観察項目！**

- バイタルサインは？
- どんな症状？
  - ➡ 最近発作回数が増加していないか？確認。
- 心電図はどうなっている？
- カテーテル刺入予定部位の確認
  - ➡ 動脈の拍動があるかどうか？確認。
  - ※過去に複数回カテーテル検査・治療を受けている場合は、動脈が閉塞している場合あり（特に橈骨動脈）。

---

**英略語・単語**

PCI：経皮的冠動脈インターベンション

## 症　状

- 労作に伴って出現し、3〜5分程度持続する前胸部痛（絞扼感・圧迫感）。
- 安静にすると症状は改善する。
- 下顎、頚部、左肩または両肩、左腕への放散痛。

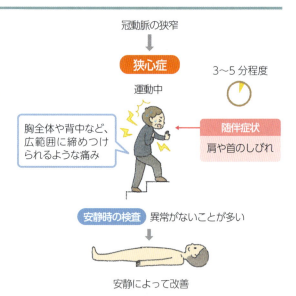

## 検査・診断

### 血液検査
- 心筋へのダメージは一時的なものなので、心筋障害マーカー（トロポニンやCKなど）の上昇は認められない。

### 心電図
- 非発作時は正常な場合が多い。
- 発作時：ST低下

### 運動負荷心電図
- 運動により心筋の酸素需要を増大させて虚血状態を誘発し、心電図のST変化を観察する。

|  | エルゴメータ法 | トレッドミル法 | マスター法 |
|---|---|---|---|
| 運動負荷をかける方法 | ・ペダルに一定の抵抗を加えたエアロバイクをこぐ。 | ・動くベルトの上を歩く。<br>・ベルトの速度と傾斜が変化する。 | ・凸型の階段を規則正しく昇り降りする。<br>・患者さんの年齢・ADLによって回数を決める。<br>・運動の前後に心電図を記録して、安静時の心電図と比較。 |

労作性狭心症

## 心エコー検査

- 非発作時は基本的には左室壁運動は正常。
- 発作時：原因となっている病変（責任病変もしくは Culprit lesion とドクターは呼んでいる）のある冠動脈走行領域（灌流域）の壁運動低下がみられる。

## 心筋シンチグラフィ検査

- "運動負荷" 心筋シンチグラフィと "薬物負荷" 心筋シンチグラフィがある。
- それぞれ、負荷時には冠動脈狭窄部位の血流が低下し心筋虚血が生じるが、安静時には心筋虚血は改善するので、それら負荷時と安静時の画像を対比することで心筋虚血の有無を診断する。
- 狭窄病変がある場合には、負荷時に虚血部位での血流欠損像が認められるが、安静時には正常像になる。

### 運動負荷 の場合は……

【どんな方法か？】
- 自転車エルゴメータを、目標心拍数に到達するまで、または胸痛や心電図変化が出現するまで、患者さんにがんばってこいでもらい、最大負荷がかかった時点でタリウム（Tl）などの心筋血流製剤を注射する。

【行えない患者さんは？】
- 足腰が悪くて運動ができない患者さん。
- 普段から血圧が高い場合は、運動に伴いさらに血圧が上昇してしまうので、注意が必要。

### 薬物負荷 の場合は……

【どんな方法か？】
- アデノシンという薬剤を使う。
- アデノシンには冠動脈拡張作用があるため、健常な冠動脈は拡張する一方、狭窄血管は拡張しないので、健常な冠動脈の方に血流が奪われてしまう。
  ➡ それにより狭窄血管の血流低下が際立っているところを画像化する。

【行えない患者さんは？】
- アデノシンの副作用として気管支収縮作用や心臓の刺激伝導系抑制作用（PSVT の治療などに用いる）がある。
  ➡ 気管支喘息の患者さんや、房室ブロックなどの刺激伝導系に異常がある患者さんには使えない。
- カフェインによりアデノシンの作用が拮抗されてしまう。
  ➡ 検査前にコーヒーや緑茶などを飲んでいると、アデノシンの効果が打ち消されてしまって十分な検査ができない。

※運動負荷は必要ないので、足腰が悪いような患者さんにも検査が可能。

心筋シンチグラフィ ➡ p.84

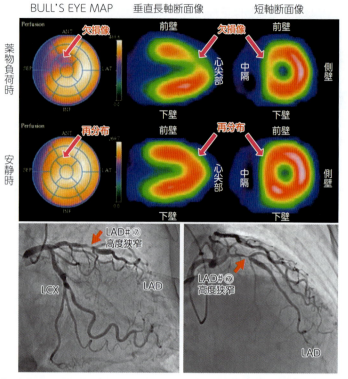

上段：負荷時には前壁心尖部で中隔領域のタリウム取り込み低下像（欠損像）が見られる。
中断：取り込みが改善している（＝血流が改善している）（＝これを再分布という）。
下段：冠動脈造影では、左前下行枝に高度狭窄が認められた。

**冠動脈造影 CT 検査、冠動脈カテーテル造影検査** 　冠動脈の狭窄部位を特定し、確定診断ができる →12章 p.380。

狭心症は angina pectoris と書きますが、臨床では「アンジャイナ」「アンギーナ」「エーピー」と呼んだりしています。ただし、angina だけだと扁桃炎とも読めるので、臨床の場で使い分けを理解しましょう。

労作性狭心症

# 治 療

## 薬物治療

### ❶ 血液をサラサラにする薬

● 欠かせないのが**抗血小板薬（アスピリンなど）**。

● アスピリンはこれまでの大規模臨床試験で心血管疾患に対する一次予防（新規発症予防）および二次予防（再発予防）の両方ともに有効であることが証明されている。
血液をサラサラの状態にする。

● PCI（冠動脈ステント留置術）後のステント血栓症を予防するためにも必要となる。

### ❷ LDL コレステロールを下げる薬

● **スタチン（HMG-CoA 還元酵素阻害薬）**や**エゼチミブ**、**PCSK-9 阻害薬**などの投与による LDL コレステロール値の低下により冠動脈プラークの退縮効果も証明されているので、厳重な脂質管理も重要。

### ❸ 発作を予防する薬

● **β 遮断薬**は運動時の心拍数低下および心収縮力低下作用により、心筋酸素消費量を減少させることで、狭心症発作を予防する。

● 発作時や発作予防には、**硝酸薬（ニトログリセリンなど）**や **Ca 拮抗薬**などの冠拡張作用のある薬剤を使用する。

## 経皮的冠動脈インターベンション治療（PCI）  ➡ p.385

## 冠動脈バイパス術（CABG）  ➡ p.90

**狭心症の治療に使用する薬**  ➡ 13 章 p.427

# 冠攣縮性狭心症
coronary spastic angina (CSA)

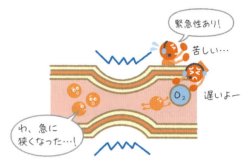

**ひとことで言うと…** 冠動脈が攣縮を起こして"キュー"となっている状態。一時的に血管が狭窄するので血液が流れにくくなって狭心症発作が生じる。
夜間〜早朝にかけて、安静時に発作が生じることが多く、発作は数分〜十数分程度持続することが多い。

### ベッドサイドに行く前に確認！

- **症状はいつごろから出始めた？ 症状が出るのは運動中？ それとも安静時？ 発作回数が増えてきている？**
  - このように、症状の詳細をチェックすることで重症度を把握しておく。
- **服薬の状況は？**
  - ➡ Ca拮抗薬やβ遮断薬の内服を確認。
- **ストレスや飲酒、喫煙などの状況は？**
  - ➡ 転勤・転居などでのストレスや不眠、アルコールの過剰摂取、喫煙が、冠攣縮の誘因となる。

### 入院中のヤバサイン

- ニトログリセリンを使っても胸痛が治まらない。ST異常が続いている
- ➡ 急性冠症候群に移行するサインかも？
- ➡ 緊急対応が必要

### ベッドサイドの観察項目！

- **モニター心電図が装着されている？**
  - 入院中に胸痛発作が生じたときにモニター心電図が装着されていれば、ST上昇やST低下の瞬間が記録できる場合がある。

# 冠攣縮性狭心症

## 病態生理

- 冠攣縮とは、冠動脈が痙攣して、"キュー"っとすぼまること。
- それによって、一過性に狭窄〜完全閉塞を起こす。
- 攣縮の原因は、動脈硬化や炎症による血管内皮障害。
- 不安定プラークがある場所で攣縮が起こったら、プラークの破綻（おできやニキビがつぶれるような感じ）の原因となり、それによって急性冠症候群（急性心筋梗塞、不安定狭心症）の発症につながる（そもそも、動脈硬化があるところでは、攣縮は起きやすいし、不安定プラークもできてくる）。

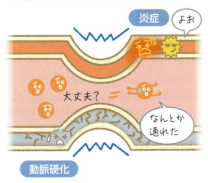

冠動脈の痙攣は、動脈硬化や炎症によって血管内皮が障害されることで起きる

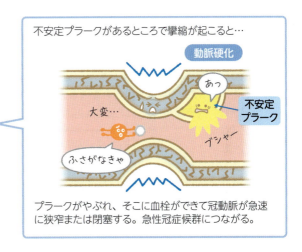

不安定プラークがあるところで攣縮が起こると…

プラークがやぶれ、そこに血栓ができて冠動脈が急速に狭窄または閉塞する。急性冠症候群につながる。

## 症状

- 基本的には安静時の前胸部痛。
  ※運動により誘発されることもある（特に早朝）。
- 下顎、頚部、左肩または両肩、左腕への放散痛。
- 数分〜20分程度持続。
- 夜間〜早朝に好発。
- 過換気や飲酒、喫煙により誘発されることも多い。

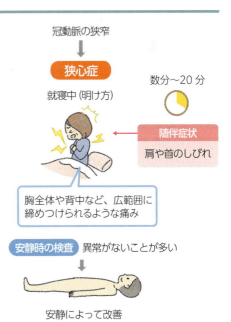

プラークの破綻と血栓形成のしくみ → p.92

# 検査・診断

> 発作時の心電図、心エコー、血液検査（心筋障害マーカー）が重要！
> でも……症状がないときは、検査所見で異常が出ないことも多い！
> ➡だから、問診が重要！（最近の症状の発症パターンを確認しましょう）

### 心電図
- 非発作時は正常な場合が多い。
- 発作時：ST 上昇もしくは ST 低下。
- ST 上昇：冠攣縮が重度で冠動脈が完全閉塞することにより貫壁性の心筋虚血を生じると ST 上昇がみられる。このタイプの冠攣縮性狭心症のことを別名で"**異型狭心症**"とも呼ぶ。
- ST 低下：冠攣縮が比較的軽い場合は非貫壁性の心筋虚血となり ST 低下がみられる。
  ※心電図変化を伴わない場合もある ➡微小血管狭心症

> **異型狭心症とは**
> - 冠攣縮性狭心症のなかでも非常に攣縮が強くて冠動脈が閉塞し、全層性（貫壁性）の心筋虚血が生じると心電図の ST が上昇する。このような**非常に強い冠攣縮性狭心症のことを異型狭心症と呼ぶ**。
> - この場合は、冠攣縮が治まれば血流は再開するので、冠攣縮の時間が短ければそれほど心筋へのダメージはない。
> - 器質的狭窄病変がある部分に冠攣縮が生じることもあり、その場合は冠攣縮による影響で、狭窄病変部の血管内皮が障害を受け、血栓が形成される場合もある（不安定狭心症に類似）。よって、不安定狭心症に準じて診療を進めていく必要がある。

### 心エコー検査
- 通常は壁運動異常としては捉えられない場合が多い。

### 冠動脈造影 CT 検査
- 冠動脈 CT 撮影時には通常は亜硝酸薬を検査前に投与（スプレーや舌下錠など）しておき、冠動脈を十分に拡張させておいてから撮影するので、この方法では冠攣縮は捉えられない。

### 冠動脈カテーテル造影検査
- 通常の造影検査では冠攣縮はわからないので、特殊薬剤（アセチルコリンやエルゴノビン）を冠動脈に注入する誘発試験を行う。

#### ● アセチルコリン
- 副交感神経刺激作用がある。
- 本来、健常な動脈に副交感刺激が加わると動脈は拡張する（交感神経刺激では収縮する。［例］アドレナリンを投与すると血管が収縮し血圧が上昇する）が、攣縮しやすい動脈の場合には逆に血管が収縮してしまう。この逆効果を診断に用いる。
- しかし、副交感神経を刺激すると徐脈になってしまう（交感神経刺激は頻脈）ので、アセチルコ

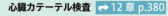

リン負荷試験を行う場合には一時ペーシングカテーテルを右室内に挿入しておき、**徐脈時にペーシングが行えるように準備しておく必要がある。**

### ● エルゴノビン

- 別名エルゴメトリンともいわれ、血管平滑筋を収縮させ血管内腔を狭くし血流を減らす作用がある。
- 産科で出産後の出血防止に用いられる薬剤。
- 血管平滑筋を収縮させるこの作用を、冠攣縮誘発試験でも用いる。
- 副作用として、**嘔気**や**頭痛**が生じることも多い。
- 冠攣縮誘発試験では、**冠攣縮に伴い心室細動（VF）のような重篤な不整脈が引き起こされる可能性も高く**、VF出現時にはいつでも胸骨圧迫や電気的除細動が行えるように準備をしておく必要がある。

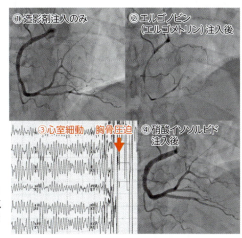

冠攣縮誘発試験中にエルゴノビン注入後（②）に心室細動が生じた（③）が、胸骨圧迫と電気的除細動を行い洞調律となった。硝酸薬を投与すると冠攣縮は解除された（④）。

## 治療

### 薬物治療

**発作時**：即効型の硝酸薬（ニトログリセリンの舌下投与など）
**発作の予防**：第一選択はCa拮抗薬。次に硝酸薬（内服や貼付薬）

※血管では$β_2$受容体刺激により血管拡張作用が生じる。逆にβ遮断薬はこの血管拡張作用を抑制してしまうことになってしまい、冠攣縮を悪化させてしまうことがあるので、β遮断薬の単独投与は避ける必要がある（Ca拮抗薬などとの併用であれば大丈夫）。

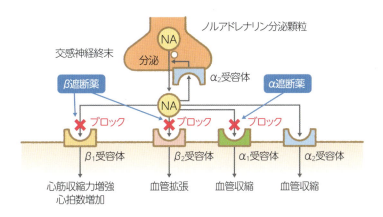

狭心症の治療に使用する薬 ➡ 13章 p.427

3章　虚血性心疾患

## ◎ 生活習慣の改善・ストレスの軽減

● 喫煙や飲酒により冠攣縮が誘発・増悪するので、**禁煙や節酒の指導が重要**。

● またストレス過多により過換気傾向になっても冠攣縮が誘発されてしまうので、不安感の強い患者さんの場合にはカウンセリング、抗不安薬や漢方薬治療による不安への介入も重要である。

---

### アドバンスト コラム

#### 微小血管狭心症とは

　冠動脈の末梢の微小な血管（造影検査でも描出されないような）が攣縮を起こすことで生じる狭心症（一過性の心筋虚血）です。

　心電図変化が起こりにくく、また微小血管を通常の造影検査で描出することは困難ですので、前述した冠動脈造影検査での冠攣縮誘発試験でも診断できません。

　女性に多く（70％は女性が占めるといわれています）、40歳代後半から50歳代前半の女性に特に多くみられます。この時期はエストロゲンが減少し始める時期であり、エストロゲンの減少が一つの原因ともいわれています。女性ホルモンのエストロゲンには血管を拡げる働きがありますが、更年期になるとエストロゲンが減少するため、血管が収縮しやすい状態になります。このためストレスが加わったときなどに心筋の細い血管が収縮して、胸痛を起こすと考えられています。

　診断方法があまりなく、前述の冠攣縮誘発試験で異常がなければ、不定愁訴と判断され（胸痛以外にも呼吸困難感、吐き気、胃痛、動悸などの症状が多いため）、心療内科や精神科などへの受診を勧められる場合も多いです。

　症状出現時に冠拡張薬（亜硝酸薬：ニトログリセリン舌下錠）の試験投薬で効果が出れば臨床的に微小血管狭心症と診断される場合もありますが、亜硝酸薬は大血管の攣縮には効果があるものの、微小血管の攣縮には効果が乏しい場合もあるため、診断されない場合もあります。

　現在は確立された診断方法はありませんが、微小血管狭心症ではジルチアゼム（ヘルベッサー®）などのCa拮抗薬への反応がよいため、**①発作時に心電図変化がない、②冠攣縮誘発試験時に、造影上では冠攣縮は認められず心電図変化もないにもかかわらず、いつもの発作時の胸部症状が再現される、③Ca拮抗薬が著効する**、などの総合所見から診断・治療されていることが多いです。

# 虚血性心疾患症例のよくある会話例

とある病院*の現場でのリアルな会話を聞いてみましょう！
どのくらい理解できるでしょうか？
わからないことがあったら、もう一度戻って勉強しましょう。　　＊"2.5次"救急規模

 **ある日、ERにて……**

**熟練ナースB**：先生、ステミ来ま〜す。あと10分です。

**ドクターA**：よし、**ステミ（STEMI）**か。救急隊からなら下壁心筋梗塞かな。それとも病院からの紹介かな。

**研修医D**：先生、なんで下壁ってわかるのですか？　まだコールだけですよ。

**ドクターA**：救急隊のモニター心電図は基本、Ⅱ誘導だからね。この誘導でST上昇があればRCAの領域を考えないとね。地域によっては12誘導心電図を伝送する救急隊もあるから、それなら確実だね。
さあ、手分けして準備しよう。カテ室スタンバイ、同意書の取得する人もスタンバイ。ドアツーバルーンタイムは短くするよー！　Bさん、心電図・心エコー準備とDAPTの内服、忘れずにお願いしますよ。D先生、心エコーは何を注意して評価したらいいかな。

**研修医D**：心電図と合わせて、**左室の壁運動異常**です。どの部位の動きが低下しているかを確認して、責任病変を予想します。

**ドクターA**：正解。そうだね、STEMIでアカイネーシス・無収縮でも迅速な血行再建をすれば改善するからね。あとは、弁膜症や心膜液の有無、大まかな心機能評価をしておこうね。できればエコーの見える範囲での大動脈解離も除外できればいいと思うよ。
心筋梗塞の合併症の確認、重症症例ではIABPまで考慮してエコーをしたいところ。それを迅速に行って、カテ室へ急いで搬入して、再灌流までの時間を短くしよう。
でも、必ず聴診を忘れずにね。心雑音やⅢ音を最初に確認しないとわからなくなるからね。心不全の状況、**キリップ（killip）分類**を知っておいてね。

**熟練ナースB**：先生、ステミ到着しました。

---

**症例経過**

50歳代、男性。下壁心筋梗塞。
発症から1時間で搬送、Door to balloon時間は26分。Killip Ⅰ型。
勤務中、移動時に突然に**前胸部に締め付けるような痛み**が出現した。座って休んでいたが、症状は改善せず痛みが強くなり救急要請した。会社の健診で糖尿病と脂質異常症と診断されていたが、未治療であった。
PCI治療後はCCUへ入室。術後合併症なく経過して、心筋梗塞パスに沿って約2週間で退院。処方としてDAPTに加えて、糖尿病薬・スタチンや心保護作用でACE阻害薬やβ遮断薬も少量開始されて軽快退院となった。

**最終処方**　プラスグレル3.75mg、アスピリン100mg、ランソプラゾールOD15mg、ビソプロロール1.25mg、アジルサルタン20mg、ロスバスタチン5mg。
（**処方のポイント**　動脈硬化のリスク因子〈高血圧・糖尿病・脂質異常症〉へ介入。虚血症例へのスタチン導入は必須）

# 4章 弁膜症

## 弁膜症 総論

弁膜症については、まず、「患者さんがどんな症状を訴えるのか」「どんな聴診音がするのか」について知り、最終的には「内科的治療と外科的治療の境界はどこなのか」を把握してほしいと思います。また、弁膜症で一番広く使われる検査は心エコーなので、その検査データのポイントがどこかをおさえましょう。

**ひとことで言うと…** 心臓にある弁の役割は、心臓の中で血流を滞らせることなく、一方向性を保つこと。
心臓弁膜症とは、**弁に障害**が起き、本来の役割を果たせなくなって、**血液が逆流**したり、**血流が滞る**状態をいいます。

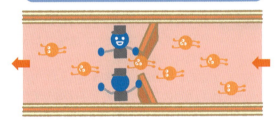

弁がしっかり働いていれば、血液は一方向によどみなく流れるが……

① 弁が開きにくくなり、血液が通過しにくくなった状態＝"**狭窄症**"

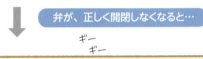
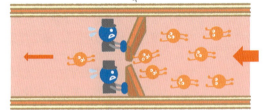

弁が、正しく開閉しなくなると…

② 弁がきっちり閉じず、血液が逆流してしまう状態＝"**逆流症**"（または"**閉鎖不全症**"）

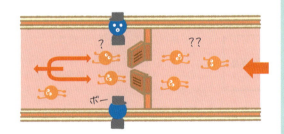

弁膜症は、大きくはこの2つに分類されます。

### 英略語・単語

- **MS**：mitral stenosis 僧帽弁狭窄症
- **MR**：mitral regurgitation 僧帽弁閉鎖不全症（逆流症）
- **AS**：aortic stenosis 大動脈弁狭窄症
- **AR**：aortic regurgitation 大動脈閉鎖不全症（逆流症）
- **TS**：tricuspid stenosis 三尖弁狭窄症
- **TR**：tricuspid regurgitation 三尖弁閉鎖不全症（逆流症）
- **PS**：pulmonary stenosis 肺動脈弁狭窄症
- **PR**：pulmonary regurgitation 肺動脈弁閉鎖不全症（逆流症）

弁膜症 総論

# 解　剖

心臓にある4つの弁の名称と位置を覚えましょう！
（できるだけ英語か、その略語も覚えましょう！）

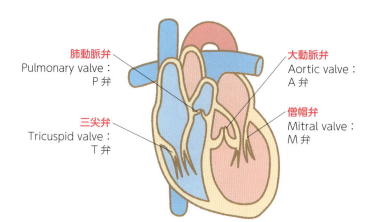

| 拡張期 ➡ 開く：**僧帽弁、三尖弁**、　　閉じる：**肺動脈弁、大動脈弁** |
| 収縮期 ➡ 開く：**肺動脈弁、大動脈弁**、閉じる：**僧帽弁、三尖弁** |

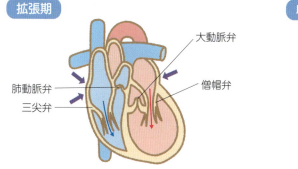
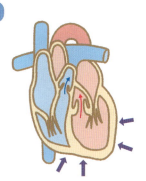

● 拡張期と収縮期の、弁が開閉する動きを、心臓の上から見てみるとこうなっている。

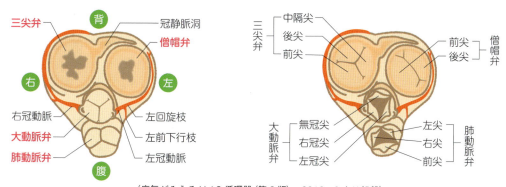

（病気がみえる Vol.2 循環器〈第3版〉，2010，3より転載）

### 英略語・単語

**CTR**：cardiothoracic ratio 心胸郭比
**TAVI**：transcatheter aortic valve implantation 経カテーテル大動脈弁留置術
**TF**：transfemoral approach 経大腿動脈アプローチ

prosthetic valve 人工弁

4章　弁膜症

## ◉ 4つの弁は構造上、2種類に分類できる。

① 動脈弁：肺動脈弁、大動脈弁
　➡ ポケット型（半月型）の3枚の弁とValsalva洞で構成されている。

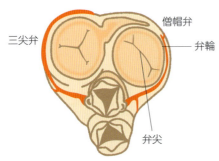

② 房室弁：三尖弁、僧帽弁
　➡ 弁（弁尖・弁輪）、腱索、乳頭筋の3つで構成されている。

パラシュートのような構造になっています。

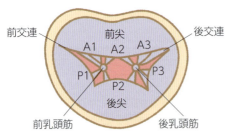

（病気がみえる Vol.2 循環器〈第3版〉, 2010, 3より転載）

● 僧帽弁にも名称があるのでしっかり覚える！

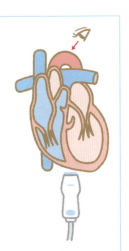

僧帽弁は、前尖と後尖に、また、前尖はA1・A2・A3、後尖はP1・P2・P3に分かれる。

　この僧帽弁に関しては、心エコーで見る面は左室側から、外科医がみる面（surgeon view）は左房側からと異なっており、左右が反対となるので注意。
　➡ 最近の3Dエコーではsurgeon viewを作成でき、便利である。

弁膜症 総論

## 弁膜症の種類

- 心臓弁膜症の種類は、単純に考えて「狭窄」と「閉鎖不全」という2つの病態があり、それぞれ4つの弁に起こると考えると、2×4＝8種類の弁膜症が存在することになる。
- しかし、実際に臨床でよく出会い問題になるのは、**大動脈弁狭窄症（AS）**、**大動脈弁閉鎖不全症（AR）**、**僧帽弁狭窄症（MS）**、**僧帽弁閉鎖不全症（MR）**、**三尖弁閉鎖不全症（TR）**、そしてそのほとんどが先天性心疾患である**肺動脈弁狭窄症（PS）**の合計6つである。

> ＊コメディカルなら、よく出会う順番から次の4つをおさえれば十分です！
> ➡ AS、ARとMR、MSですね。（さらに極論をいうと、最低限理解してほしいのはその頻度からAS、AR、MRの3つです！）

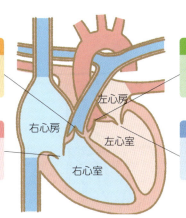

**肺動脈弁疾患**
- 肺動脈弁狭窄症（PS）
- 肺動脈弁閉鎖不全症（逆流症）（PR）

**大動脈弁疾患**
- 大動脈弁狭窄症（AS）
- 大動脈弁閉鎖不全症（逆流症）（AR）

**三尖弁疾患**
- 三尖弁狭窄症（TS）
- 三尖弁閉鎖不全症（逆流症）（TR）

**僧帽弁疾患**
- 僧帽弁狭窄症（MS）
- 僧帽弁閉鎖不全症（逆流症）（MR）

## 弁膜症の割合とその原因疾患

### ◎ 弁膜症の割合
- 実臨床で出会う各弁膜症の発生頻度は、おおよそ以下のようになっている。
    僧帽弁疾患 ≒ 大動脈弁疾患 ＞ 三尖弁疾患 ≫ 肺動脈弁疾患
- 外科治療となるのは、高齢化の影響もあって、以下のようになっている
    大動脈弁疾患 ＞ 僧帽弁疾患 ＞ 三尖弁疾患 ≫ 肺動脈弁疾患

### ◎ 弁膜症の原因疾患
- 動脈硬化
- リウマチ熱の後遺症
- 先天性
- 心筋梗塞
- 感染性心内膜炎
- 変性疾患（マルファン症候群など）

---

僧帽弁狭窄症（MS） ➡ p.133
僧帽弁閉鎖不全症（逆流症）（MR） ➡ p.140
大動脈弁狭窄症（AS） ➡ p.146
大動脈弁閉鎖不全症（逆流症）（AR） ➡ p.152
三尖弁閉鎖不全症（逆流症）（TR） ➡ p.159
三尖弁狭窄症（TS） ➡ p.163
肺動脈弁狭窄症（PS） ➡ p.165
肺動脈弁閉鎖不全症（逆流症）（PR） ➡ p.166

### ◉ 弁膜症が起こることで生じる合併症
- 心不全（左心不全・右心不全・両心不全）
- 心房細動（特にMRとMS）
- 血栓による塞栓症（特にMS）
- 感染性心内膜炎（特にA弁とM弁）　　など

## 弁膜症の症状

- 弁膜症は症状が進行するにつれて、一般に以下のような症状が現れる。

※あまり重症でないときには自覚症状がない場合も多いので、注意が必要。

- 疲労感
- 倦怠感
- 息切れ
- 動悸
- 胸痛
- 足首などの浮腫
- めまい
- 失神

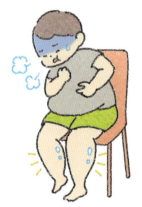
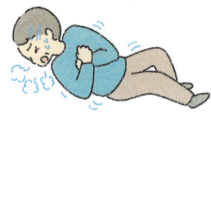

## 弁膜症の診察・検査

- 一般的に行う採血、胸部X線写真、12誘導心電図以外に、以下がある。
  - 聴診（弁膜症には心雑音がつきもの）
  - 超音波検査（経胸壁心エコー検査、場合によっては経食道心エコー）
- 特に、聴診と超音波検査がポイントになるため、各論で特徴的な聴診所見と、心エコー検査でどの検査値が重要なのかを覚える。

弁膜症 総論

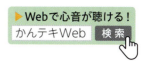

### 心尖部を探そう

左胸（乳首の左下の辺り）に心尖部拍動が存在します。手指で触れてみましょう（左側臥位にするとよくわかります）。そこで最もよくⅠ・Ⅱ音が聞こえます。

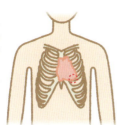

### Ⅰ音とⅡ音をおさえよう

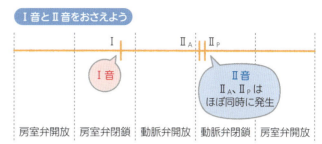

## ● 心音でまず大切なのは、弁の音（＝ドアが開いたり閉じたりする音）！

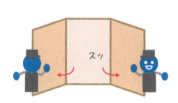

正常に開くとき、音はあまりしない。

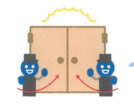

正常に閉じるとき、短い音がする。

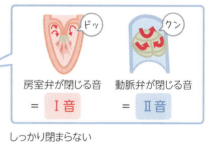

房室弁が閉じる音 ＝ **Ⅰ音**
動脈弁が閉じる音 ＝ **Ⅱ音**

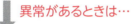
異常があるときは…

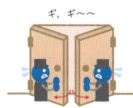

建付けの悪いドアは、開け閉めするときに余計な音がする。
＝ **心雑音**

建付けの悪いドアは、閉じたときにいつもより大きな音がする。
＝ **Ⅰ・Ⅱ音の亢進**

しっかり閉まらないドアや、少ししか開かないドアは、閉めるときの音が小さい
＝ **Ⅰ・Ⅱ音の減弱**

### つぎにこれも覚えておこう！

左心室（部屋の壁）に勢いよく血液があたったときの音
＝ **Ⅲ音**

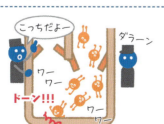

左心房がぎゅっと縮んで、左心室に血液を送り出すときの音
＝ **Ⅳ音**

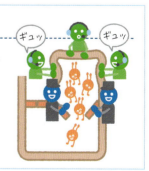

聴診のキホン → 1章 p.16

4章 弁膜症

127

4章 弁膜症

# 胸部X線を見るポイント

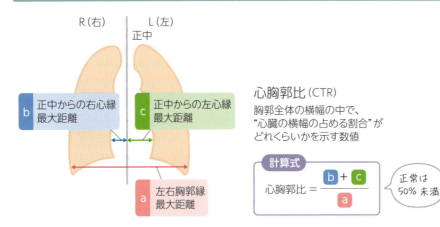

心胸郭比 (CTR)
胸郭全体の横幅の中で、"心臓の横幅の占める割合"がどれくらいかを示す数値

計算式
心胸郭比 = (b + c) / a

正常は50%未満

心陰影（の弓） 心臓の写っている影の構成。右側は2つの、左側は4つの弓で構成される

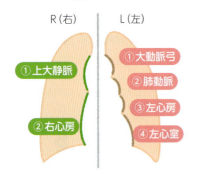

弁膜症では、特に左心房・左心室の変化が現れやすいですね！

胸部X線上で確認できる異常の例

## 左室拡大の場合

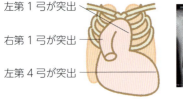

左第1弓が突出
右第1弓が突出
左第4弓が突出

- 左第4弓は左心室で構成されているため、左心室が拡大すると、突出し、丸みを帯びる

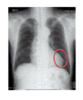

左第1弓も突出
乗っ取り

上大静脈　大動脈

## 左房拡大の場合

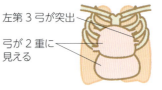

左第3弓が突出
弓が2重に見える

- 左第3弓の突出が認められれば、左房拡大は相当進行している
- 左心房が拡大すると気管分岐角が開大する
- 特に僧帽弁狭窄症（MR）、僧帽弁閉鎖不全症（MS）や心房細動に多く見られる

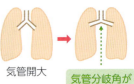

気管開大
気管分岐角が広がる

弁膜症 総論

## 各弁膜症の聴診音と症状の出方で、疾患をおさえよう！

故障した弁の場所の違いで症状の出方が違う！
①僧帽弁（M弁）疾患では直接、肺に負担がかかるため、"症状が出やすい"（例：呼吸困難）
- 肺うっ血からの呼吸困難、胸痛、嗄声、心房細動からの脳梗塞など
②大動脈弁（A弁）では、左心室の拡大や縮小が低下してから左心房・肺のうっ血へ進展するため、僧帽弁（M弁）より"症状が出にくい"。
➡症状出現時には、すでに重症となっていることが多い。
- 左心不全症状、胸痛、失神

左心不全か右心不全かで、症状の出方が違う！
①左心不全は、呼吸困難や息切れが特徴的な症状
②右心不全は、下腿浮腫や肝腫大が特徴的な症状
　右心不全は、右心系の機能不全に伴って起こる病気で、静脈系のうっ血が主体。左心不全に続いて起こることが多く、左心不全で肺うっ血を起こし、肺高血圧をきたすまでに至ると、右室に負荷がかかり、三尖弁（T弁）から三尖弁閉塞不全症（逆流症、TR）が出現するようになる。
★症状の出方に聴診所見を合わせて考えることで、どの弁に異常がでているかを推測することができる。
例）失神で救急搬送された患者さん。病院にかかったことがないことが唯一の自慢であった。
　　聴診上前胸部の広範囲で、すぐにわかる大きな収縮期雑音が聞こえた。
　　➡ASの可能性大

# 弁膜症の治療

- 心臓弁膜症の治療には、内科的治療（薬物療法）と外科的治療（手術）がある。
- 薬物療法は、症状を緩和させたり、進行を抑制して心臓の負担を軽減させることが目的であり、"弁そのものを治す治療ではない"。

## ◎ 内科的治療って、いったい何を治療しているのか？
➡答えは、「心不全」の治療。
- 弁に異常が起こると、閉鎖不全や開放不全から、結果的に全身の臓器へ十分な血液が供給できない状態、つまり心不全になる。
- つまり、内科的治療＝「心不全にならないように食事療法や運動療法、また主に薬でコントロールすること」といえる。
- 心不全になってしまった場合は、内科的には、前負荷や後負荷を調整したり、また心拍数を調整したりする。
- 動脈硬化病変が将来的に弁膜症のリスク（弁の硬化の原因）になるため、脂質をコントロールすることも治療の一つである。

**前負荷、後負荷** ➡2章 p.36

4章 弁膜症

## ◉ 外科的治療って何をするの？
- 内科的治療では対応できない場合に、直接弁の修理をするのが外科治療。
- その方法には大きく分けて、弁形成術と弁置換術の2つがある。

### ❶ 弁形成術
- 心臓弁形成術は、狭窄症や、閉鎖不全症を起こしている患者さん自身の心臓弁をできるだけ温存して弁尖や弁下組織をできるだけ壊さずに修復する手術方法。
- 一番の利点は、術後ワルファリンを続ける必要がないこと。
- 修復を行う際に、人工弁輪などの補強材料を使用することもある。

#### 僧帽弁形成術
僧帽弁形成術では、図のようにたるんだ弁尖組織に切開を加え切除、その後、縫合。
➡ また、腱索が断裂している場合には人工腱索を再建。
➡ 最後に人工弁輪を弁組織に縫合固定して終了する。

＊人工弁輪：人工弁輪は、心臓弁形成術を行った際に、形成した弁がその形状を保てるように、患者さんの弁輪（弁の外周部）に縫着する補強材料。チタンなどの金属の芯材にポリエステルなどの布が取り付けられているものが一般的。僧帽弁や三尖弁の手術に用いられる。

### ❷ 弁置換術
- 壊れた弁を完全に取り外して新しい弁を取り付ける方法。
- 2種類の弁、すなわち機械弁と生体弁を使用する方法に分けられる。
- また、それぞれ管理目標が違うので注意が必要。

---

### 人工弁 （prosthetic valve）

人工弁は機械弁と生体弁に分けられる。患者さんの年齢や置換する弁の場所によって機械弁と生体弁を使い分ける。それぞれの特徴を知っておこう！

#### 機械弁
パイロライトカーボンという素材でできた半円形の2枚のディスクでできている（傾斜型ディスク二葉弁）。
**長所**：耐久性がよい。
**短所**：血液が"異物"と接触するため血栓の形成が起こる。

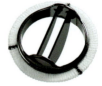

（提供：アボット ジャパン株式会社）

血栓形成予防のため抗凝固療法を生涯続ける必要がある。
すなわち……<u>耐久性はいいがメンテナンスに手がかかる！</u>

### 生体弁

ウシの心膜やブタの大動脈弁を使って、人間の大動脈弁と同じような三尖の構造をしている。

**長所**：動物の膜を使っており、血栓を生じにくい。簡単にいうと……
　　　　"自分の体になじむ"。
　　　　そのため術後の抗凝固療法は術後3カ月程度でよい。
**短所**：柔らかい膜でできているため、人間の弁と同じく劣化する。
すなわち……<u>メンテナンスが楽だが劣化する！</u>

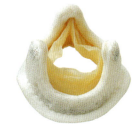
（提供：日本メドトロニック株式会社）

### 生体弁と機械弁の使い分け

- 高齢者にはメンテナンス性重視で生体弁を、若年者には耐久性重視で機械弁を使う。
- 現在の日本のガイドラインでは、大動脈弁では65歳以上、僧帽弁では70歳以上に生体弁を推奨。

**例外**：ワルファリンは胎児奇形の原因となるため、妊娠出産希望の若年女性には生体弁を使う。

　日本では1990年には機械弁が95%、生体弁が5%であったが、2013年には大動脈弁置換の78%、僧帽弁置換の59%に生体弁が用いられている。主に生体弁の改良が進んだためと考えられる。今後は、抗血栓性に優れた機械弁、耐久性に優れた生体弁の開発が期待される。

### 弁関連の合併症

- **構造的劣化**：人工弁の構造上の破壊。主に生体弁。
- **非構造的劣化**：弁の構造とは関係のない弁機能不全。異常組織（パンヌス）が弁の周りに増生して弁の動きを妨げる、弁周囲逆流、溶血など。
- **血栓弁**：血栓ができて弁の動きが妨げられる。
- **塞栓症**：弁周囲にできてしまった血栓が剥がれて脳梗塞などを起こす。
- **抗凝固療法による出血**：脳出血や消化管出血など。
- **人工弁感染**：感染による膿瘍、疣腫、弁周囲逆流など。機械弁と生体弁で発生率に差はない。

---

### 内科的治療と外科的治療の分かれ目はどこ？

　内科的治療を続けるか、いつの段階で外科的治療に変えるかは大切なポイント。実臨床では患者さんは外科手術を希望しないことも多く、そのためか内科医は薬物療法で治療を継続しがち。それで全身麻酔での最適な外科手術時期を逸してしまうことがある。
　つまりどの段階まで内科的治療で行い、どの段階で外科的治療にバトンタッチをするかの判断が大切である。
　たとえば感染性心内膜炎。原因菌がブドウ球菌であるにもかかわらず、いつまでも抗菌薬で治療し続けると、結局弁が破壊されて大変な状態になるなど。また各弁膜症（AS、AR、MS、MRなど）で、それぞれ手術時期が決まっている（➡詳細は各疾患のページで解説）

4章　弁膜症

## ◎ 非開胸術治療：カテーテルによる治療
### ❶ 経皮的僧帽弁形成術（MitraClip®）
- 手術適応とされていても、患者さんにとって侵襲度が高く、開胸手術ができない場合に、カテーテルで僧帽弁にクリップをかけて重度MRを治してしまう治療。

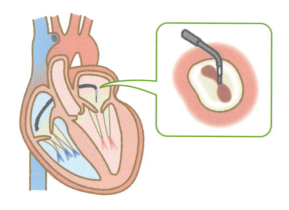

### ❷ 経カテーテル大動脈弁留置術（TAVI）
- 外科手術は基本的に侵襲度が高いため、重症患者さんで特に高齢者は体力が低下していたり、そのほかの疾患などのリスクがあり、外科的治療を受けられないこともあった。
- しかし最近、このような患者さんにカテーテルを用いた経カテーテル大動脈弁留置術（TAVI）が行われるようになっている。

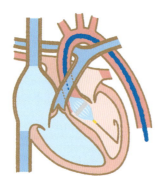
経大腿動脈挿入法（TF）

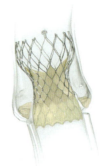
経カテーテル大動脈弁留置術用デバイス
（留置イメージ）
（提供：日本メドトロニック株式会社）

TAVIやMitraClip®は、施行するための施設基準が定められています。自施設で実施できないけれど適応があると診断したら、実施できる施設への紹介が必要ですね。

# 僧帽弁狭窄症

mitral stenosis (MS)

**ひとことで言うと…** 僧帽弁狭窄症とは、僧帽弁口が狭くなったため、**拡張期に左心房から左心室へ血液の流入が障害**されている状態。

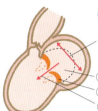

拡張期（点線は正常時）
- ③左房拡大
- ④心房細動合併、血栓⇒塞栓
- ①弁硬化
- ②左心房→左心室への血流障害

## ベッドサイドに行く前に確認！

- **僧帽弁狭窄症（MS）の原因疾患は？**
  - リウマチ熱による僧帽弁狭窄症は減少している。女性に多い。
- **合併症は？**
  - 大動脈弁や三尖弁に病変が及んでいることが多い。
  - MSが進行すると肺高血圧症 ➡ 三尖弁閉鎖不全症（TR）出現、MSにおける2次性右心不全へ。

### 入院中のヤバサイン

- 心拍数増加、呼吸苦、咳、喘鳴、起坐呼吸
- ➡ ストレスで心拍数が増加すると、僧帽弁（M弁）の圧較差がさらに上昇し、僧帽弁狭窄症（MS）に最も典型的な息切れが生じる。また心房細動になると、動悸に加えて心不全が悪化する。

## ベッドサイドの観察項目！

- **頻脈・バイタルサインは？**
  - 聴診はⅡ音の後に、心尖部において僧帽弁開放音（OS）と、それに続く低音の拡張期ランブルが聞こえる。
  - ＊労作時の息切れ＋拡張期ランブル＝僧帽弁狭窄症（MS）
  - 頻脈・心房細動かどうか。

---

### 英略語・単語

- **MS**：mitral stenosis 僧帽弁狭窄症
- **OS**：opening snap 僧帽弁開放音
- **CTR**：cardiothoracic ratio 心胸郭比
- **PTMC**：percutaneous transluminal (transvenous) mitral commissurotomy 経皮的（経静脈的）僧帽弁交連切開術
- **DOAC**：direct oral anticoagulants 直接経口抗凝固薬

## >>> 病気の原因 <<<

**以下の2つが重要**

① リウマチ熱の後遺症
② 高度弁輪石灰化

ほとんどがリウマチ熱の後遺症であった
➡ 日本ではほとんどみられなくなった。

そのほか最近は、加齢による変性や透析による高度弁輪石灰化などが多い

# 症状・診断

## ◉ 僧帽弁口面積が 1.5cm² 以下（中等症から）で手術適応となる

＊ただし軽症（弁口面積 1.5cm² 以上）でも、運動負荷エコー検査で推定肺動脈圧あるいは僧帽弁前後の圧較差が著しく上昇する場合、手術適応となる。

- 重症度は、「弁口面積」により分類される[1]。
  - 軽度：1.5cm² 以上
  - 中等度：1.5～1.0cm²
  - 重度：1.0cm² 以下
    ＊ちなみに、正常弁口面積は 4～6cm²

## ◉ 僧帽弁口面積が 1.5cm² 以下になると、以下のような症状が出現する

- 左房圧上昇による肺うっ血と呼吸困難
- 肺高血圧による右心不全症状（下腿浮腫・うっ血肝）
- 左房圧上昇による左房拡大からの心房細動
- 心房細動発症後の左房内血栓からの脳梗塞および急性動脈閉塞

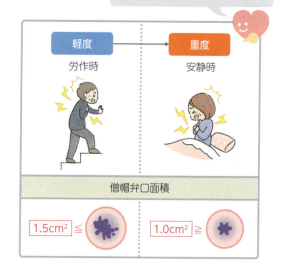

重度の狭窄になると、安静時にも症状が出るようになります。

## ◉ 鑑別診断

- 左房粘液腫や左房内巨大血栓が僧帽弁口を閉塞することにより、僧帽弁狭窄症様症状がみられ、突然死することがある。

---

◉ 英略語・単語

**OMC**：open mitral commissurotomy 直視下僧帽弁交連切開術
**MVR**：mitral valve replacement 僧帽弁置換術

▶用語解説

三尖弁閉鎖不全症（TR） ➡ p.159

# 病態生理

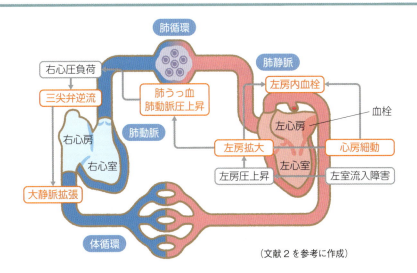

（文献2を参考に作成）

- 僧帽弁狭窄（僧帽弁口の狭小化）＝左室流入障害に伴う持続的な左房圧上昇により、**左房拡大**が生じ、**肺うっ血**をきたす。
- 左房圧上昇や**左房拡大**（リモデリング）により心房細動が出現し、左房拡大が進行する。
- 左房内血流うっ滞は、左房内モヤモヤエコーとして観察され、易血栓性となる（**左房内血栓**）。
- 肺静脈圧が持続的に上昇し、心拍出量を維持するために**肺動脈圧上昇**・右室圧上昇が引き起こされ、右室拡大・肥大をきたす。
- 右心圧負荷により**三尖弁逆流**が認められる。

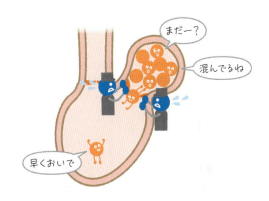

> MAC（マック）って、知っていますか？　僧帽弁輪石灰化（mitral annular calcification：MAC）の略称です。高齢者や透析患者さんでみられる、動脈硬化を基礎とした疾患です。大動脈弁狭窄症とあわせて、近年増加中です。

# 身体所見

## 聴診

- 特徴的な聴診所見を呈するため、診断は比較的容易。
- ➡ 特徴：僧帽弁開放音（OS）＋心尖部拡張期ランブル
  ⇒ トン（Ⅰ音）、ト（Ⅱ音）、トゥ（OS）、トゥルルルルー（ランブル）
- 多くの場合、心房細動があるので、Ⅰ音の亢進と僧帽弁開放音は聴こえても、心尖部拡張期ランブルや前収縮期雑音などは、聴こえないことが多い。
- 逆にいうと、Ⅰ音の亢進と僧帽弁開放音が聞こえない僧帽弁狭窄症はないので、この2つの聴診所見を聴くように努力する必要がある。

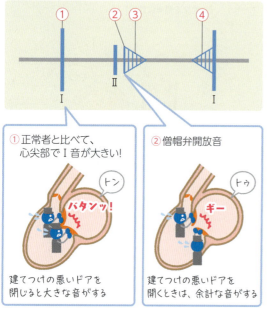

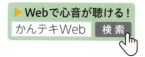

## 視診・触診

- 右心負荷所見として頚静脈怒張、下腿浮腫、肝腫大を認める。

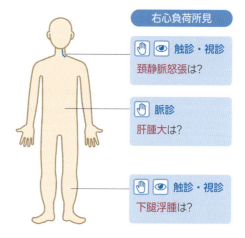

# 検 査

### 心電図
- 左房負荷所見として有名なⅡ誘導での幅広いP波（いわゆる僧帽性P波）と、V1誘導で二相性R波がみられる。
- 右室肥大による右軸偏位。
- また心房細動を伴うことが多い。

### 胸部X線
- 左房拡大による、左第3弓拡大や分岐角の拡大を認める。
- 心不全になるときには、肺うっ血や左第2弓・CTR拡大がみられる。

### 心臓カテーテル検査
- 心エコー検査などで診断・評価ができなかった場合は、カテーテルにて圧較差や左室造影なども行う。
- 経皮的僧帽弁交連切開術（PTMC）や手術施行予定の場合、カテーテルにて血行動態を評価したり、冠動脈造影などを行う。

### 心エコーでの重症度評価

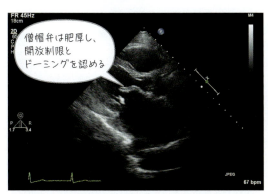
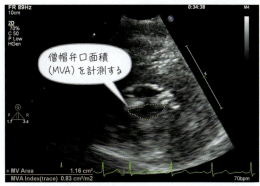

左房の拡大、僧帽弁の石灰化や肥厚と開放制限、ドーミングといわれるドーム状の形状を認める。また、左房内血栓も合併しやすいので注意して観察する。

- 僧帽弁狭窄症の心エコーによる重症度評価は中等症（弁口面積 $1.0 \sim 1.5 cm^2$）以上が要注意！計測方法はいろいろあるが、僧帽弁口面積の値が重要！
- 僧帽弁狭窄症は、とにかく「弁口面積：$1.5 cm^2$」。
  - ➡ この前後の値で手術の判断に迷ったら負荷検査も行ってみよう！
  - ➡ 症状で白黒がはっきりする。

4 章　弁膜症

# 治療法・手術適応

## ◎ 内科的治療

弁口面積が **1.5cm² 以上**で、かつ**無症状であれば経過観察**

- 心不全症状が出現すれば、塩分制限、利尿薬・血管拡張薬の投与などを行う。
- 重労働は避ける。
- 心房細動出現時、電気的除細動や抗不整脈薬による除細動を試みる。

### 薬物治療

- 血栓塞栓症のリスクを考慮し、ワルファリンなどの投与を開始。
  ※ DOAC（直接経口凝固薬）は、僧帽弁狭窄症では適応外なので注意。
- 頻脈による血行動態の破綻を防ぐため、頻脈コントロールとして、Ca 拮抗薬・β 遮断薬を使用。

## ◎ 侵襲的治療

- 僧帽弁口面積（1.5cm²）以下、心房細動や血栓塞栓症の合併が、以下の侵襲的治療の適応考慮ポイントとなる。

### 僧帽弁狭窄症に対する治療

| | PTMC | 外科的治療 |
|---|---|---|
| クラス I | ・有症候性高度僧帽弁狭窄症 | ・NYHA Ⅲ以上<br>・高度僧帽弁狭窄症<br>・手術の高リスクがない<br>・PTMC が考慮されない<br>・PTMC 加療歴がない<br>・他の心臓手術との同時手術 |
| クラス Ⅱ a | ・無症候性高度僧帽弁狭窄症 | ・NYHA Ⅲ以上<br>・高度僧帽弁狭窄症<br>・他に手術適応がある |
| クラス Ⅱ b | ①<br>・無症候性高度僧帽弁狭窄症<br>・初発の心房細動を合併<br>②<br>・有症候性<br>・弁口面積＞ 1.5cm²<br>・運動負荷で僧帽弁狭窄症による血行動態の変化<br>③<br>・NYHA Ⅲ以上<br>・高度僧帽弁狭窄症<br>・弁形態が最適ではない<br>・手術リスクもあり、他の選択肢がない | ①<br>・中等度僧帽弁狭窄症（弁口面積 1.6 〜 2.0cm²）<br>・他の心臓手術との同時手術<br>②<br>・高度僧帽弁狭窄症<br>・抗凝固療法中に新たに塞栓症が出現したことを理由に左心耳切除が望まれる場合 |

PTMC では適切な弁形態であること、禁忌がないことが前提となっているため、表では省略する。　　（文献 3 を参考に作成）

138

僧帽弁狭窄症

### ❶ 経皮的僧帽弁交連切開術（PTMC）

- 僧帽弁口面積 ≦ 1.5cm² の場合、まず PTMC の適応を考慮する。
- 僧帽弁の硬さや形態を判断（Wilkins スコア）、カチカチでなく形態もよければ、バルーンカテーテルを用いた治療（PTMC）が可能（左房内血栓があればダメ、また中等度以上の僧帽弁閉鎖不全症を合併していれば、PTMC は適応にはならない）。

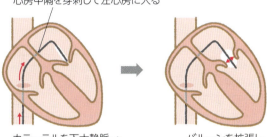

経皮的僧帽弁交連切開術（PTMC）の方法

心房中隔を穿刺して左心房に入る

カテーテルを下大静脈→心房中隔→左心房へと進める。

バルーンを拡張し僧帽弁狭窄部を広げる。

### ❷ 外科的治療

- 僧帽弁狭窄症（MS）の外科治療には、**直視下僧帽弁交連切開術（OMC）**と**僧帽弁置換術（MVR）**の 2 つがある。
- 最近では OMC を実施することはなく、MVR が主流となっている。
- MVR は、使用する人工弁に、機械弁と生体弁の 2 種類がある。
  - ・**機械弁：良い点⇒耐用年数は一生**
    **悪い点⇒一生涯、抗凝固療法（ワルファリン）が必要**
  - ・**生体弁：悪い点⇒耐用年数は 15 年前後**
    **良い点⇒基本、抗凝固薬は 3 カ月で終了**

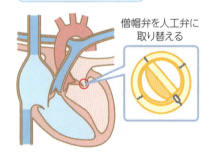

僧帽弁置換術（MVR）

僧帽弁を人工弁に取り替える

僧帽弁狭窄の治療でも、新しい方法が研究されています。大動脈弁に対するTAVIと同様に、僧帽弁閉鎖不全症および狭窄症に対する経カテーテル治療法（trans-catheter mitral valve implantation：TMVI）です。楽しみですね。

# 僧帽弁閉鎖不全症（逆流症）
mitral regurgitation (MR)

**ひとことで言うと…** 僧帽弁閉鎖不全症とは、僧帽弁がきっちり閉まらなくなったため、**左室の収縮時に左室から左房に血液の逆流**がみられるもの。

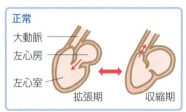
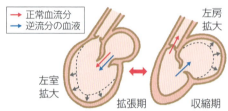

### 📖 ベッドサイドに行く前に確認！

### ⚡ 入院中のヤバいサイン

- **急性発症か慢性経過によるものか？カルテでチェック！**
  - 臨床での多くは慢性であるが、時に急性の僧帽弁閉鎖不全症（逆流症〈MR〉）の患者さんがいるので注意！
    → 急性 MR の原因としては、腱索断裂（感染性心内膜炎や外科治療による損傷、外傷など）や心筋梗塞による乳頭筋断裂が多い。
    → 急性 MR の場合、急激に左房圧が上昇し、肺うっ血・肺水腫となるが、慢性 MR では経過が緩徐である。

- 進行の速い急性 MR では、入院時にすでに急性心不全になっている可能性が高い！

### ベッドサイドの 観察 項目！

- **呼吸状態は？**
  - 急性 MR では、労作時の息切れが最も多く、起坐呼吸やショックなどがみられる。
  - 慢性 MR では、重症心不全は少ない。心房細動になると症状が悪化する。
- **心拍出量は？**
  - MR は逆流の分を補うために左室が拡大、心拍出量を維持しようとする。しかし左室の拡大は弁輪拡大につながり、結果的に MR の逆流量を増やす。
  - その結果、MR では左室の拡大と収縮亢進があっても、心拍出量は正常下限か軽度低下している。
- **心音は？**
  - 心尖部を最強とする収縮性雑音が高音として聴取されるが、大動脈弁狭窄症（AS）と違って、肩や首には放散音がない。
  - そのため聴診は 1 カ所だけでなく、放散を意識すると、MR と AS の区別がつきやすくなる。

---

🔵 **英略語・単語**

**MR**：mitral [valve] regurgitation　これを訳すと「僧帽弁逆流症」だが、同じ病態を示す「僧帽弁閉鎖不全症」（mitral [valve] insufficiency：MI）も MR とされることが多い。

**LVEF**：left ventricular ejection fraction　左室駆出率（分画）

**LVDs**：left ventricular end-systolic diameter (dimension)　左室収縮末（終）期径

僧帽弁閉鎖不全症（逆流症）

## >>> 病気の原因 <<<

以下の **3** つが重要

1. 弁尖の障害
2. 弁輪の異常
3. 乳頭筋・腱索の異常

僧帽弁を形成している乳頭筋・腱索・弁輪・弁尖のいずれの異常でも生じうる。原因は部位により分類できる

1. **弁尖の障害**：僧帽弁逸脱症・リウマチ熱・感染性心内膜炎
2. **弁輪の異常**：左房・左室拡張による僧帽弁輪拡張（心房細動、拡張型心不全など）、弁輪石灰化、Marfan（マルファン）症候群
3. **乳頭筋・腱索の異常**：急性心筋梗塞などによる乳頭筋腱索断裂や乳頭筋不全

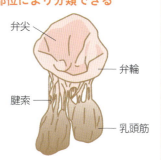
弁尖／弁輪／腱索／乳頭筋

## 症状・診断

◎ **手術適応決定の重要ポイントは、"自覚症状"と"左室機能"**

- 慢性の僧帽弁閉鎖不全症（MR）では、急性の僧帽弁閉鎖不全症と比較して代償機能が働くので、**自覚症状がなかなか現れない**（左房圧上昇が緩徐であり、左房拡大を生じ、左室拡大で代償性に心拍出量を保とうとする）。
- ＊弁置換でなく、**弁形成術を視野に入れた**術前評価が重要（弁形成術が弁置換術に比較して予後がよいため）。
- 高度MRの場合、左室駆出率（EF）が異常値なら手術、EFが60％以上で正常かつ左室収縮末期径（LVDs）が40mm以下でも、その後、新たな心房細動や肺高血圧症状が現れれば手術＝つまり**症状が大切**！
- 重度のMRがあるのに手術適応とならないケースは、以下。
  ① 自覚症状がない
  ② 左室収縮能が保たれ、左室径も小さい
  ③ 新たな心房細動や、肺高血圧がない
  ④ 弁形成が不可能

**慢性MRに対する治療指針**

重度MR
- 症候性
  - LVEF＞30％ → NO：僧帽弁手術（クラスⅡb）／YES：僧帽弁手術（クラスⅠ）
  - LVEF 30〜≦60％ または LVDs≧40mm → 僧帽弁手術（クラスⅠ）
- 無症候性
  - LVEF＞60％ かつ LVDs＜40mm
  - 新たな心房細動 肺動脈圧＞50mmHg
  - 弁形成術が可能 → YES：僧帽弁手術（クラスⅡa）／NO：定期的に経過観察

（文献1を参考に作成）

○ **鑑別診断**
- 大動脈弁狭窄症の雑音が心尖部に放散している場合
- 急性心筋梗塞での心室中隔穿孔と乳頭筋断裂による僧帽弁逆流
- 閉塞性肥大型心筋症での流出路狭窄の雑音

大動脈弁狭窄症（AS） → p.146
左室駆出率 → 2章 p.31
心房細動 → 5章 p.192
肺高血圧 → 9章 p.321

# 病態生理

- 収縮期に僧帽弁が完全に閉まらないこと（僧房弁閉鎖不全）により、左心室から左心房に血液が逆流する。
- 左心房に逆流した血液は、拡張期に再び左室に流入して行ったり来たりする状態となり、左心室・左心房の両方が容量負荷となる。
- 左心室・左心房の両方が容量負荷となることにより、左心室・左心房がともに拡大する。
- 左室拡大により容量負荷を受け止めているが、徐々に左室収縮機能が低下してくる。
- また左心房に逆流した分、大動脈に駆出される血液量が減るため、収縮力を上げようとすることでも、左室拡大が進む。
- 左房圧上昇や**左房拡大**（リモデリング）により**心房細動**が出現し、左房拡大が進行する。
- 肺静脈圧が持続的に上昇し、心拍出量を維持するために**肺動脈圧上昇**・右室圧上昇が引き起こされ、右室拡大・肥大をきたす。
- 右心圧負荷により**三尖弁逆流**が認められる。

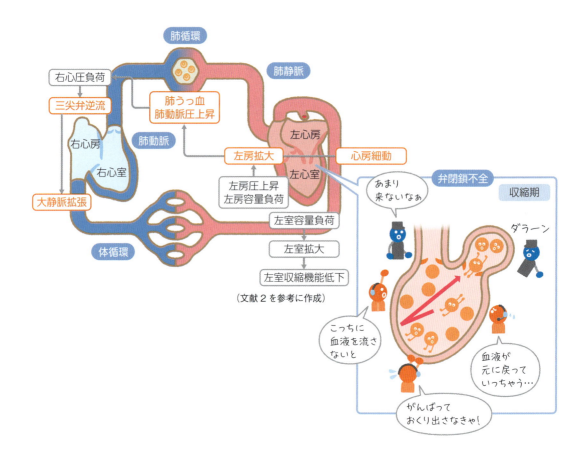

(文献2を参考に作成)

僧帽弁閉鎖不全症（逆流症）

# 身体所見

## 聴診

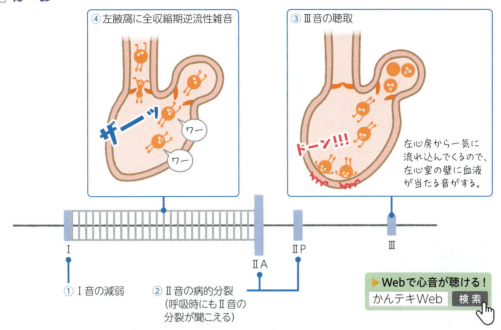

- 心尖部に全収縮期逆流性雑音あり。
- また、Ⅲ音を聴取する。

＊重症例では僧帽弁通過血流を反映して拡張中期雑音を聴取する。

僧帽弁閉鎖不全症（逆流症）は、先に左心不全の症状が現れます。
→2章 p.54

## 視診・触診

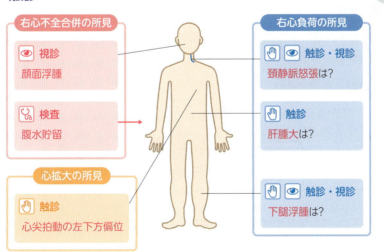

143

# 検 査

### 胸部 X 線
- 左第 3・4 弓が拡大する。
- 左房拡大による気管岐角が開大する。

### 心電図
- 左房負荷：Ⅱ誘導での幅広い P 波と、$V_1$ 誘導で 2 相性 P 波
- 左室容量負荷：胸部誘導の R 波増高

### 心エコー
- LVEF、LVDs、肺動脈圧を評価する（治療指針で重要）。

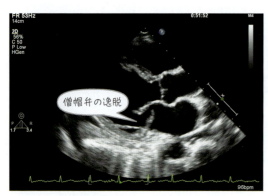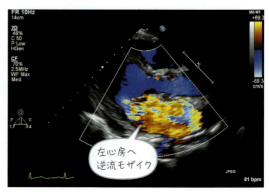

左心房・左心室の拡大と、カラードプラで左心房へのモザイクパターンを認める。僧帽弁逸脱症では、僧帽弁が左房内へ落ち込んでいる。

### 心臓カテーテル検査
- 左室造影で Sellers（セラーズ）分類により重症度評価があるが、定量性がないため、定量的に評価できる心エコーが重症度評価には最適。

**Sellers 逆流度分類（僧帽弁）**

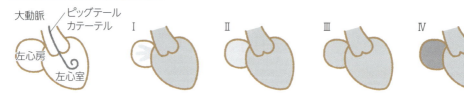

左心室を造影して、評価を行う。
Ⅰ：左心房へのジェット流（逆流）がみられるが、左心房全体は造影されない。
Ⅱ：左心房全体が造影されるが、濃度は左心室より薄い。
Ⅲ：左心房は拡大がみられ、左心室と同じ濃さで造影される。
Ⅳ：左心房は拡大がみられ、左心室や動脈よりも濃く造影される。

＊Sellers 分類は、大動脈弁逆流のものもあるので注意！

大動脈弁閉鎖不全症の Sellers 分類 → p.156

# 治療法・手術適応

## ● 薬物療法
- 血管拡張薬・利尿薬を用いて逆流量の減少、心拍出量の維持、肺うっ血の軽減を図る。

## ● 手術適応
- 高度僧帽弁逆流の所見があれば、左室機能が正常でも新たな心房細動や肺高血圧症の場合、手術が必要。左室機能が正常でも心不全症状があれば、もちろん手術。
- 僧帽弁閉鎖不全症での手術には、僧帽弁形成術と僧帽弁置換術があり、後者は僧帽弁狭窄症を参照。前者に関しては、後者より優れている点は以下になる。
  - 抗凝固薬が不要で、血栓性合併症が少ない（機械弁では多い）。
  - 人工弁に起因する血栓・塞栓症の発症がない。
  - 人工弁の構造上の劣化や構造とは関係のない弁機能不全（弁周囲組織や肉芽、弁周囲逆流、溶血など）が少ない。

> 僧帽弁閉鎖不全のなかでも、逸脱症は若い人にも多く見られる病気です。軽症で、症状のない人がほとんどです。僧帽弁逸脱症は「mitral valve prolapse：MVP」と書いて、「プロラプス」と呼ばれたりします。

# 大動脈弁狭窄症
### aortic〔valve〕stenosis (AS)

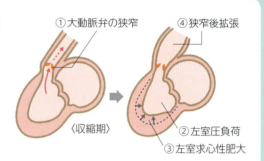

①大動脈弁の狭窄
④狭窄後拡張
〈収縮期〉
②左室圧負荷
③左室求心性肥大

**ひとこと**で言うと…

大動脈弁の開きが悪くなり、**左室から十分な血液を送り出すこと（駆出）ができなくなる状態。** 収縮期の左室と大動脈間に血圧の差（圧較差）が生じ、心臓が送り出す血液の量（心拍出量）が減るため、心不全となる。

---

## 📖 ベッドサイドに行く前に確認！

- **先天性？ リウマチ性？ 加齢変性によるもの？**
  ➡ **どのタイプかカルテでチェック！**
  - 大動脈弁膜症は、基本、徐々に病気が進行するが、症状（胸痛・心不全・失神など）発現後は急速に病気が進行し、症状でおおよその余命がわかるので、どんな症状か確認。

- **診断の進められ方や手術適応は？**
  ➡ **カルテであらかじめチェック！**

  例えば……
  - **心エコー**のチェック：大動脈弁口面積（AVA）がどのくらいか＝重症度の把握。
  - **弁口面積**のチェック：過去の記録があれば、年間どのくらいの速さで弁口面積が減少してきていたか。
  - **心電図**のチェック：心電図でのST-T変化。

### 入院中の ヤバサイン

- 脱水に注意！
  ➡ 利尿のかけすぎで、心拍出量が低下し、結果血圧低下になるため。
- 胸痛症状、心不全症状、失神などの症状の有無をチェック！

---

## ベッドサイドの 観 察 項目！

- **バイタルサインは？**
  - 大動脈弁狭窄症に典型的な聴診音（鎖骨や頸部に伝達されやすい駆出性収縮期雑音）をチェックする。

---

### 🔤 英略語・単語

**AS**：aortic [valve] stenosis 大動脈弁狭窄症
**AVA**：aortic valve area 大動脈弁口面積
**LVEF**：left ventricular ejection fraction 左室駆出率（分画）

**MDCT**：multi-detector raw CT, multi-detector CT マルチスライスCT
**AVR**：aortic valve replacement 大動脈弁置換術

大動脈弁狭窄症

>>> 病気の原因 <<<

以下の**3**つが重要

1. 加齢による動脈硬化病変
2. リウマチ性
3. 先天性

**加齢による動脈硬化病変で重要なこと（リウマチ性との違い）**
→ 弁輪部の硬化性病変より始まり、弁尖の肥厚・石灰化をきたす（加齢による）。
→ 交連部の癒合、大動脈弁以外に僧帽弁も病変を認めることが多い。

**先天性は、二尖弁をチェック。**
**若年成人の二尖弁は高頻度に大動脈弁狭窄を起こす。**
→ 若い人で大動脈弁置換術（AVR）を行っている人は、二尖弁だった可能性が高い。

## 症状・診断

### ◉ 無症状の期間が長い
- よって、健診時の聴診や心エコーなどでたまたま指摘されて見つかることが多い。
- また無症状の期間が長いため、症状がでると、その後の余命は短い。
→ 自覚症状がでたころにはすでに突然死のリスクが高い。
→ 自覚症状がでたあとの予後は次の3つ。

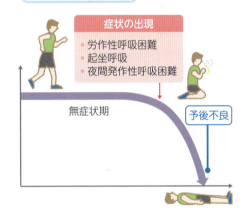

AS症例の自然予後

症状の出現
・労作性呼吸困難
・起坐呼吸
・夜間発作性呼吸困難

無症状期　予後不良

### ◉ 大動脈弁狭窄症による3大症状は要注意

狭心痛
失神
左心不全

▶ 治療しない場合の生存期間
- 狭心痛　⇒ 平均生存期間 5 年（狭心症症状がでれば予後 5 年）
- 失神　　⇒ 平均生存期間 3 年（失神すればあと 3 年）
- 左心不全 ⇒ 平均生存期間 2 年（心不全になればあと 2 年）

＊狭心痛と聞けば、まずは冠動脈狭窄を思いつくが、大動脈弁狭窄症などの弁膜症でも出現する。また、気胸や消化器疾患も鑑別にあげる必要がある。
＊失神も同様に、まずは脳血管障害や不整脈を思いつくが、大動脈弁狭窄症による心拍出量低下も鑑別する。

### ◉ 鑑別診断
- 心エコーで左室流出路の血流速度が速くなる疾患は、大動脈弁狭窄症以外に、閉塞性肥大型心筋症や加齢による変化であるS字中隔なども鑑別する。

### 英略語・単語
**TAVI**：transcatheter aortic valve implantation　経カテーテル大動脈弁留置術
**poststenotic dilatation**：狭窄後拡張

## 病態生理

- 大動脈弁口の狭小化の結果、左室―大動脈圧較差が生じる。
- 圧較差増大により、慢性的に左室内圧は上昇し、左室の圧負荷の結果、**左室の求心性肥大**が起こる。
- 初期には、求心性肥大により左室拡張能が低下するが、左室充満圧が上昇することで心拍出量は保たれる。
- 末期では、**左室拡張不全**および**収縮不全**をきたし、左房圧の上昇、左室駆出率と心拍出量の低下を認める。
- 左室肥大による心筋重量増大などにより、酸素需要は増大し、大動脈圧低下により酸素供給は減少する。酸素の需要と供給の不均衡により、冠動脈狭窄を認めない場合でも、心筋虚血が生じ、左室収縮・拡張不全を進展させる。

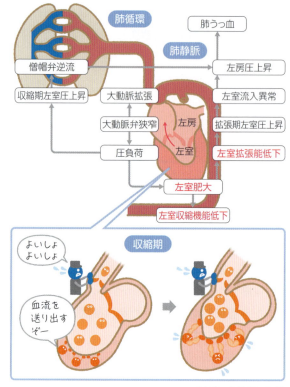

（文献1を参考に作成）

## 身体所見

### 聴診

- 前胸部の広範囲に、駆出性収縮期雑音を認める。
- 重症では頚部や鎖骨にも音が放散する（心尖部に放散することもある）。

▶Webで心音が聴ける！
かんテキWeb 検索

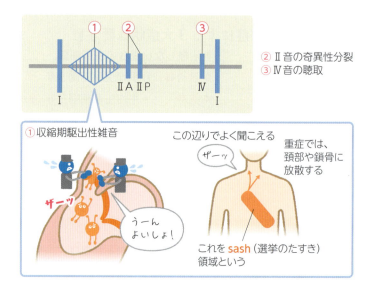

② Ⅱ音の奇異性分裂
③ Ⅳ音の聴取

大動脈弁狭窄症

## 触診

- 心尖拍動：心尖部で、力強く、長く、ぐっと押し付けるような拍動が触知される。
- 遅脈：橈骨動脈を触知すると、脈の立ち上がりが遅い（心カテのときなど、動脈圧をモニタリングするとわかりやすい）。

# 検査

### 胸部X線

- 大動脈弁狭窄症が進行すると左室圧負荷から求心性の心肥大が生じ、その結果左第4弓の拡大を認めるようになる。

### 心電図

- 左房負荷、左室肥大に伴うストレイン型がV5、V6にみられるようになる。

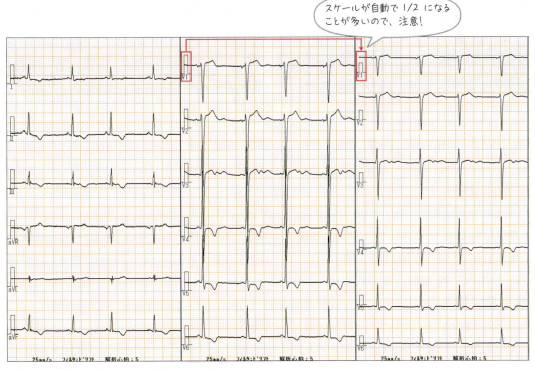

左室肥大と診断されるストレイン型ST変化あり。

▶用語解説

**マルチスライスCT（MDCT）**：被写体の周りからX線を照射し、コンピュータで情報を処理することで横断像（輪切り画像）が得られる検査。

## 4章　弁膜症

> **心臓カテーテル検査**

- 心エコーの登場によりカテーテルでの診断は行われなくなったが、以下の場合、心臓カテーテル検査を行う。
  ①術前の冠動脈造影および大動脈造影（心臓 MDCT の普及により、行わないこともある）。
  ②心エコーなどでも重症度評価が不十分なとき、圧測定から弁口面積を求めるなど。

> **心エコー所見**

- 心エコー所見で**大動脈弁口部血流速度 >3m/秒なら大動脈弁狭窄症**と診断がつく。
- LVEF も重要。

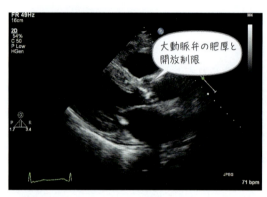
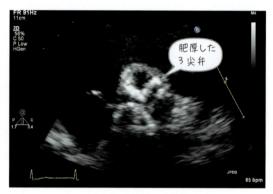

大動脈弁の肥厚や石灰化、開放制限を認める。大動脈弁の流速は上昇し、大動脈弁口面積が小さくなっている。

# 治療法・手術適応

### ◉ 薬物療法
➡ **大動脈弁狭窄症を直接治す薬はない（確立されていない）。**

- 病気の進行とともに症状に合わせて、心不全治療を行ったり、狭心症状の治療目的で血管拡張作用のある薬を使ったりする。

### ◉ 弁置換術

- 大動脈弁狭窄症は大動脈弁置換術（AVR）が第一選択。
- 最も重要なのは、患者さんの症状および重症度に基づいた手術適応の決定。この際重要なのが、心エコーによる大動脈弁狭窄症の重症度評価である。
- 経カテーテル大動脈弁留置術（TAVI）：全身麻酔での AVR が不向きの症例には、TAVI を考慮する。
- 大動脈弁狭窄の重症度の計測方法はいろいろあるが、特に弁口面積と弁口部血流速度が重要！
- 手術適応は"高度"大動脈弁狭窄症の場合のみ、つまり弁口部血流速度 > 4m/秒以上、弁口面積が 1.0cm$^2$ 未満、平均圧較差が 40mmHg 以上と定義されている。

大動脈弁狭窄症

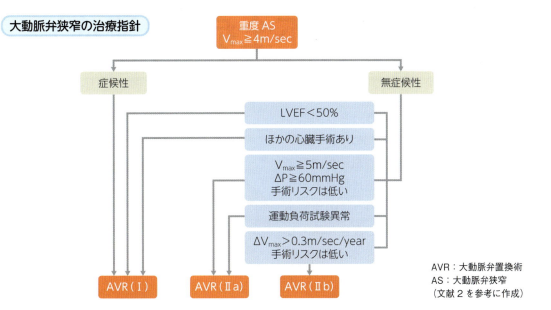

- 狭心症・呼吸困難・失神など高度狭窄に伴う症状を有する場合は手術、中程度でも原因がASなら手術検討可。無症候性では、一般にすぐに手術は必要なく、3カ月から6カ月に1回のエコーフォローを行うが、高度狭窄の場合は手術を検討する。

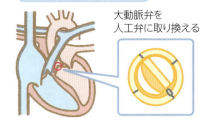

- 運動負荷に対する異常反応（血圧低下など）を示す症例、左室収縮能不全、過度の左室肥大なども突然死の可能性があり手術をする。
- 症状にかかわらず、冠動脈バイパス術や大動脈およびそのほかの弁に対する手術を行う場合は、中等度狭窄例でも手術施行。
➡ まとめると、**大動脈弁置換術の至適時期は、左室機能が正常であり、症状が出て早期の例がベスト**。
➡ 無症状であっても、弁口面積が 0.75cm$^2$ 以下・弁通過最大血流速度 5m/秒以上・平均圧較差が 60mmHg 以上の大動脈弁狭窄症の場合は、無症状でも早期に手術を行う。
- AS に合併する上行大動脈拡張症は狭窄後拡張（poststenotic dilatation）として知られ、上行大動脈径が 50mm を超える場合、合併手術の適応となる。二尖弁の場合は 45mm 以上で同様に手術適応。
- 生体弁の使用年齢は 65 歳で線引きされることが多い。

> valve in valve なんていう、進んだ治療法もあります。生体弁の中に、新たに TAVI で用いる人工弁を挿入する術式です。この治療法であれば、再手術での再開胸のリスクが減りますね。

# 大動脈弁閉鎖不全症（逆流症）
## aortic regurgitation (AR)

 **ひとことで言うと…** 大動脈弁がきっちり閉まらなくなったために、**大動脈から左室内に血液が逆流**する疾患。左室に負荷がかかるようになり、この状態が長期間続くと**左室が拡大**して筋肉も薄くなるため（遠心性肥大）、**収縮する力が落ち**、心不全になる。

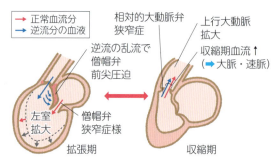

## ベッドサイドに行く前に確認！

- **どの段階の入院？** →カルテでチェック！
  - 徐々に経過する弁膜症であるが、症状発現後は急速に進行するため、どの段階の入院かカルテで把握する。
- **診断の進め方と手術の有無は？** →カルテでチェック！
  - 閉鎖不全の原因は多彩（高血圧、大動脈炎症候群、感染性心内膜炎、大動脈瘤、大動脈解離、動脈硬化、Marfan症候群など）であり、どの疾患が原因か考える。
- **心エコーは？** →所見をチェック！
  - 逆流に対して左室は当初、内腔拡大にて代償し、心機能は比較的保たれ、肥厚はきたしにくい。進行してくると壁運動が低下して心機能は悪化する。

### 入院中のヤバサイン
- 感染性心内膜炎が原因の場合は、治療経過で重症度が悪化することがあるので注意！重症化すると、心不全が悪化する。
- →こまめに聴診して、音の変化に注意する。

##  ベッドサイドの観察項目！

- **心音をチェック！**
  - 典型的な大動脈弁閉鎖不全の雑音を確認！
  - 胸骨左縁で拡張期逆流性雑音あり。
- **そのほかの所見をチェック！**
  - 大動脈弁閉鎖不全症は、収縮期高血圧があり、拡張期圧は低下するのが特徴（脈差の増大）！

### 英略語・単語
**AR**：aortic [valve] regurgitation これを訳すと「大動脈弁逆流症」だが、同じ病態を示す「大動脈弁閉鎖不全症」（aortic [valve] insufficiency：AI）もARとされることが多い。

**PHT**：pressure half time 圧半減時間
**LVEF**：left ventricular ejection fraction 左室駆出率（分画）

大動脈弁閉鎖不全症（逆流症）

### >>> 病気の原因 <<<

**以下の2つが重要**

❶ 大動脈弁尖の変化
❷ 大動脈基部の拡大

大動脈弁閉鎖不全症（AR）の原因は、その構造から考えると大きく2つに分かれる。

❶ **大動脈弁尖の変化によるもの**：先天性（2尖弁）や、リウマチ性、動脈硬化、感染性心内膜炎など。
❷ **大動脈基部の拡大によるもの**：Marfan（マルファン）症候群、上行大動脈瘤、大動脈弁輪（弁の付け根）拡大など。また、Stanford（スタンフォード）A型大動脈解離で、解離が大動脈弁輪部まで及んだ場合にも大動脈弁閉鎖不全症（AR）が生じる。

**大動脈弁閉鎖不全症（AR）の原因と関連する部位**

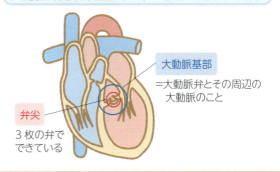

大動脈基部
＝大動脈弁とその周辺の大動脈のこと

弁尖
3枚の弁でできている

## 症状・診断

### ◎ 慢性大動脈弁閉鎖不全症（AR）の場合、無症状の期間が長い
- 慢性大動脈弁逆流では、無症状のまま長期に経過する。
- 病態が進行すると、肺うっ血、呼吸困難などの左心不全症状が生じる。

## 病態生理

### ◎ 急性と慢性で対応が違うのがポイント

○ 急性大動脈弁閉鎖不全の進行と対応
- 急激に大動脈逆流が起こった場合（例えば大動脈解離など）は、**急激な容量負荷に対して左室拡大による代償ができない**ため、急激に左室拡張末期圧が上昇し、また左房圧も急激に上昇、その結果急速に肺水腫、心原性ショック、拡張期血圧低下の結果、冠動脈灌流血流量が低下し、心筋虚血が生じる。
➡ 緊急で循環動態の管理を行い、早期の外科手術を検討する。

○ 慢性大動脈弁閉鎖不全の進行と対応
- 高度大動脈弁逆流があっても、**徐々に左室拡大を来すことで代償**し、左室充満圧を軽度の上昇に

---

**英略語・単語**

**LVDs**：left ventricular end-systolic diameter (dimension) 左室収縮末（終）期径
**LVDd**：left ventricular end-diastolic diameter (dimension) 左室拡張末（終）期径
**AVR**：aortic valve replacement 大動脈弁置換術

抑えるため、「無症状のまま長期経過」する。
➡ 長期間無症状である点は要注意!!（大動脈弁狭窄症も同様）。
　**無症状の期間が長いが、症状が出ると（代償破綻）その後の余命は短いのが特徴。**
➡ **つまり、慢性経過の大動脈弁閉鎖不全症では、"自覚症状"と"左室機能"がカギ！**

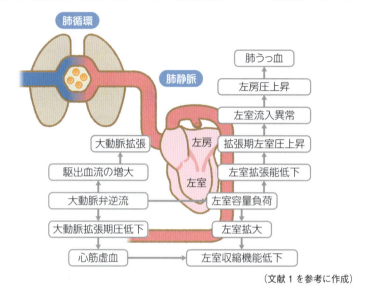

（文献1を参考に作成）

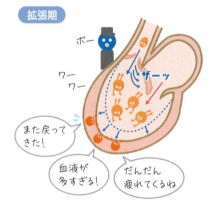

- 収縮期に左室から大動脈に血液を送り出すが、大動脈弁が完全に閉まらないこと（大動脈弁閉鎖不全）により、拡張期に左室に血液が逆流して戻ってくる。
- 左室に血液が戻ってくるため、左室容量負荷となり、左室が拡大し、左室収縮機能が低下する。
- また、左室容量負荷により、左室拡張機能も低下する。
- 末期では、左室拡張不全および収縮不全をきたし、左房圧の上昇、左室駆出率と心拍出量の低下を認める。
- 大動脈圧低下により酸素供給は減少する。酸素の需要と供給の不均衡により、冠動脈狭窄を認めない場合でも、心筋虚血が生じ、左室収縮・拡張不全を進展させる。

大動脈弁閉鎖不全症（逆流症）

# 身体所見

ARに特徴的な複数の身体所見を集めると、重症度の評価が可能となります。

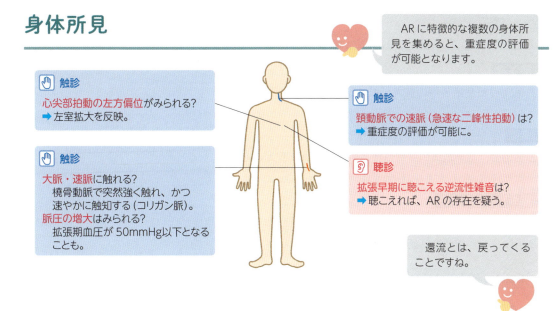

**触診**
心尖部拍動の左方偏位がみられる?
→ 左室拡大を反映。

**触診**
大脈・速脈に触れる?
　橈骨動脈で突然強く触れ、かつ速やかに触知する（コリガン脈）。
脈圧の増大はみられる?
　拡張期血圧が50mmHg以下となることも。

**触診**
頸動脈での速脈（急速な二峰性拍動）は?
→ 重症度の評価が可能に。

**聴診**
拡張早期に聴こえる逆流性雑音は?
→ 聴こえれば、ARの存在を疑う。

還流とは、戻ってくることですね。

## 聴診
- 胸骨左縁第3～4肋間に高調成分に富む拡張期逆流性雑音を聴取する。
- 駆出量の増大を反映して、相対的大動脈弁狭窄症による駆出性収縮期雑音を聴取する場合もある。

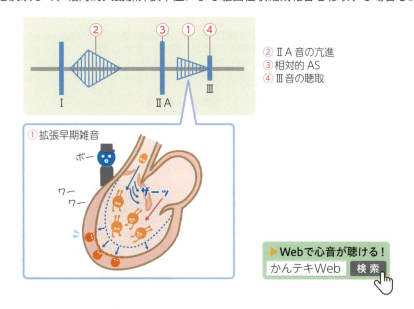

② ⅡA音の亢進
③ 相対的AS
④ Ⅲ音の聴取

① 拡張早期雑音

▶Webで心音が聴ける！
かんテキWeb 検索

# 検 査

### 胸部X線
- 右第1弓と左第3弓の拡大がポイント。

### 心電図
- 左軸偏位、胸部誘導の高電位などの左室肥大所見がみられる。

### 心臓カテーテル検査
- 左室造影による重症度評価としてSellers（セラーズ）分類があるが、定量性がないため、定量的に評価できる心エコーが重症度評価には最適。

**Sellers 逆流度分類（大動脈弁）**

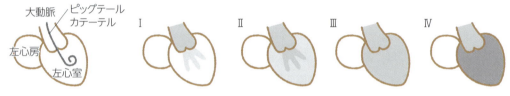

大動脈を造影して、評価を行う。
Ⅰ：左心室へのジェット流（逆流）がみられるが、左心室全体は造影されない。
Ⅱ：ジェット流だけでなく、左心室全体が造影されるが、濃度は大動脈より薄い。
Ⅲ：左心室全体が、大動脈と同じ濃さで造影され、ジェット流は消失する。
Ⅳ：左心室が、大動脈よりも濃く造影される。

＊Sellers分類は、僧帽弁閉鎖不全症（MR）でも使われるので違いに注意！

### 心エコー
- 大動脈弁狭窄症（AS）と異なり、複数の項目から重症度を評価する。
  - 傍胸骨左縁長軸像で大動脈弁閉鎖不全症（AR）を確認する（カラードプラ）
  - Vena contracta（ベナ コントラクタ）（縮流部）の測定
  - 逆流ジェット幅と左室流出路径の比率
  - PHT（圧半減時間）
  - 腹部大動脈血流の拡張期逆行性波形
  - LVEF、LVDd/Ds

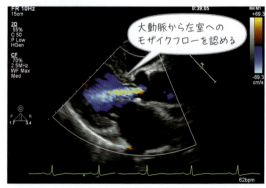

大動脈から左室へのモザイクフローを認める。左室収縮能と左室のサイズの確認と、左記の項目にて重症度評価を行う。

僧帽弁閉鎖不全症のSellers分類 → p.144

大動脈弁閉鎖不全症（逆流症）

# 治療法・手術適応

## ◎ 薬物療法
- 左室拡大を伴わない軽度〜中等度の大動脈弁閉鎖不全症（AR）の場合は、無症状であれば経過観察。高度ARでは、心不全症状があれば利尿薬、血管拡張薬を用いるが、手術適応を満たすなら手術をする。

## ◎ 手術適応
### ◉ 慢性大動脈弁閉鎖不全症の場合
- 心エコーによる弁逆流の定量評価を行う。その結果、"重症AR"の診断がつけば、自覚症状と左室収縮能と左室径により治療方針が決定する。
  - ➡ 重症ARで症状があれば手術
  - ➡ 重症ARで症状がなくても、LVEFが50%を切ったら絶対に手術（クラスⅠ）

＊大動脈弁狭窄症（AS）と比べると、自覚症状の存在が手術を決める上で最も重要な所見ということ！
＊そのほか、または中等度でも、ほかの弁膜疾患、冠動脈疾患、上行大動脈疾患などの手術を行うことが決まっているときも、手術適応。

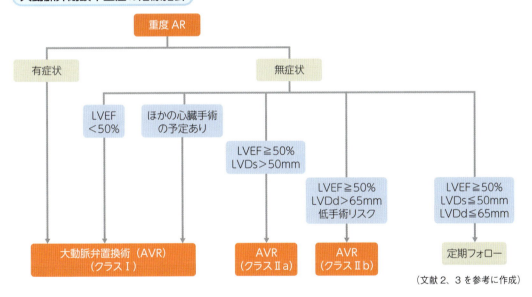

（文献2、3を参考に作成）

### ◉ 急性大動脈弁閉鎖不全症の場合（大動脈解離・感染性心内膜炎など）
- 急激に大動脈弁の逆流が生じた場合は、直ちに手術！
- 逆流性弁疾患において重要なことは、それが急激に起きたかどうかの判断が重要（重度の心不全、心原性ショック）。

## 4章　弁膜症

- 急性大動脈弁閉鎖不全を起こす疾患 ➡ 感染性心内膜炎・バルサルバ洞動脈瘤破裂・急性大動脈解離（弁輪拡大）。

### ◉ 手術の方法
#### ◯ 基本は大動脈弁置換術（AVR）
- 大動脈弁輪拡張（AAE）によるARに対しては、Bentall（ベントール）手術を行う。
- AAEに対しては、通常最大短径が50mm以上で手術適応（Marfan（マルファン）症候群では45〜50mm以上であれば、ARの有無に関係なく手術適応）。

大動脈弁にも形成術があるのをご存じですか？　僧帽弁閉鎖不全症（逆流症）は形成術が一般的ですが、大動脈弁閉鎖不全症も弁の形態によっては弁置換術でなく、形成術ができるケースと施設があります。感染リスクが低いことやワルファリンが不要などのメリットもあります。

# 三尖弁閉鎖不全症（逆流症）
tricuspid regurgitation (TR)

**ひとことで言うと…** 右室を小さく縮めて血液を肺動脈に押し出す際（収縮期）に、三尖弁がきっちり閉まっていないこと（閉鎖不全）によって、**右心室から右心房へ血液が逆流**する症状。

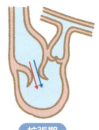
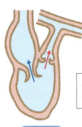

→ 正常血流分
→ 逆流分の血液

拡張期　収縮期

## >>>病気の原因<<<

**以下の2つが重要**

❶ 三尖弁に障害を持つ　（器質性）

❷ 三尖弁に障害を持たない　（機能性）

一般に三尖弁逆流は三尖弁に障害を持つ器質性と障害を持たない機能性に分かれる。

➡**一次性（器質性）：①ペースメーカ挿入後、②リウマチ性、③ Ebstein 奇形 など**
　リウマチ性、右心系感染性心内膜炎、右室梗塞や先天性心疾患（Ebstein 奇形や房室中隔欠損症など）によって起こるものがある。

➡**二次性（機能性）：左心系疾患、あるいは右室負荷疾患に伴うもの**
　僧帽弁疾患（MS や MR）や、左室収縮不全に伴って右心負荷になるもの、長期の心房細動による心房拡大など。

＊以前はリウマチ熱に起因する三尖弁膜症が多かったが、現在では連合弁膜症（大動脈弁疾患や僧帽弁疾患を合併した）によるものが多くなっている。

## 症状・身体所見

◎ **右心不全所見に注意！**
　以下の右心不全所見が現れる。
- 頚静脈怒張、浮腫、腹水、下腿浮腫
- 肝うっ血より食欲不振、腹部膨満感、肝臓を圧迫すると頚静脈の怒張（hepatojugular reflux ヘパトジャグラー リフラックス）

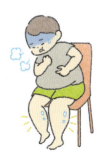

## 聴 診

- 三尖弁逆流における心雑音の位置づけは低い！
- **Rivero Carvallo 徴候**（リベロ カルバロ）：三尖弁逆流性雑音（全収縮期雑音）の吸気性の増強としてあまりにも有名だが、正直、聞き取りは難しいし、聞こえないことも多い。
  ➡ 知識としては知っておいてもよい。
- 肺高血圧によるⅡPの亢進。

## 触 診

- 右心負荷を伴う場合、**頸静脈怒張**、**傍胸骨拍動**および**肝腫大**がみられる。

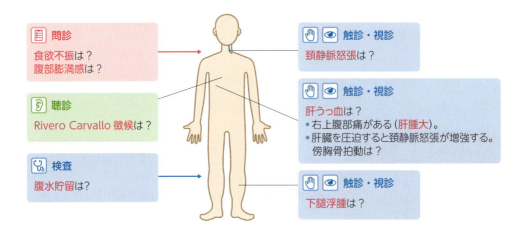

# 病態生理

- 弁の逆流量は主に逆流弁口面積によって規定される。逆流が生ずると肺高血圧・右室容量負荷・右房拡大・右室機能障害などが誘因となって、二次的に三尖弁輪の拡大が進行、その結果、逆流弁口面積が大きくなり、逆流量が増大する。
- 三尖弁逆流では容量負荷が増大する。その結果、右房圧の上昇により、全身の静脈圧が上昇、**右心不全**を呈する。
- 左心系疾患で肺うっ血が生じると、生体は上流の肺動脈を収縮し、うっ血を軽減させようとした結果、肺高血圧が生じる。結果、右室が拡大し、二次性三尖弁逆流が発生する。
- また、高度三尖弁逆流の発生には、心房細動による右心房の拡大や、ペースメーカのリードによる三尖弁の圧排なども関与してくる。

# 診　断

## ◉ 右室圧負荷に関する診断の決め手
- 右室（肺動脈）収縮期圧（→三尖弁逆流血流速から簡易ベルヌーイ式を用いて圧を推定）
- 右房拡大の有無
- 下大静脈拡大の有無と呼吸性変動

# 検　査

**心電図**　右房拡大所見としてⅡ誘導でP波の先鋭化

**胸部X線**　右第2弓の拡大（右房・右室の拡大）

**心エコー** による三尖弁逆流の重症度評価
- 心エコー図は三尖弁逆流の診断に不可欠であり、三尖弁逆流の原因・重症度評価・肺高血圧の程度・右室機能・右房圧の推定などを行う。

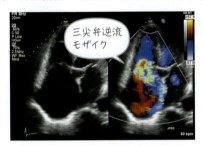 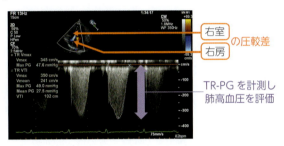

# 治療法・手術適応

## ◉ 内科的治療
- 容量負荷に対しては、塩分・水分を制限し、必要に応じて利尿薬を投与する。

## ◉ 外科的治療
- 二次性三尖弁逆流では、原因疾患の治療を優先し、十分な薬物治療にもかかわらず右心不全を来す場合は手術を考慮する（三尖弁単独手術は実際の臨床では多くはない）。
- 器質的で逆流が高度の場合、または他弁膜症の手術をする場合は、外科的治療（実際の臨床では、ほかの弁膜症の治療にあわせて行うケースがほとんど）。

### 三尖弁形成術

拡大した三尖弁輪を縫縮して、3個の弁尖の合わさりをよくして逆流を止める手術。Kay法、De Vega法、人工弁輪縫着法がある。

**三尖弁形成のさまざまな術式**

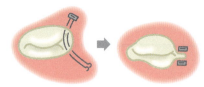

Kay法
後尖を縫い潰して三尖弁を2尖にする

De Vega法
後尖から前尖の弁輪を1本の糸で縫縮する

人工弁輪（リング）縫着法
人工リングを弁輪に縫着することにより、拡大変形した弁輪を理想的な形状に縫縮形成する

---

**アドバンスト コラム**

**三尖弁逆流の原因で特に注意したい肺高血圧症**

　一般に三尖弁逆流があれば、単純に「三尖弁がうまく閉じないから閉鎖不全」と捉えるかもしれませんが、実はここに注意してほしい点があります。

　さまざまな理由で三尖弁逆流が起きますが、特に重要なのは"肺高血圧"という状態です。肺高血圧が起こる疾患を一般に「肺高血圧症」といい、肺動脈高血圧症、肺静脈高血圧症、呼吸器系の障害、塞栓性あるいは閉塞性、原因不明に分類されます。

　みなさんが日常臨床でよく経験するのは、心筋梗塞や拡張型心筋症の左心不全から連鎖して起こる肺高血圧症（＝その結果の三尖弁逆流）や、深部静脈血栓症から血栓が肺に飛んで肺動脈につまることで起こる肺血栓塞栓症による肺高血圧症（＝その結果の三尖弁逆流）だと思われます。

　それ以外に原発性肺高血圧や膠原病性肺高血圧もあり、これらの結果起こる三尖弁逆流という現象は同じなのに、疾患の成り立ちが違うので、もちろん治療法が全く違うのです。よって単に三尖弁逆流と捉えず、病気をしっかり診断することが大切となります。

→9章 p.321

# 三尖弁狭窄症

tricuspid stenosis (TS)

> **ひとことで言うと…** 右心室が拡がって血液を右心房から呼び込む際（拡張期）に三尖弁がきっちり開かないこと（狭窄＝三尖弁の弁口面積減少）によって、右心房から右心室へ血液が十分流れなくなる症状。

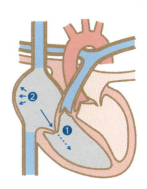

## >>> 病気の原因 <<<

以下の **2つ** が重要

1. リウマチ性
2. 相対的三尖弁狭窄症

器質性のものは、ほとんどがリウマチ性であり、僧帽弁疾患を伴っている。

＊心房中隔欠損症によるシャント血流が起こることで三尖弁通過血流が増加するため、相対的三尖弁狭窄症を認めることもある。

## 病態生理

**右室への流入障害 → 右房圧上昇 → 静脈圧上昇、低心拍出量**

- 右心系への静脈還流が障害され、拡張期右房―右室圧較差が5mmHg以上（≒三尖弁口面積 $2cm^2$ 以下）になると、上大静脈のうっ血で頸静脈怒張、下大静脈のうっ滞で肝うっ血、浮腫などを認める。
- ＊僧帽弁狭窄症（MS）を合併している場合、三尖弁狭窄症（TS）による肺血流量の減少で、肺うっ血などの僧帽弁狭窄症状は著明とはならない。
- ＊右心室には負荷がかからないので、右室収縮力低下による右心不全は認めない。

## 身体所見

右心負荷による所見ですね。

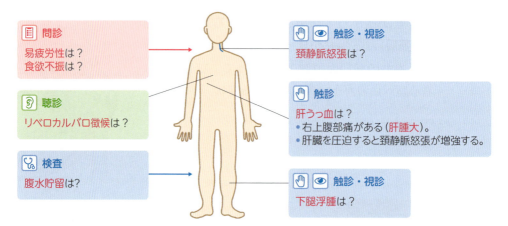

## 検　査

| 胸部X線 | 右房拡大による右第2弓突出 |
| --- | --- |
| 心電図 | 右房負荷、1度房室ブロック、心房細動 |
| 心エコー | 三尖弁の輝度の増強、右室へのドーム状突出、三尖弁弁口面積狭小 |
| カテーテル | 右房―右室圧較差＞5mmHg |

## 治療法・手術適応

### ◉ 薬物療法
- 右心不全に対しては、塩分制限、利尿薬の投与を行う。

### ◉ 手術適応
- 右房―右室圧較差＞5mmHg では、三尖弁交連切開術・弁置換術など。

---

**リベロカルバロ（Rivero Carvallo）とは？**

　三尖弁の雑音が、吸気時に収縮期逆流性雑音として増強する現象。
①吸気により胸郭拡大 ➡ 胸腔内圧減少。
②胸腔が陰圧により静脈環流量増加 ➡ 三尖弁を通過する血流も増える ➡ 三尖弁性収縮期雑音（元々、三尖弁狭窄症や閉鎖不全症の心雑音があれば、吸気時にますます強くなるということになる）。
　このため、吸気によって雑音が増強する場合は右心系雑音を強く示唆する。

# 肺動脈弁狭窄症

pulumonary stenosis (PS)

> **ひとことで言うと…** 右室収縮時に肺動脈弁がしっかり開かないために、右室から肺動脈への血流が障害されるもの。ほとんどが先天性心疾患によるもの。

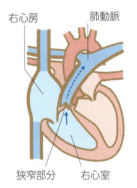

## ◉ 成人ではあまりお目にかからないが、次のことは知っておこう！

**原因は？** ➡ ほとんどが先天性心疾患による。

**機序は？** ➡ 身体は右室圧を高めることで、肺動脈狭窄部に血液を送ろうとするようになり、結果、右室圧に耐えられるように右室心筋が求心性肥大を起こすようになる。

**症状は？** ➡ 通常は狭窄部位の心雑音のみ（収縮期駆出性雑音）であり、当初は無症状で経過する。

**種類は？** ➡ 問題となるのは、重度の三尖弁逆流。軽度三尖弁逆流は、若年健常者では60%以上に、高齢健常者では80〜90%に認められ、病的意義はない。

**検査所見は？** ➡ 心電図：Ⅱpは減弱。
胸部X線：肺動脈弁狭窄により肺動脈が狭窄後拡張となるため、左第2弓が突出する。
12誘導心電図：右軸偏位、また$V_1$誘導でR波がS波より高いパターン（右室肥大）をとる。

**治療・手術適応は？** ➡ 治療：経皮的バルーン弁形成術を行う。
手術適応：収縮期の右室-肺動脈圧較差50mmHg以上で適応となる。

# 肺動脈弁閉鎖不全症（逆流症）
pulumonary regurgitation (PR)

**ひとことで言うと…** 肺動脈弁がきっちりしまらないこと（閉鎖不全）により、右心室が拡がって左心房から血液を引き込む際（拡張期）に、血液を送り出した側の肺動脈からも右心室へと血流が逆流してしまう疾患。

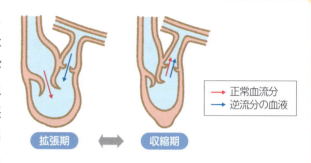

その結果、右心室の血液量が増えすぎ（容量負荷）、右心室の壁に圧力がかかりすぎる（圧負荷）ことで、右心不全を生じ、三尖弁閉鎖不全（三尖弁逆流）となることが多い。

## ◉ 原因は？

ほとんどが肺高血圧状態から起こる、弁輪拡張による機能的閉鎖不全。
原因疾患としては……
原発性肺高血圧症、肺塞栓、僧帽弁膜症、慢性閉塞性肺疾患（COPD）、Marfan（マルファン）症候群など（右心系の感染性心内膜炎〈麻薬注射などが誘因〉による肺動脈弁障害もある）。

## ◉ 種類は？

肺高血圧がらみで起こる疾患は、よく**右心系疾患**としてまとめられる。
右心系に変化をきたす疾患は、①右室の収縮性低下を主因とするもの、②右室への圧負荷を主因とするもの、③右室への容量負荷を主因とするものの、3つに分類できる。

### ◉ 右心系疾患の原因別分類

①右室の収縮性低下：拡張型心筋症・右室梗塞
②右室圧負荷（肺高血圧症）
- 肺実質性変化 ➡ 肺気腫・肺線維症・慢性閉塞性肺疾患（COPD）
- 肺血管性 ➡ 肺血栓塞栓症・原発性肺高血圧症
- 肺静脈圧上昇（肺うっ血）➡ 左心不全・僧帽弁狭窄症・僧帽弁逆流症

③右室容量負荷
- 右左シャント疾患 ➡ 心房中隔欠損・心室中隔欠損
- 三尖弁逆流症

# 感染性心内膜炎
## Infectious (infective) endocarditis (IE)

> 医学的には弁膜症のグループには入らないけど、本書では「弁膜症があることが発症リスクである」「感染性心内膜炎になると弁膜症が悪化する」ことなどから、一緒に覚えましょう。

**ひとことで言うと…** 血液に侵入した細菌が感染を起こして、心臓の弁に疣腫といわれるいぼ状の細菌の塊ができる状態。菌血症による感染に加えて、弁膜症による心不全、全身に塞栓症を引き起こす疾患。

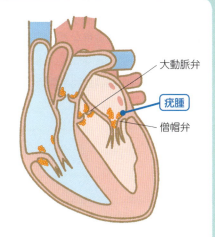

大動脈弁
疣腫
僧帽弁

### ベッドサイドに行く前に確認！

- **原因菌は確定している？**
  - 抗菌薬の変更や増量などを考慮。
- **合併症を起こしている？**
  - 緊急手術になる可能性を考慮。
- **心雑音はどう？**
  - 新たな心雑音が出現する可能性を知っておく。

### 入院中のヤバサイン

- 四肢の麻痺や意識障害
- ➡ 脳塞栓症を発症
- 新たな心雑音
- ➡ 心不全悪化や弁膜症の悪化

### ベッドサイドの観察項目！

- **体温・呼吸数を check！**
  - 感染コントロールを評価する。
- **聴診：新たな心雑音はない？**
  - ➡ あれば治療が不十分・心不全悪化を考える。
- **四肢の診察：麻痺や皮疹はない？**
  - 脳梗塞による麻痺の出現、塞栓症による手足の皮疹に注意！

4章 弁膜症

>>> 病気の原因 <<<

以下の**4**つが重要

① 歯科治療・齲歯など
② カテーテル感染：中心静脈栄養や血液透析など
③ 原因不明
④ なんらかの観血的処置や手術

**感染源として、最初に考慮すべきは歯科処置**
➡ 歯科治療については、必ず最初に問診する。
➡ 口腔ケアの重要性を再認識することも重要。

**感染ルートや易感染性の病態に注意**
➡ カテーテル長期留置も注意が必要。末梢点滴ルートを長期間使用しないのもこのため。
➡ 最近は糖尿病、がんなどの悪性腫瘍など、免疫抑制をきたす病態や治療からの感染も増加している。
➡ 血液透析やペースメーカ留置、点滴での化学療法などでも起こることがある。

**IEになりやすい疾患をおさえよう**
➡ 弁置換後の患者さん
➡ IEの既往のある患者さん
➡ シャントのある先天性心疾患　　など

# 病態生理

### ① 心内膜の損傷

血液の強い流れや、なんらかの原因により*、心内膜に傷がつく。

＊血流ジェットが発生する疾患（弁膜症では僧帽弁閉鎖不全症、先天性心疾患では心室中隔欠損症）で、特に疣腫をつくりやすい。
＊弁置換術後やペースメーカーリードなどの異物は細菌が付着しやすいため、疣腫をつくりやすい。

### ② 血小板とフィブリンの付着

損傷した心内膜表面を修復するために血小板とフィブリンが付着する。

### ③ 起炎菌の付着→疣腫の形成

血液に侵入した細菌（まれに真菌）が弁や心内膜に付着して、疣腫（vegetation。通称・ベジ）を形成する。

### ④ 菌血症による心不全・全身の塞栓症

菌血症となり、弁を破壊して弁膜症による心不全を起こしたり、菌の塊が剥がれて全身に血管塞栓症および感染を起こす。

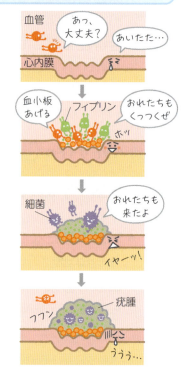

心臓内に疣腫ができるメカニズム

## 身体所見

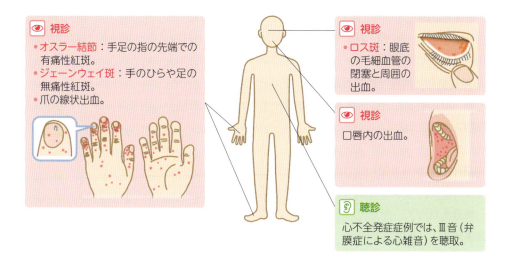

**視診**
- **オスラー結節**：手足の指の先端での有痛性紅斑。
- **ジェーンウェイ斑**：手のひらや足の無痛性紅斑。
- 爪の線状出血。

**視診**
- **ロス斑**：眼底の毛細血管の閉塞と周囲の出血。

**視診**
口唇内の出血。

**聴診**
心不全発症症例では、Ⅲ音（弁膜症による心雑音）を聴取。

## 症　状

### ◎ 発　熱
- ほとんどの症例で認められる（90%に及ぶ）。
- 急性炎症として**寒気**や**振戦**が約50%で出現する[1]。

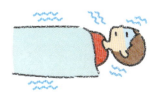

### ◎ 慢性炎症症状
- **食欲不振**および**体重減少**が約30%、**易疲労感**が約45%[1]と、症状がはっきりしない場合も。

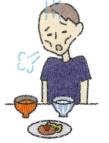

### ◎ 塞栓症の症状
- 約30～40%で発症し[2]、その多くは**無症候性**。
- 脳梗塞、急性心筋梗塞、脾梗塞や腎梗塞などを認める。
  ＊心筋梗塞では胸痛、脾梗塞では左季肋部痛、腎梗塞では背部痛や血尿で診断される。

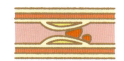

### ◎ 心不全の症状
- 心不全はもっとも多くみられる合併症。
- 大動脈弁・僧帽弁のIEの半数に出現し、手術適応となる。

# 診　断

血液培養の重要性を理解しよう！

- 診断は、修正 Duke 診断基準に沿って行う。
- 次のような基準が示されている。

### ❶ 手術での組織検査で病理学的に診断
- 培養、疣腫、心内膿瘍などから病原微生物が検出されるか、疣腫や心内膿瘍において活動性心内膜炎が証明されること。

### ❷ 以下の臨床的基準から診断
- 2 回の血液培養で、IE に典型的な病原微生物が認められた場合。
- 心エコー検査を行って、弁やその支持組織、逆流ジェット通路、人工物の上に、振動性の心臓内腫瘤／膿瘍／人工弁の新たな部分的裂開／新規の弁逆流のいずれかが認められた場合。
- このほか、素因となる心疾患または薬物常用、発熱、血管塞栓などの血管現象、免疫学的現象や微生物学的所見も考慮に入れる。

# 検　査

### ◯ 血液培養
- 抗菌薬投与前に 2 セット実施すること。
- 12 時間空けて、連続 3 回以上行うことが重要。
- 治療の効果判定にも、血液培養が陰性となっていることが証明になる。
    ➡ 抗菌薬投与でも血液培養が陰性とならなければ、抗菌薬変更または外科治療を考慮。

### ◯ 心エコー
- 経胸壁心エコー（通常の心エコー）で疣腫が診断されれば確定診断となる。
- しかし、異常な構造物が疣腫であるか、判断が難しい場合もある。
    ➡ 経食道心エコーで評価を行うこと、繰り返し心エコー検査をして疣腫の形態や弁膜症の変化を観察することで、診断精度が上昇する。

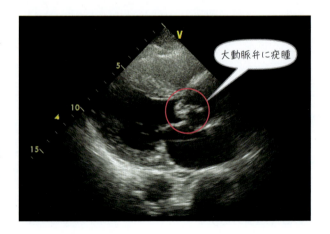

大動脈弁に疣腫

感染性心内膜炎

## 頭部 MRI および MRA
- 脳梗塞の評価と感染性脳動脈瘤の合併症を評価する。

## 全身 CT
- 腎臓や脾臓への塞栓症の合併評価や心不全症例では、胸水確認も併せて行う。
- 造影 CT が望ましい。

# 治療法・手術適応

## 薬物療法
- 血液培養で起炎菌が診断されるまでは、エンピリック療法（経験に基づいた治療）を行う。
- 起因菌の診断後は、抗菌薬を変更。
- 自己弁・人工弁で抗菌薬の種類・投与期間が異なる。
- ガイドラインに沿った抗菌薬投与を心掛ける。
- 2 種類以上を 2 〜 8 週間投与する、長期投与が基本。
  （例）スルバクタム／アンピシリン＋セフトリアキソンなど

## 外科手術
- 心不全合併・難治性感染症・塞栓症のハイリスクでは、外科手術を考慮する。
- 機械弁は感染に弱いため、感染性心内膜炎では生体弁を選択する。

## 経過および予後
- 組織破壊性が強い黄色ブドウ球菌では、急性の経過をとる傾向がある。
- 溶血性レンサ球菌では、慢性の経過をとることが多い。
- 死亡率の高い病気であり（IE の院内死亡率は、急性期で 4 〜 20％、重篤な心不全合併例・内科的治療で 55 〜 75％、外科的治療で 0 〜 35％、高齢者で 17 〜 27％[3]）、早期の診断と治療が重要。

> 循環器病棟以外でも、発症することがあるのが感染性心内膜炎。血液培養に加えて、聴診してみることも重要ですね。心雑音が変化するときや大きいときは、怪しいと思いましょう。

# 心臓粘液腫

医学的には弁膜症の仲間にはならないけど、ここでは「粘液腫が嵌頓することで、狭窄症や閉鎖不全症の病態となる」ことから一緒に覚えましょう。

cardiac myxoma

**ひとことで言うと…** 心臓内（多くは左心房）にできる良性腫瘍で、弁にあたったり、はまり込んだりすることで、心不全を起こしたり、疲れやすさや脳梗塞の原因となることがある。

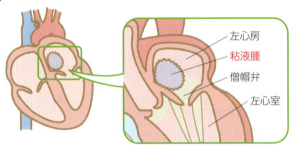

左心房 / 粘液腫 / 僧帽弁 / 左心室

### 📖 ベッドサイドに行く前に確認！

- **症状はある？ or ない？**
  - 無症状で見つかる場合と、症状によって後から発見される場合がある。
  - 症状に対する治療ができているかをチェック。

### 入院中のヤバサイン

- 突然の胸痛、麻痺、呼吸困難。
- ➡ 腫瘍が外れたかも？

### 🛏 ベッドサイドの観察項目！

- **バイタルサインは？**
  - 意識レベルを確認。
- **心不全・塞栓症は、突然悪化することがあるので注意する。**

### >>> 病気の原因 <<<

以下の**2**つが重要

1. 再発性
2. 家族性

多くは原発性であるが、家族性の症例もあり、注意する。

※巨大な血栓との鑑別が必要な場合もある。

心臓粘液腫

## 病　態

- 粘液腫は心臓腫瘍の代表格！
- そもそも心臓腫瘍はまれ。
- 心臓腫瘍の6割が良性腫瘍、4割が悪性腫瘍（転移含む）。
- 心臓良性腫瘍の約半分が粘液腫。
- 腫瘍自体はゼラチン（ゼリー）状の不規則な塊で、心臓の壁から茎を伴って生えていることが多い。
- 粘液腫の80%以上が左心房に、10%が右心房に発生する。左心室・右心室はそれぞれ1%前後。

## 症　状

**粘液腫の三徴候**

❶ 房室弁（僧帽弁・三尖弁）の狭窄症状
- 腫瘍が心臓内腔を占拠し、血流の障害をきたす。
- 僧帽弁での狭窄症状：**めまい、失神、肺水腫、息切れ**など。
- 三尖弁での狭窄症状：**全身浮腫、肝うっ血**など。
- まれに腫瘍が弁に嵌頓して（はまりこむ）、突然死をきたすこともある。

❷ 腫瘍から分泌された炎症性物質（IL-6）による症状
- **倦怠感、易疲労感、体重減少**など。
- 腫瘍から分泌されるIL-6などの炎症性サイトカインが関与しているとされる。

❸ 塞栓症
- 腫瘍の一部がちぎれたり、腫瘍の表面についた血栓が剥がれたりして、塞栓症を起こす。
- 脳梗塞・心筋梗塞など。

## 検　査

**心電図**　特徴的所見なし。
**胸部単純写真**　特徴的所見なし。
**血液検査**
- 貧血、CRP上昇、IL-6上昇。

**心エコー**
- 最も簡便で有用な検査。
- 診断がついてからも、繰り返しフォローが必要。

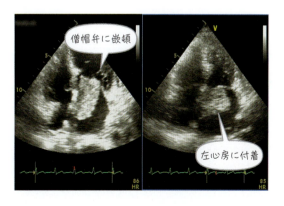

4章 弁膜症

4章　弁膜症

### CT・MRI
- 肥満や肺気腫などにより心エコーで見えづらい場合に有用。
- 術式を検討するにも役立つ。

### 冠動脈造影
- 腫瘍への栄養血管が見えることがある。
- 手術に際して冠動脈病変の合併を調べる。

## 治　療

○ **有効な治療は手術による切除のみ！**
　➡ 早めに手術で切除する。
　　"根っこ"からきちんと切除しないと再発の可能性あり。

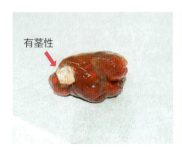
有茎性

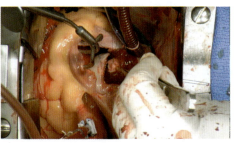

---

**Carney 症候群**（カーニイ）
心臓粘液腫を発症する、常染色体優性遺伝の病気。
心臓粘液腫もしくは心臓外の粘液腫＋皮膚斑状色素沈着＋内分泌異常が特徴。

---

心臓粘液腫は、40〜60歳ぐらいが好発年齢となる、循環器疾患のなかでは若い患者さんの多い疾患ですね。

# 弁膜症症例の よくある会話例

ドクターA　新人ナースC　研修医D

とある病院※の現場でのリアルな会話を聞いてみましょう！
どのくらい理解できるでしょうか？
わからないことがあったら、もう一度戻って勉強しましょう。　※"2.5次"救急規模

 ある日、病棟にて……

**新人ナースC**　先生、入院中の患者さんが胸痛発作です。70代の男性で、エーエス（**AS**）で検査入院の患者さんで、そろそろ退院予定でした。

**ドクターA**　了解、先にカルテを確認しよう。心カテはしているのかな？ 狭心症の既往はどうだろう。Cさん、とりあえず心電図検査を準備してください。

**新人ナースC**　以前の心カテでは、冠動脈には有意狭窄はなかったようです。外科手術の予定はまだなかったと思います。先生、心電図を準備してきます。

**研修医D**　先生これは、急性心筋梗塞ですね。ASは動脈硬化が原因であることが多いので、すぐに心カテも準備しないと。

**ドクターA**　ちょっと待って。Dさん、エーエス（AS）だよ、**大動脈弁狭窄症の狭心痛**って知ってる？ ASだと、冠動脈に有意狭窄がなくても、狭心痛が起きることがあるからね。もちろん、急性心筋梗塞の可能性はあると思うよ。最近のASはAMIと同様に動脈硬化が多いことは、その通りだね。
　心エコーの所見を確認しておこう。**AVA**か、**A弁の流速**を教えてくれる？ 重症度を確認しよう。

**研修医D**　エコー所見ではAVA 1.0cm$^2$、流速は4.1m/秒になっています。

**ドクターA**　なら、シビアになったばかりだね。今回の胸痛と合わせると、外科治療のタイミングになっているね。AMIでなければ、治療方針を検討しないと。最近は**タビ（TAVI）**の適応を考えてあげることも大事だから。

**研修医D**　タビですか？

**ドクターA**　そう、TAVI。カテーテルによる大動脈弁置換術だよ。開胸で行う人工弁置換術より患者さんの侵襲も少ないから、年齢や虚弱の程度、全身状態をみて決めないと。専門施設に紹介してやってもらわないと。

**研修医D**　先生、12誘導心電図をとりました。お願いします。

**ドクターA**　よし、見せてください。ベッドサイドにいって診察をしましょうか。

**症例経過**

　70歳代、男性。ASの胸痛。
　心電図は以前からの左室肥大によるST低下があって判別が困難であった。ACSとの鑑別が困難であり、冠動脈造影を再検したが、前回と比較しても新たな不安定病変も認めなかった。胸部X線や心エコーの再評価で心不全が出現しており、心不全に伴って胸痛が出現した可能性が考えられた。血圧に注意しながら利尿薬追加を行った。
　心不全治療で改善後に大きな術前リスクもないことから、大動脈弁置換術が予定される方針となった。

**最終処方**　フロセミド10mg、アムロジピン5mg 分1
（**処方のポイント**　大動脈弁狭窄症に効果的な薬剤はなく、対処療法。この症例は心不全で利尿薬、高血圧で降圧薬が、それぞれ一剤のみ）

# 5章 不整脈

不整脈は高齢化の進む現代では、ありふれた病気になってきています。治療が必要な不整脈と治療の対象とならない不整脈との違いを理解しましょう。また、緊急で治療が必要な致死的な不整脈があることを理解し、問診や心電図からそれらを読み解く力をつけること、そして、治療方針をおおまかでも理解することで迅速な対応ができるようになることも、今回の課題です。

## 不整脈（ふせいみゃく）総論

**ひとことで言うと…**

心臓は全身に血液を送り出すポンプの働きをするが、そのポンプは右心房にある洞結節で発生した電気的興奮が心筋全体に伝わることによって動いている。この電気の流れに異常が起きることで、ポンプが正常なリズムで動かなくなり、自覚症状が出現する。つまり不整脈とは、「**心臓の正常な電気の流れ**」**に異常が起きている状態**。

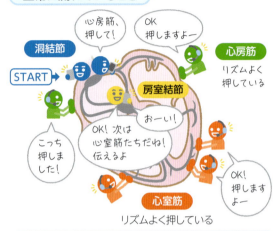

洞結節で発生した電気的興奮が全体に正しく伝わり、心臓という組織が正常に機能している＝正常なリズムでポンプが動いている

### 不整脈とは…

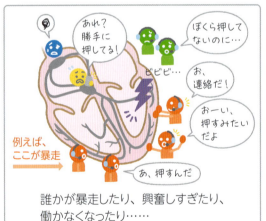

誰かが暴走したり、興奮しすぎたり、働かなくなったり……

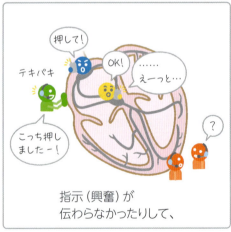

指示（興奮）が伝わらなかったりして、

↓

心臓という組織が正常に機能しなくなる
＝ポンプが正常なリズムで動かない

---

**英略語・単語**

**BNP**：brain natriuretic peptide 脳性ナトリウム利尿ペプチド
**DOAC**：direct oral anticoagulants 直接経口抗凝固薬
**PT**：prothrombin time プロトロンビン時間
**PT-INR**：prothrombin time-international normalized ratio プロトロンビン時間 国際標準比
**DC**：direct current 直流

# 解 剖

## ◉ 心臓の電気の流れである刺激伝導系を覚えよう

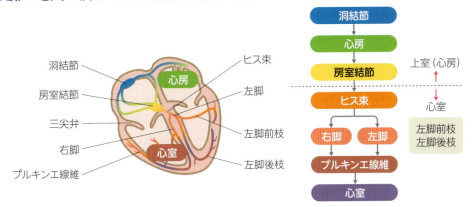

## ◉ 心電図が表すものと、その基本形を覚えよう

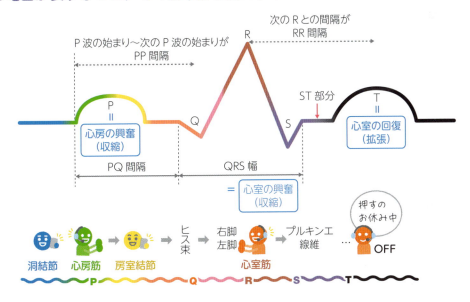

- 刺激伝導系における電気的興奮は、右心房上部の**洞結節**から始まる。
- 洞結節で起こった興奮が房室結節に伝わる際に、心房内を経由していくことで、**心房筋**が興奮し心房が収縮する➡**P波**。
- **房室結節**から**ヒス束**に刺激が伝わる（この間に、心房から心室へ血液が送られる➡**QR時間**）。
- ヒス束から**左脚・右脚**に分かれて**プルキンエ線維**まで伝わった刺激が**心室筋**全体に広がると、**心室筋**が興奮し心室が収縮する➡**QRS波**。
- 心室筋は収縮が終わると後はしばらく興奮せず、心室が元に戻って（拡張していく）➡**T波**（心室筋の興奮が終わって心室の回復が始まるまでが**ST波**）。

---

**英略語・単語**

**AED**：automated external defibrillator 自動体外式除細動器
**ICD**：implantable cardioverter defibrillator 植込み型除細動器
**S-ICD**：sub-cutaneous ICD 皮下植込み型除細動器

5章　不整脈

# 不整脈発生のメカニズム

> 心臓の解剖と伝導の流れをおさえたら、その伝導にトラブルが起きたらどうなるかを覚えましょう。

不整脈の発生機序は、大きく下の2つに分けられる。　　　さらに、下のように分類される。

**①刺激生成の異常**
【構成員の問題】

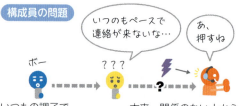

いつもの調子で仕事をしなかったり…　　本来、関係のない人から突然連絡が来たり…

洞機能が亢進→洞性頻脈
洞機能が低下→洞不全症候群
異常自動能→期外収縮や心房頻拍
撃発活動（トリガードアクティビティ）　など

**②刺激伝導の異常**
【伝達の問題】

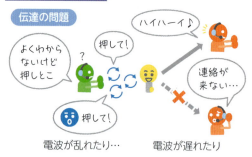

電波が乱れたり…　　電波が遅れたり…

伝導ブロック→房室ブロックや脚ブロック
リエントリー→心房粗動や発作性上室頻拍
　　　　　　　　（PSVT）

## ①刺激生成の異常

【洞結節（洞房結節）】は、心臓の歩調としてのペースメーカの役割を担い、毎分50〜100回のリズムで心臓を拍動させている。

● この洞結節がちゃんと働かないと…
  ➡ 速く打つと**洞性頻脈**
  ➡ 機能が低下してしまうと洞性徐脈や洞停止といった**洞不全症候群**

● 洞結節以外から、刺激が出現すると（異常自動能）…
  ➡ 心房なら**心房期外収縮**
  ➡ 心室なら**心室期外収縮**
  ➡ 心房から異常自動能が続くと**心房頻拍**

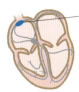
洞結節の働きが低下する洞不全症候群

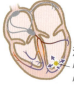
異所性興奮が心房内で発生する心房期外収縮

洞結節より早く心室が興奮する心室期外収縮

## ②刺激伝導の異常

- 心臓の伝導は洞結節から房室結節、ヒス束を通って右脚と左脚のプルキンエ線維へ伝わっていく。

- この伝導が途中で途切れる(**ブロックされる**)ことがある。
  - ➡ この伝導が、心房と心室の間で起こると**房室ブロック**
- ➡ この伝導が、心室にある右脚や左脚でそれぞれ起こると**脚ブロック**

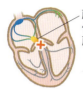
房室結節からの伝達がブロックされる房室ブロック

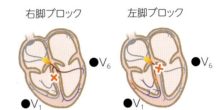
右脚ブロック　左脚ブロック

- 電気刺激が回旋する(**リエントリー**)することがある。
- 一度生じた電気的興奮がほかの部位に伝播したのちに、元の部位に戻って再び興奮させる。
- 興奮を速く伝える伝導路と、遅く伝えて、かつ一方向性の伝導路が存在することで発生する。
- リエントリー回路には2種類ある。
  - ➡ マイクロリエントリー：房室結節など狭い範囲で起こる。
  - ➡ マクロリエントリー：副伝導路(本来、開通していない電気の通路)を通って心房と心室をまたぐなど大きな範囲で起こる。

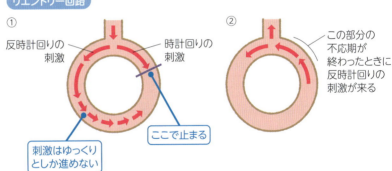

通常の刺激状態／リエントリー回路①反時計回りの刺激・時計回りの刺激・刺激はゆっくりとしか進めない・ここで止まる／②この部分の不応期が終わったときに反時計回りの刺激が来る／ここで刺激がぶつかり消失

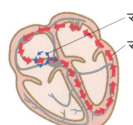
マイクロリエントリー／マクロリエントリー

➡ このリエントリーにおいて発症するのが、**心房粗動**や発作性上室頻拍(**PSVT**)。

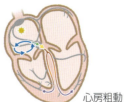
心房粗動　PSVT (AVNRT／AVRT)

# 不整脈の分類

頻脈か徐脈か、上室性か心室性か、刺激生成と刺激伝導のどちらに異常があるかに着目して、さまざまな不整脈を理解していきましょう。

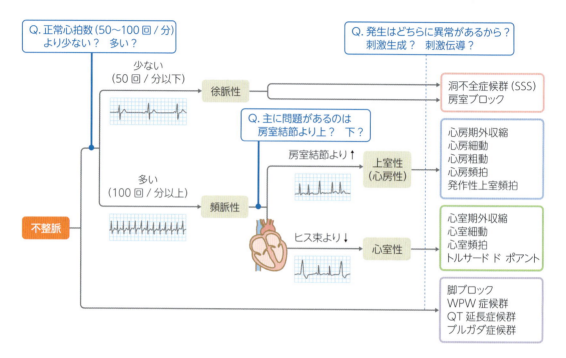

- 心臓は毎分50〜100回（心拍数）、1日に換算すると約10万回も拍動している。
  ➡ 徐脈は、心拍数50回/分以下（臨床では症状が出現して困るのは40回/分以下が多い）。
  ➡ 頻脈は、心拍数100回/分以上（臨床では110〜120回/分以上が持続すると症状が出現しやすくなる）。
- 不整脈を考えるときには、心拍が正常でも電気の流れのみの障害の場合（伝導障害）や、不整脈を来す可能性のある病態も知っておく必要がある。
- 臨床の外来では、治療の必要性が低い期外収縮や脚ブロックが多くを占めるが、最近では治療の必要な心房細動が増えてきている。
- 入院となる例としては、徐脈性不整脈や心不全を合併した心房細動、カテーテルアブレーション治療が多い。

不整脈 総論

# 不整脈の症状

不整脈の症状で最も重要な症状は●動悸と●失神。この2つをしっかりと押さえましょう！

💬 不整脈の症状や訴え方は個人差が大きく、繰り返し・丁寧に問診をすることが重要

| 症　状 | | 原因となる不整脈 |
|---|---|---|
| 脈が飛ぶ（欠滞感） | | 期外収縮 |
| 脈が強く打つ | | 期外収縮、徐脈性不整脈 |
| 動　悸 | 規則的 | 発作性上室頻拍、心房粗動 |
| | 不規則 | 心房細動 |
| | 冷汗を伴う | 持続性心室頻拍 |
| 胸痛・胸部不快感 | | 虚血性心疾患に伴う不整脈、心室期外収縮 |
| むくみ | | 徐脈性不整脈、心不全に伴う頻脈性不整脈 |
| めまい（眼前暗黒感） | | 非持続性心室頻拍、一過性心室細動、中等度の洞不全症候群、高度房室ブロック |
| 失神（意識消失発作） | | 持続性心室頻拍、心室細動、重度の洞不全症候群、完全房室ブロック |

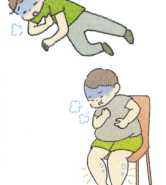

- 症状がない患者さんもいるので、検診やそのほかの病気の際に診断されることも。
- 生理的な不整脈もあり、例えば運動や精神的興奮、発熱により脈が100回/分以上に速くなるが、これは誰にでも起こる生理的な頻脈である（心電図では洞性頻脈として診断する）。

## ◎ 動　悸

- 動悸は、「心拍を不快に自覚する症候」と定義されている。
- 動悸の症状は、問診をしっかりと行えば大まかな診断をつけることが可能となる。

> 💬 **症状の発現と消失のタイミング**はどうでしょうか。このような問診をしてみましょう。
> 「いつから発作がありましたか？」
> 「突然に起こりましたか、それともいつの間にかドキドキしていましたか？」
> 「いつ治りましたか、治った時間がわかりますか、それともいつの間にか治っていましたか？」
> 「何かをしているときになりましたか？　それとも、何もしていないときに起こりましたか？」
> 「夜中にも起こりますか、忙しいときには起こったりしますか？」
>
> **脈のリズム**はどうでしょうか。このような問診をしてみましょう。
> 「脈はバラバラでしょうか、それとも飛ぶ感じですか？」
> 「トントンする感じですか、ドキドキする感じですか？」

➡ **期外収縮**：脈が飛ぶ（欠滞）症状が多く、発作のタイミングはあまり関係ない。トントン、ドキドキといった規則的な症状は少ない。

➡ **心房細動**：脈がバラバラ（絶対性不整脈）の症状が多い。発作の発現と消失を自覚する人と自覚しない人がいるので、タイミングからは診断が難しい。

# 5章　不整脈

- ➡ **発作性上室頻拍**：規則的な動悸が突然始まり、突然終わる。発作のタイミングがはっきりしていることが多い。
- ➡ **洞性頻脈**：緊張しているとき、運動時に気になる動悸がある場合に多い。
- ➡ 夜中や安静時には気になるが、忙しいときや用事中に気にならない動悸は、緊急性が低いことが多い。

☞ 問診をしている間にも動悸が起きているかも？
　検脈をしながら、問診をするのも一つのテクニックです。

## ◎ 失神

- 失神は、「突然の意識消失により姿勢の保持が困難となる症候」とされる。
- 失神では、患者さんは循環器の外来は受診せず、救急外来や脳外科、一般内科を受診することもある。不整脈の可能性を考慮して問診 (動悸や胸痛の有無を確認) すること。

まずは、「失神」と、「意識障害」「痙攣」との違いをおさえる！

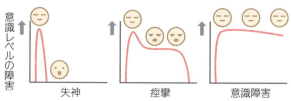

**失神は**……脳の虚血による<u>一過性の意識消失</u>で、<u>脱力</u>を伴い、<u>数秒〜数分（多くは 5 分以内）</u>で自然に元の状態に戻る。元の状態への戻りが悪い場合は、意識障害との鑑別が必要となる。
**痙攣や意識障害は**……本人から病歴を聴取することは困難であり、家族や救急隊、<u>目撃者からの病歴聴取が重要</u>となる。目撃情報が不十分な場合は、痙攣と意識障害の鑑別も並行して行う。

---

**失神の鑑別診断**

1. **心血管性失神**：①不整脈によるもの、②器質的疾患によるもの
2. **起立性低血圧性失神**：①出血、②貧血、③脱水
3. **神経調節性失神**：①血管迷走神経反射、②状況失神、③頸動脈洞性失神
4. **脳血管性失神**
5. **薬剤性失神**

---

- ➡ ここでは、失神を起こす不整脈を鑑別しようとしているので、
　**完全房室ブロック**、**洞不全症候群**、**持続性心室頻拍**、**心室細動**が鑑別になる。
　失神を起こす前の状況や胸部症状・動悸の有無などを確認する。
　**薬剤性の不整脈**も鑑別になるので、内服状況の確認も重要！
- ➡ **アダムス・ストークス発作 (症候群)** とは、不整脈が原因で心臓から脳への血流量が急激に減少して起こるめまい、失神発作のこと。
　つまり、上記の不整脈による失神がアダムス・ストークス発作といえる。

# 不整脈の原因

## ◉ 心疾患に伴うもの
- **虚血性心疾患**や**弁膜症**、**心筋症**は、心房や心室に負荷がかかるため、不整脈が起こりやすくなる。
- **心不全**も同様に負荷がかかっているし、**心臓外科術後**は炎症の影響もあって不整脈が起きやすくなる。

## ◉ 心臓以外の疾患に伴うもの
- **甲状腺異常**は不整脈になりやすい疾患であり、甲状腺を治療することで不整脈が改善することがある。**肺疾患**や**脳血管障害**で不整脈を起こすこともある。
- **電解質異常**や**薬剤**での不整脈もあるので、採血検査や内服状況の確認も必要。
- **高血圧**は、心房細動の危険因子とされている。

## ◉ 加　齢
- 加齢は動脈硬化のみならず、不整脈の原因にもなる。**不整脈が起きる原因の一番は、加齢によるもの**ともいえる。
- 70歳以上の高齢者の約半数以上に不整脈があることがわかっている。

## ◉ ストレスや飲酒
- 心臓の脈拍には、自律神経が関与している。
- ストレスや過労により**交感神経系亢進**となり、不整脈が起きやすくなる。
- アルコールの大量飲酒によっても同様に交感神経が亢進することで、不整脈が起きやすくなる。

 不整脈の原因となる、具体的な疾患・病態もおさえておきましょう！

| Ⅰ　器質的疾患・病態 | | Ⅱ　非器質的疾患・病態 | |
|---|---|---|---|
| 1. **冠動脈疾患**<br>2. **特発性心筋症**<br>　①拡張型心筋症<br>　②肥大型心筋症<br>　③不整脈原性右室心筋症<br>　④拘束型心筋症<br>3. **二次性(特定)心筋症**<br>　①虚血性心筋症<br>　②高血圧性心筋症 | 　③アルコール性心筋症<br>　④アミロイドーシス心筋症<br>　⑤サルコイドーシス心筋症<br>　⑥頻脈依存性心筋症<br>4. **急性心筋炎**<br>5. **弁膜症**<br>6. **先天性心疾患** | 1. **異常伝導路**<br>　①WPW症候群<br>2. **遺伝性不整脈疾患**<br>　①ブルガダ症候群<br>　②QT延長症候群<br>　③QT短縮症候群<br>　④カテコールアミン誘発多形性心室頻拍<br>3. **電解質異常** | 4. **低酸素血症**<br>5. **代謝性アシドーシス**<br>6. **薬物過剰(中毒)**<br>　①抗不整脈薬<br>　②ジギタリス製剤<br>　③抗精神病薬<br>7. **腎障害**<br>8. **肺疾患**<br>9. **脳血管障害** |

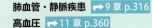

# 不整脈を診断するための検査

> 不整脈を診断する基本的な検査は心電図。さまざまな心電図があります。
> まずは、自分の施設で行うことができる検査を知っておきましょう。

### 12誘導心電図

- 12誘導心電図は最も一般的な検査で、四肢誘導と胸部誘導をつけることで、12Chの心電図を記録する。

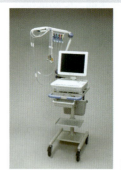

（提供：日本光電工業株式会社）

### ホルター心電図

- 「24時間心電図」と呼ぶこともあり、長時間（24時間が一般的）記録をすることで、不整脈を診断するのみでなく、1日の総心拍数や平均心拍数も評価することができる。

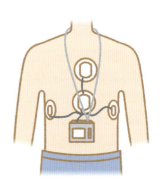

### モニター心電図

- 病棟や外来処置室などで、連続モニタリングをすることができる心電計で、状態の悪い患者さん、急変リスクのある患者さんに使用されている。

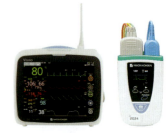

（提供：日本光電工業株式会社）

### イベントレコーダー

- 患者さんが、電極を胸部に貼り付けて日常生活を過ごし、症状があるときにボタンを押して記録する。
- 数週間装着可能で、自覚症状がある人に向いている。

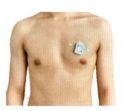

（提供：フクダ電子株式会社）

不整脈 総論

### 携帯型心電計

- 症状があるときに、電極部分を体表に押し当て心電図を記録する機器。
- 最近では市販されており、使用法も簡便だが、短い不整脈では難しかったり明瞭に記録されないこともある。

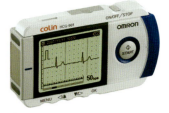
（提供：フクダコーリン株式会社）

### 植込み型心電計

- 軽量化されたメモリーを、左前胸部に植え込む。不整脈を記録することができ、最近では遠隔でのモニタリングも可能である。
- ただし適応は、不整脈の可能性がある、または原因不明の失神、発作性心房細動の可能性のある脳梗塞（脳塞栓症）と決まっている。

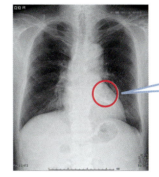 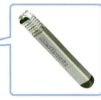
（提供：日本メドトロニック株式会社）

### EPS（電気生理学的検査）

- 心臓カテーテル検査の一つで、心臓内に電極カテーテルを挿入することで心臓内部の電気活動を評価する。
- 刺激伝導系の評価や、副伝導路やリエントリーの同定を行うことで、不整脈の確定診断を行ったり、カテーテルアブレーション治療のための診断ツールとなる。

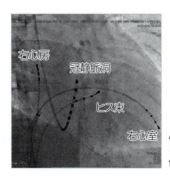
心臓の複数の位置から電位を測定して、電気活動を評価する。

### 心電図と併せて行う検査

○ 採　血
- 電解質（特にK）や甲状腺機能、また心筋梗塞に起因することもあるのでCPKとトロポニンの値、抗不整脈薬の効きすぎも鑑別に（→薬剤の血中濃度測定）。

○ 心エコーや胸部X線
- 心臓の基礎疾患の評価も重要。

5章　不整脈

# 不整脈の治療

不整脈の治療は薬剤を中心にさまざまな方法があるので、おさえる！
- 薬剤治療
- ペースメーカ治療（ペースメーカ植え込み、一時ペーシング）→ 12章 p.402
- 電気的除細動・植込み型除細動器（ICDやCRT-D）
- カテーテルアブレーション
- 基礎疾患の治療（例えば、急性心筋梗塞による完全房室ブロックなど）

## 薬剤治療

- 不整脈の薬剤をしっかりと勉強するには、心筋細胞活動電位を理解することが重要（シシリアンガンビットの分類やボーン・ウィリアムズ分類が有名）。
- このうち、まずは、「**心筋の電気活動にNaとKとCaが関係している**」ことを、おさえる！

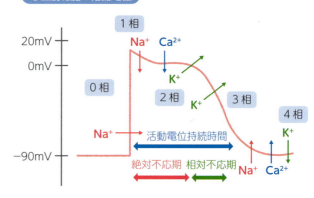

心室筋細胞の活動電位

◉ **10種類の抗不整脈薬だけ**で、最近の一般的な循環器科で使用する抗不整脈薬の80～90％ぐらいを占めています。難しい分類は覚えずに、まずは頻用薬剤だけを覚えましょう！

＊昔からの処方継続や不整脈専門医の処方、集中治療室での重症症例にはこの限りではありません。

### ボーン・ウィリアムズ分類より抜粋

| 分類 |  | 主作用機序 | 活動電位持続時間 | Naチャネルとの結合・解離速度 | 主な薬剤（一般名・商品名） |
|---|---|---|---|---|---|
| Ⅰ | a | Naチャネル抑制作用 | 延長 | 遅い(slow) | ジソピラミド（リスモダン®）<br>シベンゾリン（シベノール®） |
|  | b |  | 短縮 | 速い(fast) |  |
|  | c |  | 不変 | 遅い(slow) | ピルシカイニド（サンリズム®） |
| Ⅱ |  | 交感神経β受容体遮断作用 |  |  | カルベジロール（アーチスト®）<br>ビソプロロール（メインテート®）<br>ランジオロール（オノアクト®） |
| Ⅲ |  | Kチャネル抑制作用（活動電位持続時間延長） |  |  | アミオダロン（アンカロン®） |
| Ⅳ |  | Caチャネル抑制作用 |  |  | ベラパミル（ワソラン®）<br>ジルチアゼム（ヘルベッサー®） |

＋

これに加えて、ジギタリス製剤

# 不整脈 総論

## ◉ リズムコントロールとレートコントロール

- 以前は、心房細動や期外収縮などには、Ⅰ群の抗不整脈薬が頻用されていた。
  ＝不整脈を起こさせない治療（リズムコントロール）
- しかし、今ではその副作用（催不整脈作用：異なる不整脈を起こしてしまう）から、頻用する循環器科医は減りつつある。

- 最近は、**β遮断薬を中心に脈拍をコントロールする治療（レートコントロール）が主流**。
- β遮断薬でも、心保護効果のある**カルベジロール**と**ビソプロロール**が頻用される。

ざっくりいくと……

> ◉ **慢性心房細動や粗動、期外収縮**
> ➡ 血圧や脈拍の低下に注意しながらβ遮断薬から開始することが多い。
> 　心不全症例や心機能低下症例にはすぐにβ遮断薬を投与すると心不全が悪化する場合があるので慎重に。
> 　胸部X線やBNP確認、心エコーもどこかで必要。
>
> ◉ **外来で多い発作性心房細動の対応**
> ➡ **ベラパミル**の点滴や内服の頓用や定期内服。β遮断薬の定期内服。**ピルシカイニド**の頓用や少量の定期内服。
> 　※症状が強いときなどは、カテーテルアブレーションが勧められる。
>
> ◉ **難治性の心不全や心機能低下症例での心房細動や心室頻拍の予防**
> ➡ β遮断薬に加えて**アミオダロン**内服。
> 　アミオダロンは重大な副作用もあって、外来での新規導入は少なく入院で導入されるケースが多い。外来で薬剤調整をするよりも、心不全や不整脈イベントで再入院して、調整がされていく症例。

上記以外では……

- **ジソピラミド（リスモダン®）、シベンゾリン（シベノール®）**：閉塞性肥大型心筋症の左室内圧較差軽減目的で使用されていることがある。
- **ランジオロール（オノアクト®）**：半減期の短いβ遮断薬で注射製剤。使用されるのは入院症例での頻脈性不整脈の急性期のみ。モニター心電図を使用している症例なので、手術中やICU、急性期病棟が多い。心臓CT（冠動脈CT）検査の際にも使用されている。
- **ジルチアゼム（ヘルベッサー®）**：Ca拮抗薬で降圧作用がある。脳出血や大動脈解離の降圧の目的では点滴で使用するが、内服ではあまり降圧効果は強くない。冠攣縮狭心症などの冠動脈の拡張目的での内服が多い。

- **ジギタリス製剤**：不整脈の脈拍調整で使用するが、最近は頻度がめっきり下がっている。血中濃度の治療域が狭く、特に高齢者では腎機能が低下してから容易に副作用が出現する。β遮断薬がどうしても使えないときや、β遮断薬に加えて、あと少しといったときに極少量使用することがある。

## 抗凝固療法

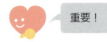
重要！

DOAC（直接経口抗凝固薬）は、現在4種類が使用できる。

|  | リバーロキサバン || ダビガトラン || アピキサバン || エドキサバン |||
|---|---|---|---|---|---|---|---|---|---|
|  | 10mg | 15mg | 75mg | 110mg | 2.5mg | 5mg | 15mg | 30mg | 60mg |
| 投与回数 | 1日1回 || 1日2回 || 1日2回 || 1日1回 |||

＊それぞれに特徴があるが、選ぶ医師の好みもある。
＊1日1回と2回のものが各2種類あるので、薬の名前と飲み方はセットで忘れないようにする。
＊腎機能が悪すぎる人は使えない。

### CHADS₂スコアは日本で使用される心房細動患者さんへの抗凝固薬導入を考える指標

- 脳梗塞のリスクが高い心房細動患者さんの脳梗塞発症リスクを評価するツールとして、CHADS₂[1]スコアがある。
- 心房細動患者さんへの抗凝固薬導入を考えるにあたって、日本ではCHADS₂スコアを用いた「心房細動治療（薬物）ガイドライン」[2]がその指標として広く使われている。
  CHADS₂スコア別に推奨される抗凝固薬は、以下の通り。

CHADS₂スコア

| 心不全 | 1点 |
|---|---|
| 高血圧 | 1点 |
| 75歳以上 | 1点 |
| 糖尿病 | 1点 |
| 脳卒中（脳梗塞、TIA）の既往 | 2点 |

  - CHADS₂スコア2点以上では、ダビガトラン、リバーロキサバン、アピキサバン、エドキサバン、ワリファリン（70歳未満：INR2.0〜3.0、70歳以上：INR1.6〜2.6）が推奨される。
  - CHADS₂スコア1点では、ダビガトラン、アピキサバンが推奨され、リバーロキサバン、エドキサバン、ワリファリン（70歳未満：INR2.0〜3.0、70歳以上：INR1.6〜2.6）も考慮可能。
    ＊同等レベルの適応がある場合、直接経口抗凝固薬がワルファリンよりも望ましいとされる。
➡ 脳梗塞の発症リスクを評価して、1点以上なら抗凝固療法を考慮する。
➡ では、ワルファリンは誰が使うの？
  - DOACの適応外の患者さん。つまり、**僧帽弁狭窄症**、**人工弁**、**高度腎機能障害**や**透析**などの患者さん。
  - 以前から**ワルファリンで上手にコントロールしている**患者さんは、ワルファリンのままでOK！

不整脈 総論

## ◉ ワルファリンから DOAC へ切り替えないといけないときは、どんなとき?

### ①ワルファリンのコントロールが難しいとき
- ワルファリンは PT-INR を目標値内に調整することで初めて効果が発揮される。
- コントロールが不良であれば DOAC 切り替えが適切。

### ②ワルファリン内服で塞栓症を発症したとき
- 外来でコントロール良好であっても、いつかは必ずコントロールができていないときも出てくる。
  ➡ DOAC へ変更したほうが無難。

### ③患者さんが希望したとき
- ワルファリンは、納豆やアロエ、クロレラ、緑黄色野菜などビタミン K が豊富な食材や、ほかの内服薬との相互作用が強い薬剤である。
- 納豆を食べたいという患者さんの希望があれば、DOAC へ変更することも大事。

### ④冠動脈ステントが留置されたとき
- 冠動脈ステントが留置されると、抗血小板薬 2 剤併用療法、通称 DAPT が開始される。
- DAPT との併用期間が短い症例であっても、現在は DOAC 併用のほうが推奨されている。

## 非薬物療法

### ◉ 電気ショック治療(電気的除細動とカルディオバージョン)

不整脈の患者さんへいわゆる"電気ショック"をするのはどんなときでしょうか?
大きく下の二つに分かれます。

#### ①致死性不整脈で緊急のとき
- 心室細動(VF)や脈の触れない心室頻拍(VT)。
- 患者さんは心肺停止状態なので胸骨圧迫をしながらの緊急事態である。
  ➡ このときの電気ショックを「**電気的除細動**」という。

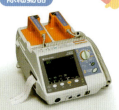
除細動器

#### ②頻脈性不整脈で薬剤が無効、または使いにくいとき。血行動態が悪いとき
- 上室頻拍や心房細動・心房粗動で脈拍が 110 回/分以上で続いており、脈を遅くする薬剤が無効や血圧が低く使いにくいとき。
- 心機能低下や心不全の重症なときに、この頻脈が続いて心不全が悪化すると判断すれば、静脈麻酔で鎮静をして電気ショックを行う。
- このときの電気ショックを「**カルディオバージョン**」という。
- カルディオバージョンのときは、同期モード(R 波を感知して合わせてショックを行う設定)となる。

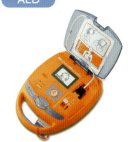
AED

(提供:日本光電工業株式会社)

臨床では「電気ショック」や「DC(直流電流)をしましょう」という言い方をすることが多いですが、実は、電気的除細動とカルディオバージョンは異なるものです!

- AED（自動体外式除細動器）は、心室細動（VF）か心室頻拍（VT）にしか作動しないので、「除細動器」の名称でOK。
- ICDは、植込み型除細動器。除細動器を小型化して、ペースメーカと同様に植え込むことで、心室細動や心室頻拍発生時に電気ショックを自動で行う。
  これらの致死性不整脈になって蘇生した人へ植え込み（2次予防）と、致死性不整脈のリスクが高い人への植え込み（1次予防）がある。

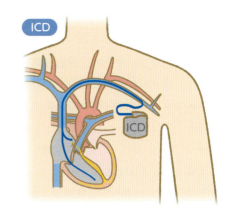

### アドバンスト コラム

#### 植え込む場所が新しいS-ICDとは？

S-ICD（皮下植込み型除細動器）も登場してきています。
従来のICDと違って、静脈や心臓内にリードが入らないので感染やリード断線などが起きにくい新しいデバイスです。
ただし、ペースメーカ機能はないのでペーシングはできません。
若い人などに適応があることが多いです。

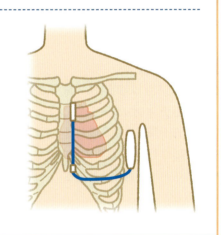

## ◉ カテーテルアブレーション

- カテーテルアブレーションとは「心筋焼灼術」をいう。
- カテーテル先端から高周波や冷却エネルギーを用いて、心筋を通電して不整脈の起源や異常な伝導（リエントリーの回路）を遮断して不整脈を治療する。
- 頻脈性不整脈のみ有効で、徐脈性不整脈には効果はない。

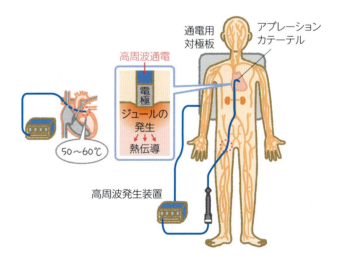

## ● 実際にアブレーションの治療数が多い疾患は…

①心房細動
②心房粗動や心房頻拍
③発作性上室頻拍（PSVT）
④心室期外収縮や心室頻拍
※施設によって多少の差はあり。

③の**発作性上室頻拍**は、カテーテルアブレーションが根治治療となるため、現在では第一選択となっている。この治療は1980年代から実施されており、有効率は95〜98％とされている。

①の**心房細動**は現在、高齢化に伴い、非常に症例数が多い疾患となっている。持続している心房細動には通常型の高周波アブレーションを行うが、最近では発作性心房細動には冷凍アブレーションが使用されるようになったり、**拡大肺静脈隔離術**が実施されるなど、心房細動への治療が目覚ましく増加している。

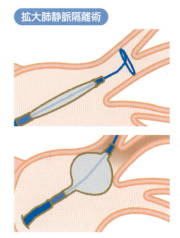

拡大肺静脈隔離術

> 不整脈は英語ではarrhythmiaと記載します。真ん中にrhythm（リズム）が隠れているのに気付きますか？ 先頭についた「a」の文字は否定の意味を、最後の「ia」は状態の意味となります。つまり日本語にすると、「リズムでない状態」となります。
> 不整脈とは、心臓が正常なリズムで動いてない状態ということですね。

# 心房細動
## atrial fibrillation (AF)

> **ひとことで言うと…** 心房が不規則に興奮することで、脈のリズムがバラバラになる状態。動悸の症状が出たり、脳梗塞の原因となったり、心不全を悪化する要因にも。臨床で遭遇することが最も多い。

- 上室（心房）性
- 頻脈性
- 刺激伝導異常（異常自動能）

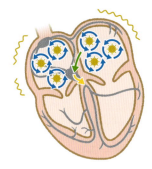
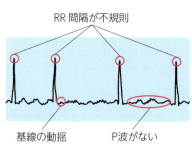

RR間隔が不規則 / 基線の動揺 / P波がない

### ベッドサイドに行く前に確認！

- **不整脈での自覚症状がある？ or ない？**
  → 事前にカルテでチェック！
- **入院の目的は？**
  - 心房細動の治療が目的か、それ以外の疾患の入院で心房細動を合併しているのかをチェック。
  - 心房細動治療が目的なら、カテーテルアブレーションや電気ショック治療の事前準備を確認する！
- **心房細動はいつから？ 慢性 or 発作性？**
  - 慢性ならドクターも把握しているが、発作性なら発作に伴う症状変化があるかも。
- **脳梗塞予防はされている？**
  - 抗凝固療法の有無を確認（処方内容の確認を）！

### 入院中のヤバサイン

- 脈拍の速度の変化が突然起きてないか？
  → いきなり速くなっていると、心不全・脱水・感染など状態悪化のサイン

### ベッドサイドの観察項目！

- **バイタルサインは？**
  - 脈拍数と心拍数に違いはないか？ → 頻脈性心房細動なら血圧低下や心不全発症も。血圧やSpO₂測定も重要。
  - 動悸やふらつきの確認。→ 頻脈ならふらつきが出現するかも。

心房細動

> **>>> 病気の原因 <<<**
>
> 以下の **4** つが重要
>
> ❶ 加齢
> ❷ 弁膜症や心筋症など器質的心疾患によるもの
> ❸ 甲状腺機能亢進
> ❹ 交感神経の亢進

**近年は加齢による心房細動患者さんが増加している。**
→ 自覚症状がない患者さんもいて、脳梗塞を発症して診断されたり、心不全で入院したときや、ほかの病気の検査や健康診断で初めて指摘される人もいる。
→ 80歳以上では1割以上に心房細動があるとされる。

**弁膜症や心筋症などで左心室や左心房に負荷がかかると、心房細動になりやすくなる。**
→ 左心房に負担が長時間かかってしまうと、心房細動が起こりやすくなる。
→ 高血圧があって、心臓に負荷がかかることが（特に左心室に負荷がかかることで左心房へも負荷がかかるので）心房細動の原因となるので、現代の生活習慣病といってもいいかも。
→ つまり循環器内科に通院・入院している人は総じて、心房細動になりやすいと考える。

**甲状腺機能亢進症も大事な原因の一つ。**
→ 一度は採血での検査をしてみることが大切。

**ストレス・飲酒・喫煙・過労・睡眠不足・脱水などによる交感神経の亢進もきっかけになる。**

## 症状・診断

- **症状は多彩**：動悸、胸部不快、息切れ、めまい、失神
- **40%は無症状**
- **脳梗塞**や**心不全**を発症してからの診断も。

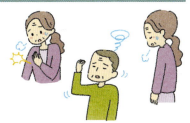

○ 病態は多彩だが、治療で押さえる点は "症状" "脳梗塞" "心不全" の3つ

［例］● 症状が強い発作性の心房細動患者さんは、ERに救急車で飛び込んでくる。
→ 抗不整脈薬や電気ショックで停止させる。
● 症状がない慢性の心房細動の患者さん（入院患者さんではよくある）。
→ 抗凝固薬が投与されていて心拍数が落ち着いていれば、様子見でよい。

○ どうフォローすればよい？
- 自己検脈を外来などで指導して、自己診断を促す。
- 不整脈だと思ったら、最寄りの病院で心電図を依頼する。

弁膜症 → 4章 p.122

5章 不整脈

### ◉ 全く治療しないとどうなるの？
- 心房が拡大し、数十年の経過にもなると、重症の弁膜症が出現して、難治性の心不全を起こす。
- 治療しないまでも、定期的なフォローは必要。

# 病態生理

### ◉ 心房細動とはどんな状態か？

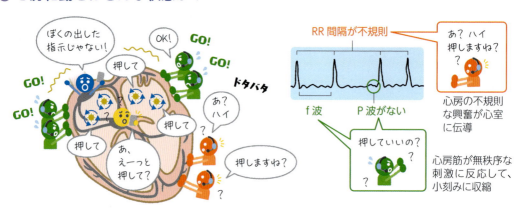

- 心房内が不規則に興奮することで、洞結節から一定のリズムで送られる電気刺激と無関係に、心房筋が絶え間なく小刻みに興奮する状態。

- 洞結節からの電気刺激により心房が興奮することがない ➡ **P波が消失する**。
- 心房筋が絶え間なく小刻みに**収縮**する ➡ **f波（細動波）がみられる**。
- 心房筋の不規則な興奮が心室筋に伝わる ➡ **RR間隔が不規則になる**。

### ◉ どうして、心房細動になるのか？

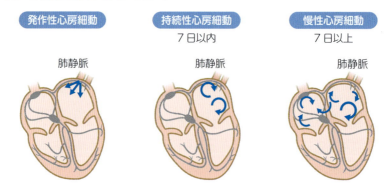

- 心房細動の引き金は肺静脈の期外収縮（約9割）。ここから異常な興奮（期外収縮）を生じる。
- 初期は病変が肺静脈周囲だが、徐々に心房全体に広がり、さまざまな部位から心房細動が発生。
- 初期は発作性で自然停止するが、次第に頻度と持続時間が増加し、最終的に慢性化する。

心房細動

- 初期は症状が強いが次第に軽くなり、慢性化するとほとんど気にならなくなる。
  ➡ つまり、心房細動は進行性の病気である。

## ◎ なぜ、脳梗塞になるのか？＝なぜ心房細動によって血栓ができるのか？

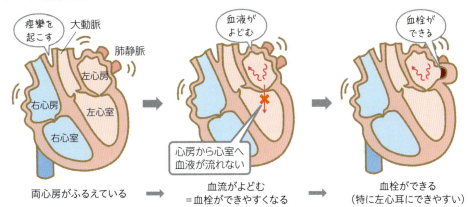

## ◎ なぜ心不全になるの？

**◯ 心房収縮能は心拍出量の 20 〜 30% 程度に関与する。**
- 心機能正常では代償機能が働くので大丈夫だが、心機能低下症例では心房収縮がなくなるだけで心ポンプ機能が低下し、心拍出量も低下するので……
  ➡ 心不全になりやすい。

**◯ 心房細動は頻脈になりやすいので、十分な拡張ができない。**
- 左心室に血液が入らず、十分に血液を送り出せなくなると……
  ➡ 心不全になりやすい。

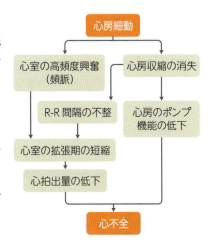

### ショートコラム

**神様のいたずら ～「心耳」って、何のためにあるの？～**

　左右の心耳は心房の一部であり、大動脈と肺動脈の基部を抱くように前に膨れ出し、あたかも心臓にできた耳のように見えることから名付けられました。しかし、左心耳はその構造が袋状であるために、心房細動のときには血流が極端に遅くなることから血栓が生じて、脳塞栓症の原因となります。
　なくてもよい、不要な臓器であり、外科手術（開心術）では閉鎖されますし、最近では閉鎖デバイスも登場しました。神様がいたずらで作った、とも言われています。

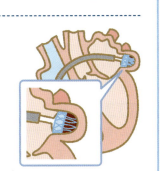

## 身体所見

**心不全**の簡単な鑑別を行う。

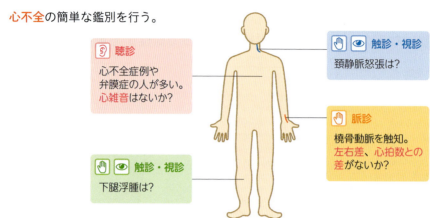

## 検　査

### 心電図
- 細かい基線の動揺＝細動波（f 波）がみられる（心房興奮頻度は 360〜600 回/分）。
- 心拍数の測定は RR が変わるので、15 秒や 20 秒測定してから 4 倍や 3 倍にして計算する。

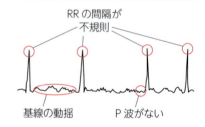

> 心電図での鑑別診断として注意をしよう
> ① 発作性上室頻拍　　② 心房期外収縮の頻発　　③ 雑音（特に、筋電図の混入）
> ＊高齢の認知症の患者さんでは筋電図が混入して、よく自動診断が心房細動になるので注意！

### 心エコー検査
- 弁膜症や心筋症がないか、左室収縮の低下から心不全になりやすいかを評価する。
- 心房に血栓がないかを評価する（くわしくみたければ、経食道心エコー検査を行う）。
- 左心房の大きさを確認。拡大していると、洞調律へ戻りにくい（経過の長い心房細動となる）。

### 胸部 X 線
- 心拡大や心不全所見（うっ血や胸水）を確認する。

### 血液検査
- 原因の鑑別として、甲状腺機能検査を行う。
- 心不全評価として、BNP 検査などを行う。
- 抗凝固療法評価として、腎機能・Hb 値・PT-INR 値などの検査を行う。

# 治療法・手術適応

**薬物療法**

◎ 脳梗塞および全身塞栓症の予防のための抗凝固療法
- CHADS$_2$スコアと腎機能を評価して、抗凝固薬内服を導入する。
- 内服アドヒアランスが重要。➡ 認知症患者さんでは家族への指導や協力が必要。

◎ リズムコントロール または レートコントロールを選択する
- 不整脈を起こさせない治療（リズムコントロール）

  しかしながら、今ではその副作用（催不整脈作用：異なる不整脈を起こしてしまう）などがあり、頻用する循環器科医は減りつつある。薬剤のみでは限界がある。

- 最近はβ遮断薬を中心に、脈拍をコントロールする治療（レートコントロール）が主流。

  ＊しっかりとリズムコントロールをするならば、カテーテルアブレーションを選択する。
  ＊急いで行う場合には、電気ショックでのカルディオバージョンがある。

**非薬物療法**

◎ 心房細動のカテーテルアブレーション
- 心房細動のカテーテルアブレーションの適応は、以下。
  ・薬物治療抵抗性の症状のある心房細動。
  ・薬物治療が有効であるが、心房細動アブレーション治療を希望する場合。
- 左房内血栓があれば、禁忌。
- 現在は医療技術の進歩で、成功率が目覚ましく上昇してきている。
- 具体的には、いい適応は、発作性心房細動の若年から中年の患者さん！

---

**ショートコラム**

### 心房細動は、AF？ Af？ Afib？

「心房細動」を英語で書くとき、「AF」「Af」「Afib」……どう書きますか？
教科書や論文では、心房細動は「AF（atrial fibrillation）」、心房粗動は「AFL（atrial flutter）」と記載されます。心房細動を「Af」と記載する人もいます。細動波は「f波」、粗動波は「F波」で表記しますので、その点を明確にする意図があるのでしょう（その場合は、心房粗動を「AF」と記載しているかも？）。さらに進んで、心房細動を「Afib」、心房粗動を「AFL」で分けて記載することもありますので、ご注意を。
ちなみに、「心房収縮」をかっこよく言うと、「エイトリアル・キック：atrial kick（心房の補充収縮）」という言い方があります。いろんな表現を覚えましょう。

---

抗凝固療法 ➡ p.188
リズムコントロール、レートコントロール ➡ p.187
カテーテルアブレーション ➡ p.190

# 心房粗動
## atrial flutter (AFL)

**ひとことで言うと…** 心房が規則的な伝導（リエントリー）で興奮することで、**脈が速くなりやすい**状態。リズムは一定であるが、動悸症状が出現したり、脳梗塞の原因となったり、心不全が悪化する要因にも。
心房細動の兄弟分で、キホン的な病態は心房細動と同じ。

- 上室（心房）性
- 頻脈性
- 刺激伝導異常（リエントリー）

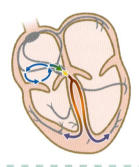

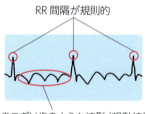

RR間隔が規則的
のこぎり歯のような波形（粗動波）がある

## 📖 ベッドサイドに行く前に確認！

- **不整脈での自覚症状がある？ or ない？**
  →事前にカルテでチェック！
- **入院の目的は？**
  - 心房粗動の治療が目的か、それ以外の疾患の入院で心房粗動を合併しているのかをチェック。
  - 心房粗動治療が目的なら、カテーテルアブレーションや電気ショック治療の事前準備を確認する！
- **心房粗動はいつから？ 慢性 or 発作性？**
  - 慢性ならドクターも把握しているが、発作性なら発作に伴う症状変化があるかも。
- **脳梗塞予防はされているか？**
  - 抗凝固療法の有無を確認（処方内容の確認を）！

### 入院中のヤバサイン
- 150回/分の心拍数に注意！
- 2：1伝導の心房粗動を見落とさない！
→急変することがあるので、すぐに対応を！

##  ベッドサイドの観察項目！

- **バイタルサインは？**
  - 脈拍数と心拍数に違いはないか？
  - 頻脈性心房粗動なら血圧低下や心不全発症も。血圧や$SpO_2$測定も重要。
  - 動悸症状やふらつきの確認。頻脈ならふらつきが出現するかも。

心房粗動

## >>>病気の原因<<<

以下の**5**つが重要

❶ 加齢
❷ 弁膜症や心筋症など器質的心疾患によるもの
❸ 甲状腺機能亢進
❹ 交感神経の亢進
❺ 薬剤性（Ⅰcフラッター）

**近年は加齢による心房粗動患者さんが増加している。**
→ 自覚症状がない患者さんもいて、脳梗塞を発症して診断されたり、心不全で入院したときや、ほかの病気の検査や健康診断で初めて指摘される人もいる。

**弁膜症や心筋症などで左心室や左心房に負荷がかかると、心房粗動になりやすくなる。**
→ 左心房に負担が長時間かかってしまうと、心房粗動が起こりやすくなる。
→ 高血圧があって、心臓に負荷がかかることが（特に左心室に負荷がかかることで左心房へも負荷がかかるので）心房粗動の原因となる。

**甲状腺機能亢進症も大事な原因の一つ。**
→ 一度は採血での検査をしてみることが大切。

**ストレス・飲酒・喫煙・過労・睡眠不足・脱水などの交感神経の亢進もきっかけになる。**

**心房細動に対してⅠc群の抗不整脈薬を使うと、心房粗動になりやすいことが知られている。**

＊心房細動とほとんど同じ原因。
＊ただし、心房細動ほどの発症率（有病率）ではない。

## 症状・診断

- **症状は多彩**：動悸、胸部不快、息切れ、めまい、失神
- **無症状も多い**：心房細動と違い、脈のリズムが一定であり、無症状も多く自己検脈では判断できないときも。
- **脳梗塞**や**心不全**を発症してからの診断も。

◉「心房細動の兄弟分」＝キホン的な病態は心房細動と同じ
- 心房細動と粗動が混在している患者さんも多い。＝それぞれの回路を行ったり来たりして、持続している。
- 心房粗動はシンプルな回路のため、カテーテルアブレーションで治りやすい（根治率が高い）。

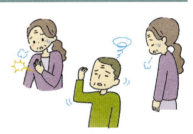

心房細動と異なる部分をおさえると、理解しやすいと思います。治療についても、おさえておきたい点は同じです。→ p.193

5章　不整脈

# 病態生理

> 心房細動と異なる、心房粗動の特徴をおさえましょう。

## ◉ 心房粗動とはどんな状態か？

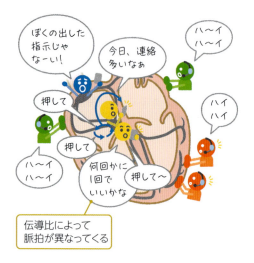

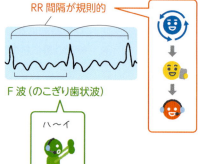

- 心房粗動は、右心房の三尖弁の周りを旋回するリエントリー性不整脈。
- **リエントリー回路が多数存在する心房細動と違って**、回路が決まっており、カテーテルアブレーションでの根治率が高い。
- 心房細動を合併することもあり、この場合は「心房粗細動」と呼ばれる。
- 血栓ができたり心不全になるメカニズムは**心房細動と同様** →p.195。

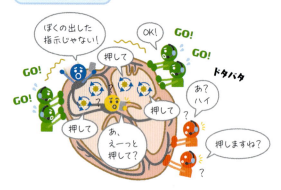

心房細動の状態

### 伝導比とは？

心房レートは約 300 回 / 分であり、一定の頻度で房室伝導が起こって心室が興奮するので、脈拍数は 50、60、75、150 回と、300 の約数となることが多い。

## 身体所見

- **心不全**の簡単な鑑別を行う。

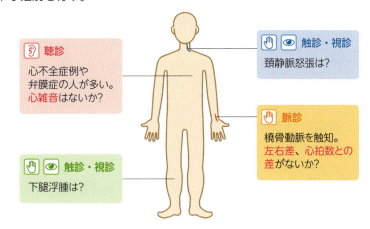

聴診
心不全症例や
弁膜症の人が多い。
**心雑音**はないか？

触診・視診
頸静脈怒張は？

脈診
橈骨動脈を触知。
**左右差、心拍数との差**がないか？

触診・視診
下腿浮腫は？

## 検　査

### 心電図

- 大きな基線の動揺：粗動波（F波）という（ノコギリの形から、鋸歯状波とも）
- 心房興奮頻度は、ほぼ300回/分。
- 伝導比が異なると脈拍が違ってくる。
  ➡ 伝導比が変わっているときの脈はバラバラ。
- 1：1伝導では失神や突然死となるので注意する。

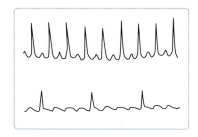

### 心エコー検査

- 弁膜症や心筋症がないか、左室収縮の低下から心不全になりやすいかを評価する。
- 心房に血栓がないかを評価する（くわしくみたければ、経食道心エコー検査を行う）。

### 胸部X線

- 心拡大や心不全所見（うっ血や胸水）を確認する。

---

**ショートコラム**

**必ず300回/分ではないことも…**

　β遮断薬などを内服していると、心房粗動波のレートが少し遅いときもあります。それでも、伝導比が2：1や3：1や4：1などであって、RRは一定のままです。

5章　不整脈

> **血液検査**
- 原因の鑑別として、甲状腺機能検査を行う。
- 心不全評価として、BNP 検査などを行う。
- 抗凝固療法評価として、腎機能・Hb 値・PT-INR 値などの検査を行う。

## 治療法・手術適応

> **薬物療法**

◎ **脳梗塞および全身塞栓症の予防のための抗凝固療法**
- 抗凝固療法は心房細動と同様に必要（心房細動よりは血栓塞栓症のリスクは低いが）。
- $CHADS_2$ スコアと腎機能を評価して、抗凝固薬の内服を導入する。
- 内服アドヒアランスが重要。➡ 認知症患者さんではご家族への指導や協力が必要。

◎ **リズムコントロール または レートコントロールを選択する**
- 抗不整脈薬が効きにくく、レートコントロールでの薬剤調整が多い。
- 2：1 伝導では、症状が強い、または心不全になりやすいため、薬剤点滴やカルディオバージョンが必要となる。

＊カテーテルアブレーションの根治率が高いので、いい適応となる。

臨床では、すぐに略語を使いますよね。心房粗動は「フラッター」と呼ばれることが多いです。心房細動は、「フィブ」「エイフィブ」「エーエフ」などいろいろありますね。

抗凝固療法 ➡p.188
リズムコントロール、レートコントロール ➡p.187

# 心房期外収縮
## atrial premature contraction (APC)

**ひとことで言うと…** 洞結節より早くに心房が興奮してしまう不整脈。通常は無症状で、加齢とともに増加する。

症状が強い場合のみ、対応が必要。症状が強くなければ、治療はしない。

- 上室（心房）性
- 頻脈性
- 刺激伝導異常（異常自動能）

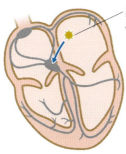

異所性興奮が心房内で発生

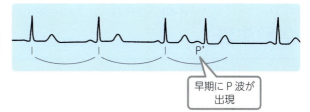

早期にP波が出現

### ベッドサイドの観察項目！

※ベッドサイドでは問題にならないことが多い。
- APCとモニター心電図でわかっていれば、心配がないことを、患者さんに伝えてあげよう。

### 入院中のヤバサイン

- 回数が増加したり連発したりすると、心房細動に移行することもある！

## >>> 病気の原因 <<<

以下の**3つ**が重要

1. 加齢
2. 弁膜症や心筋症など器質的心疾患によるもの
3. 交感神経の亢進

心房期外収縮は多くの場合、加齢により増加するが、数は少ないが小児でも出現する。

弁膜症や心筋症などの器質的心疾患により心房に負荷がかかると期外収縮が起こりやすくなる（心房細動と同様）。

ストレス・飲酒・喫煙・過労・睡眠不足・脱水などによる交感神経の亢進もきっかけとなる。

※原因は心房細動と同じ。
= 心房細動の引き金になることは重要（発作性上室頻拍の引き金になることもある）。
= 高齢者では、心房細動が隠れている（時々出ている）可能性がある。
= 自己検脈指導が大切。

203

# 症状・診断

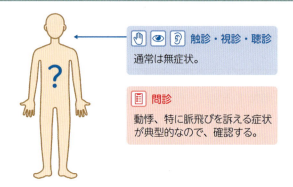

# 病態生理

### ⦿ 心房期外収縮とはどんな状態か？

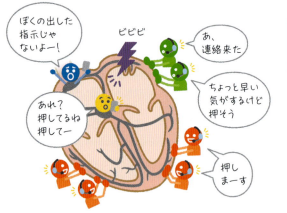

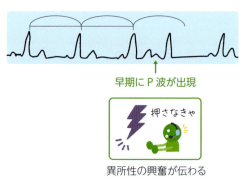

- 心房内で異所性興奮が発生し、洞結節から興奮が伝わるより前に心房が興奮してしまう状態。
- 洞結節から興奮が伝わるより前に心房が興奮してしまう ➡ **早期にP波が出現**。

心房期外収縮

## 検 査

**心電図**　心房期外収縮は単発が多いが、続くものもあり、2連発、3連発、ショートラン（3連発以上のもの）などと呼ぶ。

**単発**　の波形
治療の必要はほぼない。

**ショートラン**　の波形
ショートランが多い患者さんは、心房細動に移行しやすい。

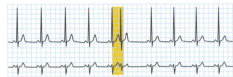
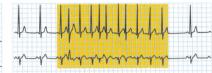

**心エコー検査**　期外収縮の頻度が高いときは、心エコーで器質的心疾患がないかを確認。

## 治療法・手術適応

- 症状が強くなければ、治療はしない。
- 自覚症状が強ければ、β遮断薬や抗不整脈薬（Naチャネル遮断薬）を投与。
- 交感神経の亢進などの原因があれば、それを取り除くことを説明する。

---

**ショートコラム**

**フリークエントAPCって何？**

　フリークエントAPC（frequent APC）とは？　心電図の期外収縮の分類であるLown分類で多発性（1時間に30個以上）と定義されており、この多発性をfrequentといいます。臨床で期外収縮がたくさんあると、ざっくりフリークエントAPCということもあります。
　ちなみに、APC（atrial premature contraction）とPAC（premature atrial contraction）は同じです。

# 心室期外収縮
## premature ventricular contraction (PVC)

**ひとことで言うと…** 洞結節より早くに心室が興奮してしまう不整脈。通常は無症状であるが、頻度が高かったり連発したりすると予後に関わってくる。
最も多くみられる、良性の不整脈で、基本的には治療の必要性はない。

- 上室（心房）性
- 頻脈性
- 刺激伝導異常（異常自動能）

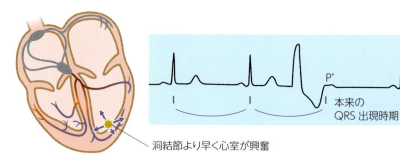

洞結節より早く心室が興奮／本来のQRS出現時期

### ベッドサイドに行く前に確認！

- **単発かどうか？**
  - 単発であれば、ベッドサイドでは問題にならないことが多い。
  - 連発している、頻度が高くなっていれば、自覚症状の有無を確認しよう。
- **基礎疾患はなにか？**
  - 心機能が正常であれば問題ないが、心不全や心筋梗塞直後の患者さんでは、心不全悪化や心室頻拍・心室細動を起こすことがある。

### 入院中のヤバサイン
- 回数が増加したり連発したりすると、致死性不整脈へ移行することもある

### >>> 病気の原因 <<<

以下の**3**つが重要

1. 加齢
2. 弁膜症や心筋症など器質的心疾患によるもの
3. 交感神経の亢進

心室期外収縮は多くの場合、加齢により増加するが、数は少ないが小児でも出現する。

弁膜症や心筋症などの器質的心疾患により左心室に負荷がかかると期外収縮が起こりやすくなる（心房細動と同様）。
➡ただし、心筋梗塞の直後には注意が必要。

ストレス・飲酒・喫煙・過労・睡眠不足・脱水などによる交感神経の亢進もきっかけとなる。

心室期外収縮

## 症状・診断

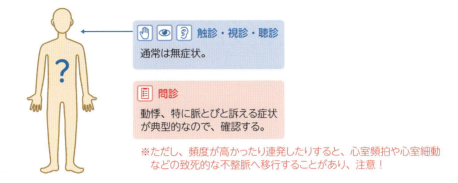

## 病態生理

### ◉ 心室期外収縮とはどんな状態か？

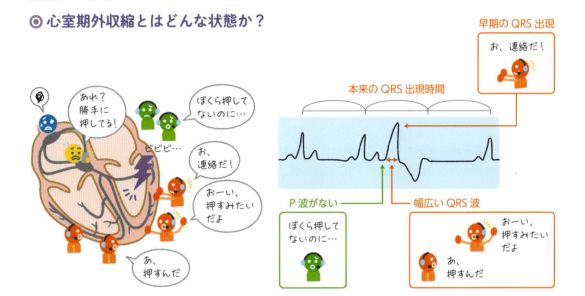

- 心室内で異所性興奮が発生し、洞結節から興奮が伝わるより前に心室が興奮してしまう状態。

- 心室の異所性興奮によって心室筋の興奮（心室の収縮）がスタートするため、心房筋は関与しない ➡ **P 波が消失する**。
- 異所性興奮は、刺激伝導系の経路から離れた場所で発生するため、心筋全体に興奮が行きわたるまでに時間がかかる ➡ **QRS 波の幅が広くなる**。
- 異所性興奮により、洞結節から興奮が伝わるより前に心室筋が興奮してしまう ➡ **早期の QRS 波出現**。

5章　不整脈

# 分　類

◉ **心室期外収縮の心電図波形にはいろんな形がある！**
**重症度を判定する Lown 分類をおさえよう**

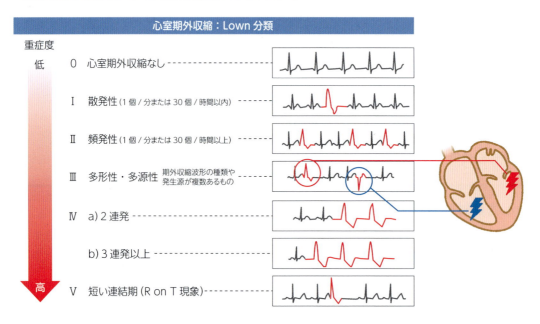

- 単形性のみでも連発があればⅣに、多形性でかつ連発があってもⅣになる。
- 心機能が悪い人の多くは多形性の PVC なのでⅢ以上になる。
- Lown 分類は、心筋梗塞急性期におけるリスク評価であることに注意する。

**R on T**

- R on T の心室期外収縮を起こすと、心室細動へ移行する可能性があるので、注意が必要であり、頻発時は要注意となる。

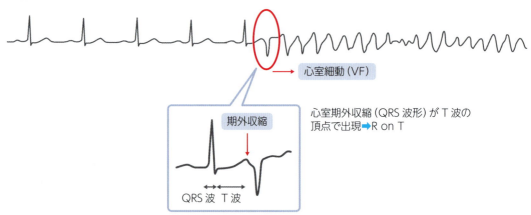

心室期外収縮

> **ショート コラム**
>
> ## 「Lown 分類」、なんて読みますか？
>
> 「ローン分類」？ 「ラウン分類」？ どう読むかわかりますか？
> Lown 分類は、ハーバード大学の Bernard Lown（バーナード・ラウン）先生からつけられた名称であって、固有名詞なので、正しくは「ラウン分類」。しかし、「ローン分類」と呼んでしまっていることも臨床ではよくあるので、なんとか伝わりますが。

# 検　査

**心電図**

- **12誘導心電図**：心電図で期外収縮の形などを評価する。12誘導心電図で記録できれば、専門医は心室性期外収縮がどこから出現しているかを概ね診断できる。
- **モニター心電図**：心室期外収縮が連発していると、致死性不整脈のリスクが上がるので、モニター心電図での管理が必要！

**採血**　特にK値などの電解質異常がないかを確認する。

**心エコー**　期外収縮の原因となる基礎心疾患を評価する。

# 治療法・手術適応

**薬物療法**

- **心筋梗塞急性期など**：リドカインやアミオダロンを考慮（R on T の予防）。
- **基礎心疾患がある場合**：β遮断薬やアミオダロンを考慮。

※症状がない、軽度：経過観察

**非薬物療法**　カテーテルアブレーション

- 不整脈（特に頻脈）が原因となる左室心筋障害（頻脈誘発性心筋症）が報告されており、期外収縮も頻度が高いと、心機能低下の原因となる場合がある。
- ➡ その場合にはカテーテルアブレーションの適応となることも。

**カテーテルアブレーション** ➡ p.190

# 発作性上室頻拍
## paroxysmal supraventricular tachycardia（PSVT）

**ひとことで言うと…** 房室結節や副伝導路によるリエントリー（旋回）で起こる**頻拍性不整脈。突然起こり、突然止まる動悸症状**が特徴。

- 上室（心房）性
- 頻脈性
- 刺激伝導異常（リエントリー）

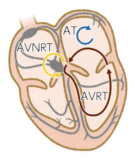

P波

突然現れて、突然停止する。
そのとき、QRS波の直後にP波がみられる。

 **ベッドサイドに行く前に確認！**

- 発作の頻度は？
  - 入院中にも発作が起きる可能性を確認しておく。その際の対処も、事前に確認！
- 発作時の症状は？
  - 発作時のバイタルサインが不安定になる患者さんには、点滴やモニターを準備して人を集める。

**入院中のヤバサイン**
- 突然の自覚症状
- →バイタルサインの変化と急変への備えを開始！

 **ベッドサイドの観察項目！**

- 【発作時なら】すぐにバイタルサインの確認・モニター管理を開始！

### >>> 病気の原因 <<<

以下の**2つ**が重要
1. リエントリー回路
2. 基礎心疾患がない人が多い

先天性に刺激伝導が回旋する回路を持っている人に出現するが、心臓外科術後やカテーテルアブレーション術後に後天性でリエントリー回路が出現することもある。

心筋症や弁膜症などの基礎心疾患のない、元気な人に認めることが多い（約85％）。

### 英略語・単語

**AVNRT**：atrioventricular nodal reentrant tachycardia 房室結節リエントリー性頻拍
**AVRT**：atrioventricular reciprocating tachycardia 房室回帰性頻拍
**AT**：atrial tachycardia 心房頻拍
**ATP**：アデノシン三リン酸

# 病態生理

## ◉ 発作性上室頻拍とはどんな状態か？

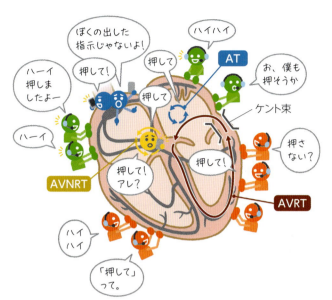

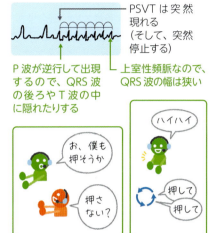

心室から心房へと興奮が伝わっている

## ◉ 刺激伝導がどこで回旋（リエントリー）するかで、3種類に分かれる

→ **AVNRT**（房室結節リエントリー性頻拍）：房室結節内でリエントリーする頻拍発作。

→ **AVRT**（房室回帰性頻拍）：心房と心室の副伝導路（ケント束）を介してリエントリーする頻拍発作。

→ **AT**（心房頻拍）：心房内でリエントリーをする頻拍発作（1カ所からの異常興奮型もある）。

> リエントリーの発生機序を総論でおさえましょう。→p.179

## ◉ 3つの発作性上室頻拍の頻度は……

- 実際の臨床で多い順は、**AVNRT** ＞ **AVRT** ＞ **AT** となる。
- 心臓外科術後や、カテーテルアブレーション治療後に頻脈発作が出た患者さんに **AT** が多い。

> しかし、この鑑別ができなくても治療や対応に大きな違いはありません！

> **アドバンスト コラム**
>
> ### 心房頻拍（AT）は、本当はだれの仲間なのか！? 問題
>
> 　心房頻拍（AT）は発作性上室頻拍（PSVT）のなかに分類されはしますが、「リエントリー」以外にも「自動能亢進」や「撃発活動」といった誘因もあり、一概に AVRT・AVNRT と同じとはいえません。
> 　また、AT は非常に広い概念であり、「心房リズムが整で 100bpm 以上の、洞結節以外に起源を持つ頻拍」と定義しますと、心房粗動（AFL）もそこに入ってきます。
> 　大まかな治療方針の薬剤・アブレーションや血行動態は変わりなく、また抗凝固療法が必要─なかなか、心電図だけでは診断が難しいのが実際の臨床です。

## 症状・診断・病態生理

- 突然起こり、突然停止する動悸の症状。
- 💬 患者さんへの病歴問診でも、必ず「何時何分から」や「この作業のこの時から」などの答えがはっきりしており、発症が確実にわかる。
- 良性の不整脈で、規則的な頻脈がみられる。
- 頻脈が速い、持続時間が長いと、症状が悪化してめまい・意識消失をきたす。
  - ➡ 運転中など、発作時の状況によっては危険な状態に。
- 心不全患者さんに起きると、心不全が悪化する。

**発作性上室脈拍から意識消失へ至るメカニズム**

発作性上室脈拍
→ 心室の高頻度興奮（頻脈） → 心室の拡張期の短縮 → 心拍出量の低下 → 意識消失
→ 心房収縮の消失 → 心房のポンプ機能の低下 → 心拍出量の低下 → 意識消失

## 身体所見

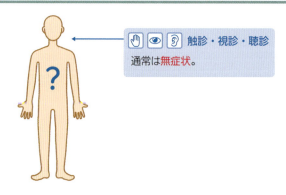

触診・視診・聴診
通常は**無症状**。

# 検　査

**心電図**

診断には心電図が重要。特徴は以下。
- 上室性頻脈なので QRS 波は狭い。
- P 波が逆行して出現するので、QRS 波の後ろや T 波の中に隠れたりする。
➡ これを見つけることで、AVRT か AVNRT かを予想する（見つけられなくても OK）。

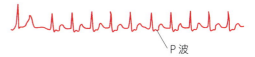

発作性上室頻拍（PSVT）を生じた波形

P 波

PSVT は、突然現れ突然停止する。その際、QRS 波の直後に P 波（逆行性伝導）がみられる

**EPS（電気生理学的検査）**
- PSVT の確定診断を行い、続けてカテーテルアブレーションへ移行する。

# 治療法・手術適応

## ◉ バイタルサインが安定していれば……

❶ まずは迷走神経刺激法から試してみる
- Valsalva（バルサルバ）法：息を大きく吸って、息をこらえてもらう。
- 頸動脈洞マッサージ：頸動脈を圧迫する。
  ＊ただし動脈硬化の強い高齢者には実施しない。
- 顔面浸水：顔を冷水につける。
➡ 現実的には Valsalva 法を試すのが一般的。

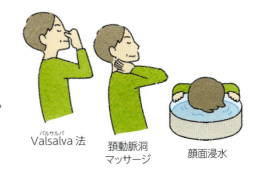

Valsalva（バルサルバ）法　　頸動脈洞マッサージ　　顔面浸水

❷ 改善なければ薬剤投与
- ベラパミルの点滴、ATP（アデノシン三リン酸）の静注を施行。
- ベラパミルや β 遮断薬の内服薬を頓服させる。

## ◉ バイタルサインが不安定であれば……
電気ショック（カルディオバージョン）が必要。

## ◉ どんな症例でも患者さんが希望すれば……
カテーテルアブレーションの適応。
- PSVT と診断されたら、症状が強いケースや薬剤の効きにくい症例に限らず、患者さんが希望したら適応となる。
- 根治率が高い（97％）[1]、確立された治療方法である。

# WPW症候群
## Wolff-Parkinson-White (WPW) syndrome

 **ひとことで言うと…** ケント束（心房と心室との副伝導路）をもつ不整脈のこと。**房室回帰性頻拍（AVRT）** や **偽性心室頻拍（シュードVT）** が問題となってくる。

頻脈性
刺激伝導異常（リエントリー）

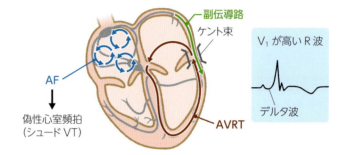

### ベッドサイドに行く前に確認！

- 今回の入院目的は？
  - カテーテルアブレーションか？ それ以外の入院目的か？
- 発作性上室頻拍（PSVT）や心房細動（AF）の既往歴は？
  - ➡ あれば要注意！

### 入院中のヤバサイン

- 突然の自覚症状
- ➡ バイタルサインの変化と急変への備えを開始！

###  ベッドサイドの観察項目！

- 動悸症状などの自覚症状は？
  - ➡ あればすぐにバイタルサインのチェック、モニター管理を行う。

### ≫≫病気の原因≪≪

以下の **2つ** が重要
1. リエントリー回路
2. 基礎心疾患がない人が多い

先天性に刺激伝導が回旋する回路を持っている人に出現する。

心筋症や弁膜症などの基礎心疾患のない、元気な人に認めることが多い（約85％）。

---

🔊 **英略語・単語**

**AVRT**：atrioventricular reciprocating tachycardia
房室回帰性頻拍

**pseudo VT (ventricular tachycardia)**：シュードVT。偽性心室頻拍

**PSVT**：paroxysmal supraventricular tachycardia
発作性上室頻拍

**AF**：atrial fibrillation 心房細動

WPW症候群

# 病態生理

## ◉ WPW症候群とはどんな状態か？

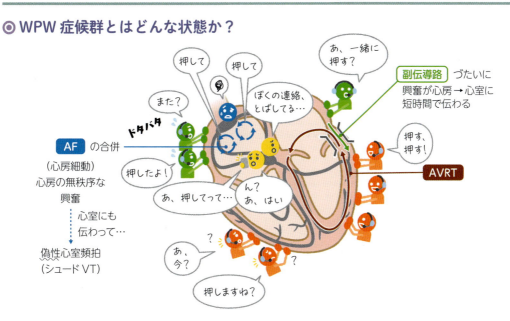

- 心房と心室をつなぐ副伝導路（ケント束）によって、心房筋の興奮が直接心室筋に伝わり、早期に心室筋が興奮する（心室が収縮する）状態。
- 心房細動を合併した場合、この副伝導路によって、心房筋の小刻みな興奮もすばやく心室筋に伝わるため、心室筋も小刻みに興奮する。

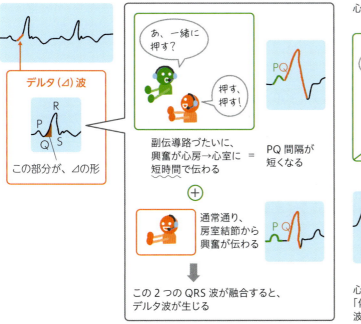

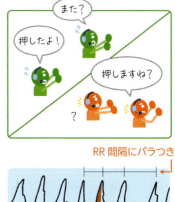

---

🔍 英略語・単語

EPS：electrophysiological study 電気生理学的検査
ATP：アデノシン三リン酸

## 身体所見

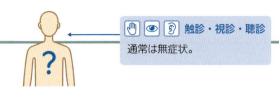

触診・視診・聴診
通常は無症状。

## 症状・検査・診断

○ 発作性上室頻拍（PSVT）の一種＝PSVT の症状を認める

○ 心房細動（AF）の合併を見極める
- **心房細動（AF）の合併**
    ＝心房の無秩序な興奮がみられる。
    ➡その興奮が、心室に伝わる。
    ➡心室頻拍（VT）に似た波形がみられる
    ＝**偽性心室頻拍（シュードVT）**。
    ➡心室頻拍（VT）に見えるが、**RR間隔が不整**であることがポイント。
- 診断には心電図が重要。

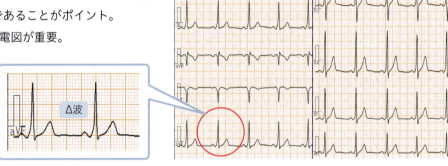

Δ波

○ EPS（電気生理学的検査）
- PSVT の確定診断を行い、続けてカテーテルアブレーションへ移行する。

## 治療法・手術適応

○ 根治治療＝ カテーテルアブレーション
- WPW 症候群で頻脈発作があれば、行うべき治療である。

○ 発作時の治療＝ 薬物治療
- **AVRT**：迷走神経刺激法、ATP や Ca 拮抗薬（ベラパミル）静注。
- **AF**：Na チャネル遮断薬を使用する。ジギタリスや Ca 拮抗薬（ベラパミル）は禁忌。

発作性上室頻拍 ➡p.210　　カテーテルアブレーション ➡p.190
心房細動 ➡p.192
心室頻拍 ➡p.232

# 洞不全症候群
### sick sinus syndrome (SSS)

 **ひとことで言うと…** 洞結節の働きが低下して、**徐脈**となることでふらつきや失神の症状が出現する状態。良性の徐脈であるため、症状がなければ治療の必要は少ない。

**徐脈性**
刺激生成の異常
（洞機能が低下）

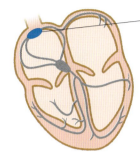
洞結節の働きが低下する

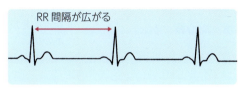
RR間隔が広がる

---

📖 **ベッドサイドに行く前に確認！**

- **自覚症状は？**
  ➡ **事前にカルテでチェック！**
  - めまい・ふらつき・失神や、疲れやすさ・息切れなどがないか確認。
- **内服薬の内容は？**
  - 薬剤性の徐脈も鑑別にあげる。

**入院中の ヤバサイン**
- 徐脈が続く
  ➡ 心不全の発症に注意
- 突然の失神・意識消失
  ➡ 新たな徐脈の出現

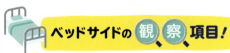 **ベッドサイドの観察項目！**

- **バイタルサインは？**
  - 徐脈に伴って、心不全が発症していないか？
  - 血圧、脈拍に加えて SpO$_2$ や呼吸数もチェック！

5章　不整脈

## >>> 病気の原因 <<<

**以下の7つが重要**

1. 加齢
2. 薬剤性
3. 電解質異常（高K血症）
4. 甲状腺機能低下症
5. 心臓基礎疾患によるもの
6. 神経調節性失神
7. スポーツ心臓

実は原因として、加齢が一番多い。

β遮断薬・抗不整脈薬・ジギタリス・Ca拮抗薬などの循環器薬剤によっても引き起こされる。
→ それ以外にも、抗認知症薬、抗精神病薬でも徐脈に。

心臓基礎疾患によるもの
→ 虚血性心疾患、サルコイドーシス、心筋症など。

神経調節性失神
→ 迷走神経反射による失神や、排尿、咳嗽（がいそう）、嚥下（えんげ）、食後など特定の状況で発症する状況失神がある。

# 病態生理

### ● 洞不全症候群とはどんな状態か？

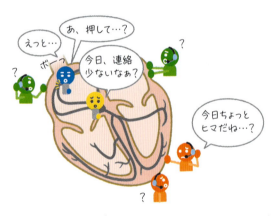

- 洞結節の働きが低下し、通常より電気刺激が減ってしまうために、心房・心室の収縮回数が減り、時に脳虚血や心不全状態になる。

- 徐脈になる＝PP間隔があく、Pが消失するなど、さまざまなパターンがある。

# 症状・診断

脳虚血症状：めまい・ふらつき・失神など
心不全症状：疲れやすい・息切れなど

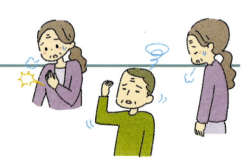

洞不全症候群

## 身体所見

- **心不全**の簡単な鑑別を行う。

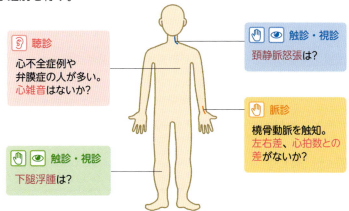

## 検　査

### 心電図

P波の有無、RR間隔に、特に注目！

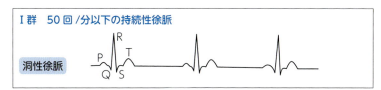

Ⅰ群　50回/分以下の持続性徐脈

洞性徐脈

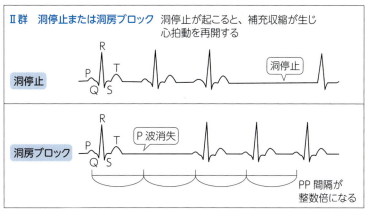

Ⅱ群　洞停止または洞房ブロック　洞停止が起こると、補充収縮が生じ心拍動を再開する

洞停止

洞房ブロック

P波消失

PP間隔が整数倍になる

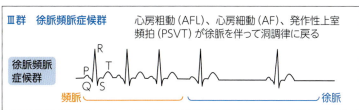

Ⅲ群　徐脈頻脈症候群　心房粗動（AFL）、心房細動（AF）、発作性上室頻拍（PSVT）が徐脈を伴って洞調律に戻る

徐脈頻脈症候群

頻脈　　　徐脈

5章　不整脈

### ホルター心電図

● 失神の原因となるロングポーズ（maxRR 間隔）を確認。

● 総心拍数を確認。

### 心エコー

● 心不全の所見（左室収縮能の確認と、肺高血圧の有無、下大静脈の拡大がないか）をチェック。

### 採　血

● 電解質異常（特に高 K、高 Mg に注意）、薬剤血中濃度、甲状腺機能低下症をチェック。

## 治療法・手術適応

#### ◯ 症状がない場合は……

● 症状がない洞性徐脈や洞停止は、経過観察。

＊症状がなくても、徐脈頻脈症候群では洞停止の時間によっては、ペースメーカを考慮。

#### ◯ 症状がある場合は……

● ペースメーカ治療（恒久的および一時的）。

● 薬剤が原因であれば、薬剤の中止。

---

**アドバンスト コラム**

#### 脈が遅くなる可能性のある薬剤

　脈が遅くなる可能性のある薬剤はたくさんあります。全部を覚えるのは難しいですよね。

　そこで、まずは重要なものをおさえるところから始めましょう。脈を遅くする作用が目的の「**β遮断薬**」や「**Ca 拮抗薬（ベラパミルなど）**」に加えて、「**抗不整脈薬**」「**抗精神病薬**」のほか、**ドネペジル（アリセプト®）**、**ファモチジン（ガスター®）** なども可能性があることを知っておきましょう。

　高齢者は、**脱水→腎機能悪化→薬剤の効きすぎ**がよく起きますので、注意！

---

220

# 房室ぼうしつブロック
atrioventricular (AV) block

**ひとことで言うと…** 心房から心室への伝導障害で、**徐脈**となった状態。モビッツⅡ型の2度房室ブロックと、3度房室ブロック（完全房室ブロック）は、徐脈による失神や心不全を起こすことがある。

徐脈性
刺激伝導異常（伝導ブロック）

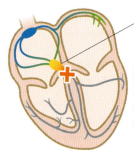

房室結節からの伝達がブロックされる！

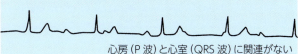

3度房室ブロック（完全房室ブロック）

心房（P波）と心室（QRS波）に関連がない

###  ベッドサイドに行く**前**に確認！

- **発症時期は？**
  - 入院中なら速やかに処置が必要。
  - 予定入院なら、心不全悪化に注意してペースメーカ治療を行う。

- **自覚症状は？ 失神の症状は？ 心不全症状がないか？**

### 入院中の ヤバサイン

- SpO₂低下、呼吸数の増加
- ➡ 入院中でも心不全が悪化するかも

### ベッドサイドの 観 察 項目！

- **モニターはしっかりついているか？**
  - モニターが外れている間に急変しないように注意。
- **心不全所見はみられない？**
  - 心不全所見を評価＝頚静脈、下腿浮腫に注意！

---

**英略語・単語**

**advanced AV (atrioventricular) block**：高度房室ブロック

**PTSMA**：percutaneous transluminal septal myocardial ablation 経皮的中隔心筋焼灼術

5章　不整脈

## >>> 病気の原因 <<<

**以下の7つが重要**

1. 特発性（加齢）
2. 高カリウム血症
3. 薬剤性
4. 心筋障害
5. 甲状腺機能低下症
6. 先天性心疾患
7. 術後の影響

加齢により、房室結節やヒス束の変性がみられる。
➡ただし、若年でも特発性の完全房室ブロックの人もいる。

高カリウム血症は、急性腎不全などに合併して起こり、可逆性。

β遮断薬、抗不整脈薬、Ca拮抗薬、ジギタリス製剤などの薬剤によっても引き起こされる。

心筋障害（心サルコイドーシス、心アミロイドーシス、心筋炎、心筋梗塞など）も原因となる。
➡若年の完全房室ブロックの患者さんが、その後にサルコイドーシスと診断される例がある。

開心術後、アブレーション・PTSMA・心筋生検での合併がみられる。

# 病態生理

### ● 房室ブロックとはどんな状態か？

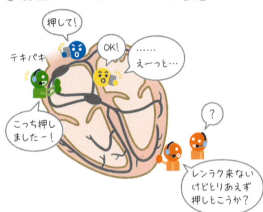

3度房室ブロック（完全房室ブロック）

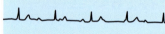

心房（P波）と心室（QRS波）に関連がない

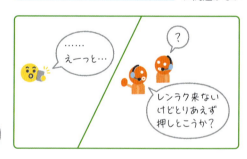

- 房室結節（およびヒス束）以下で興奮の伝導が途切れることにより、心房から心室への伝導障害が起こっている状態。
- 徐脈と一緒で、心房と心室が同期しないことでの心拍出量低下がみられる。
  ※徐脈 ➡ 心拍出量低下（心拍出量＝1回拍出×回数）

- そのままだと心拍数が減ってしまうため、房室結節以下の刺激伝導系が興奮を起こし、それが心室筋に伝わって心室が収縮する（補助収縮）。これが一定のリズムで連続して起こる（補助調律）➡ RR間隔は一定。
- 洞結節の働きは正常で、心房筋には刺激が届いている ➡ PP間隔は一定。
- 心房筋の興奮と心室筋の興奮は、異なる刺激から生じている ➡ PR間隔はバラバラ。

# 症状・診断

## ◉ 伝導障害の程度から、1度、2度、3度に分けられる

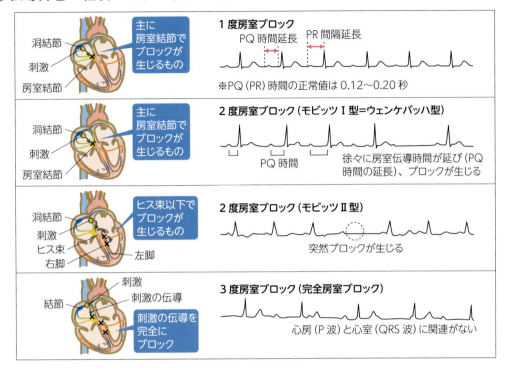

### 症状

- 失神や心不全症状がみられる。無症状の人もいる（特に若い患者さんでは）。
- 1度では多くの場合、自覚症状はほとんどなく、治療も必要ない。
- ウェンケバッハ型房室ブロックは、若年者では良性がほとんど。
  ＝副交感神経が優位になるので、心臓がリラックスして休んでいる。
- しかし高齢者ではモビッツⅡ型へ移行する前段階のこともあり、良性とは言い切れない。
  ➡ 慎重にフォローする必要がある。

### アドバンスト コラム

#### 高度房室ブロック（advanced AV Block）とは？

　生理的心房レートで、房室伝導比が3：1以下に低下した病態です。房室伝導が完全に途絶しているものを「完全房室ブロック（complete AVB）」と呼び、基本的に同等の病態となります。
　具体的には、2：1の房室ブロックがメインで、たまに連続でブロックとなってしまうような症例を、「2：1で重症かなぁ」と言わずに、「アドバンスやね」と言ってしまっています。

## 身体所見

- **心不全**の簡単な鑑別を行う。
- **僧帽弁閉鎖不全症**を起こしていることも。

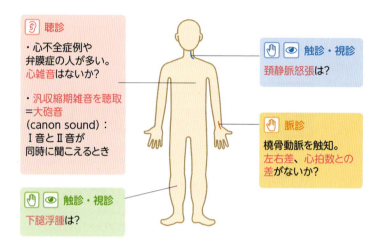

## 検　査

**心電図**　「症状・診断」参照。
**心エコー検査**　基礎疾患がないかの評価を行う。
**採　血**　電解質、血中濃度を確認するほか、サルコイドーシスに特異的な採血（ACE、リゾチーム）を行う。
**胸部X線**　肺うっ血の評価を行う。

## 治療法・手術適応

- 1度房室ブロックおよび2度房室ブロック（モビッツⅠ型＝ウェンケバッハ型）：**経過観察**
- 2度房室ブロック（モビッツⅡ型）および3度房室ブロック（完全房室ブロック）：**恒久的ペースメーカ**
    - ＊ただし、可逆的な原因があれば（薬剤・心筋梗塞）、一時ペースメーカを使用する。
    - ＊ペースメーカが使えない施設では、アトロピン、イソプロテレノール、カテコールアミンなどの薬剤を投与する。もしくは、経皮的ペーシングなどを施行して、搬送を考慮する。

# 脚ブロック

bundle branch block

ひとことで言うと…　右心室と左心室に分かれて伝導する、右脚と左脚の部位での伝導障害。自覚症状を伴わないが、基礎疾患や原因を鑑別する必要がある不整脈。右脚ブロックは、最も多い不整脈の一つ。

刺激伝導異常（伝導ブロック）

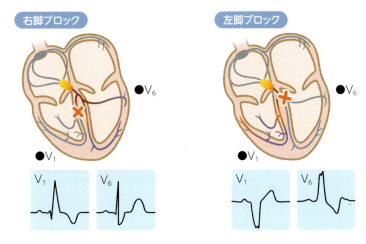

## ベッドサイドに行く前に確認！

- 発症はいつから？　以前から？
  入院している間に？
  - 新規に発症したら、心機能低下や心不全発症に注意する。

## >>> 病気の原因 <<<

以下の **3つ** が重要

1. 先天性
2. 加齢
3. 虚血性心疾患

多くの症例は器質的な心疾患はないが、小児・学校健診で診断された場合には先天性心疾患の合併を考慮して二次検診となることが多い。

加齢とともに増加する。

成人の新規の左脚ブロックでは、虚血性心疾患やサルコイドーシス・心筋症を鑑別する必要がある。

# 病態生理

## ◉ 脚ブロックとはどんな状態か？

- 左脚・右脚で伝導障害が起こり、刺激がスムーズに心室全体に行きわたらない状態。
- ブロックされていない側の刺激はそのまま心室筋に伝えられるので、そこから逆側の心室筋へと刺激が伝わっていく（その分、刺激伝導系が正常にはたらいているときより、伝導に時間がかかる）。

**右脚ブロックなら…**

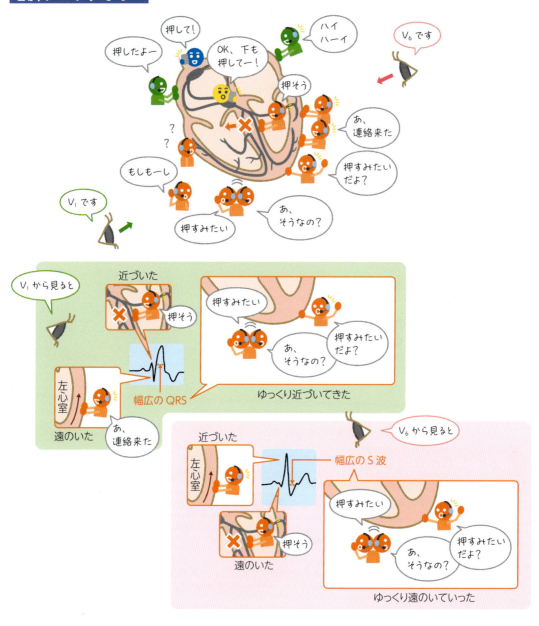

## 左脚ブロックなら…

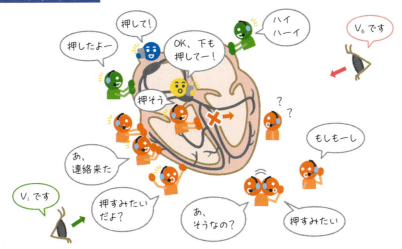

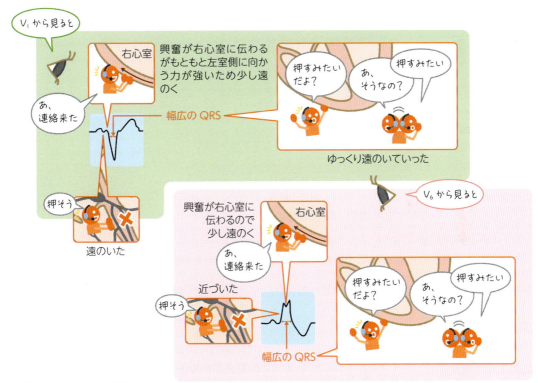

## ◯ 脚ブロックの心電図

- すでに興奮している側の心室筋から逆側の心室筋へと刺激が伝わっていく際、どの電位から見るかによって、波の向きが変わる。
- 心室全体への刺激は、心室筋から心室筋へゆっくり伝わる ➡ QRS 波の幅は広くなる。
- ➡ このときの QRS 幅によって、完全脚ブロック（0.12 秒以上〈3mm 以上〉）と不完全脚ブロック（0.10～0.12 秒〈2.5～3mm〉）を診断する。

## 症状・診断

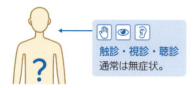

- **新規の左脚ブロック**であれば、虚血性心疾患の鑑別も。そのほか心筋症なども評価。
- **右脚ブロック**であれば、右心負荷がかかるような病態。若年であれば、心房中隔欠損症などの先天性心疾患の確認も。

## 検査

**心電図**

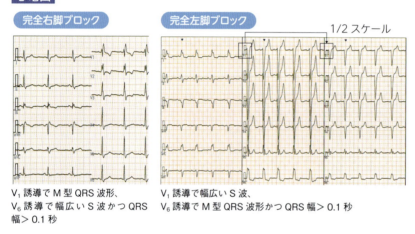

完全右脚ブロック：$V_1$誘導でM型QRS波形、$V_6$誘導で幅広いS波かつQRS幅＞0.1秒

完全左脚ブロック：$V_1$誘導で幅広いS波、$V_6$誘導でM型QRS波形かつQRS幅＞0.1秒

**心エコー検査**

- 虚血性心疾患、心筋症などを鑑別に評価を進める。
- 若年者または学校健診で指摘された脚ブロックでは、特に先天性心疾患を鑑別にあげる（頻度は少ないが、見逃さないために二次検診に回す）。そのなかでも頻度の多い心房中隔欠損症などを第一に評価を行う。

## 治療法

○ 無症候性脚ブロックに出会ったら、こんな流れで診察を進める

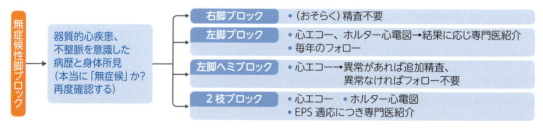

虚血性心疾患 ➡3章 p.72
心房中隔欠損症 ➡10章 p.347

# 心室細動
## しんしつさいどう

ventricular fibrillation (VF)

**ひとことで言うと…** 心室が無秩序に興奮し、心臓から血液を送り出せない痙攣状態で心停止した状態。速やかな除細動および心肺蘇生法が必要となる。成人の突然の心停止の原因では最多。

- 心室性
- 頻脈性
- 刺激伝導異常（リエントリー）

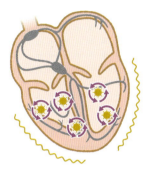

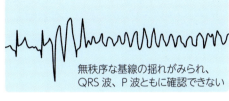

無秩序な基線の揺れがみられ、QRS波、P波ともに確認できない

 **ベッドサイドに行く前に確認！**

- 心室細動だと思ったら、すぐにベッドサイドへかけつける！
  - 走っていって、患者さんが元気なら心電図のノイズ（→それならよかった！）。

**入院中のヤバサイン**
- モニターでのPVCの増加やQT延長
- ➡ 不整脈が起こる前兆かも！

 **ベッドサイドの観察項目！**

- 意識はある？
  - 反応がなければ、人を集めて速やかに電気的除細動。それまでは胸骨圧迫を行う。
  - BLS（心肺蘇生法）の実施。

---

**英略語・単語**

**BLS**：basic life support 一次救命処置。心肺蘇生法の一つ

**ICD**：implantable cardioverter defibrillator 植込み型除細動器

## 5章 不整脈

### >>> 病気の原因 <<<

以下の **4** つが重要

1. 急性心筋梗塞の急性期
2. 心筋症
3. Brugada（ブルガダ）症候群
4. QT 延長症候群

急性心筋梗塞の急性期では、虚血による電気的不安定に期外収縮も合わさって、心室細動・心室頻拍になりやすい。

心筋症は心不全と同様に、突然死・心室細動のリスクが高い疾患。

Brugada 症候群は、若年から中高年の男性の突然死の原因として有名。

心電図の QT 部分が薬剤や徐脈、低 K 血症などによって延長し、トルサード ド ポアント（Tdp）といわれる心室頻拍や心室細動を起こしやすくなる。若年では先天性 QT 延長症候群もある。

# 病態生理

### ● 心室細動とはどんな状態か？

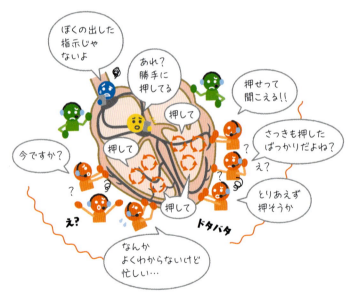

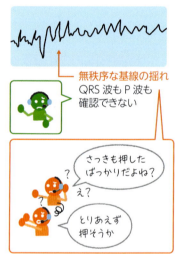

無秩序な基線の揺れ
QRS 波も P 波も確認できない

心室が無秩序に興奮している

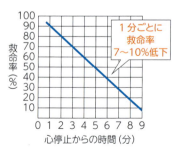

1 分ごとに救命率 7〜10％低下

（米国心臓協会．心肺蘇生と救急心血管治療のための国際ガイドライン．2000 より引用）

- 心筋が 1 分間に 300 回以上不規則に痙攣しており、心臓から拍出ができなくなり、脳に血流がいかない。
- 5 秒以上続くことで意識消失し、心停止となる。
- 心室細動が自然停止することはまれ。

心室細動

## 症状・診断

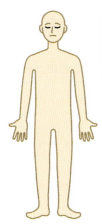

症状は?
➡ **突然の意識消失・心停止**
（心停止＝意識なし、脈なし、呼吸なしの状態）。

○ 心電図は?
- **基線の揺れ**を伴う、**幅の広い QRS 波が無秩序に連続**する波形。
○ どう対応する?
- モニター心電図、もしくは AED で診断をして、速やかに**除細動**を!
- 心拍再開後に速やかに意識を確認し、バイタルチェックから開始。
- 難治性には薬剤投与を行う（アドレナリン、アミオダロン）。

## 検　査

① モニター心電図、もしくは AED で診断し、速やかに除細動を行う
　➡ 心拍再開後に、心室細動となった基礎疾患を検索する。
　　＊このときに家族歴も聴取が重要！
② 心電図・心エコー検査・採血を行う
　➡ 心筋梗塞・心筋症・心電図異常・電解質異常などを鑑別に。

## 治療法・手術適応

- 速やかに除細動を行い、二次予防に植込み型除細動器（ICD）治療を行う。
- 原因疾患の治療として、QT 延長症候群ではβ遮断薬を投与する。

---

**アドバンスト コラム**

### スポーツ中に突然の不整脈!?　〜心臓振盪（しんとう）〜

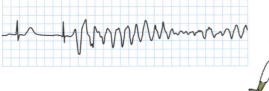

少年野球などのボールが心臓に当たったときに不整脈となることがある。心電図の T 波のタイミングで腹部に強い衝撃が重なると、R on T の状態となり、心室細動を生じる。

5章 不整脈

# 心室頻拍
## ventricular tachycardia (VT)

**ひとことで言うと…** 心室性期外収縮（PVC）が持続している状態で、頻脈となっているもの。脈が触知できず、心停止に至る可能性のある危険な不整脈。

- 心室性
- 頻脈性
- 刺激伝導異常（リエントリー）

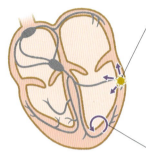
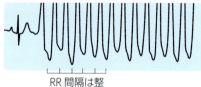

新たな発電所から電気が作られる
P波は不明瞭。幅が広い一定の形のQRS波が連続して出現
RR間隔は整
または電気の流れの旋回が起こる

###  ベッドサイドに行く前に確認！

- **今回の治療目的は？　心室頻拍（VT）に対する治療かどうか？**
  - モニター心電図でVTと思ったら、すぐに病室へかけつける。

### 入院中のヤバサイン
- モニターでのPVCの増加やQT延長
  → 不整脈が起こる前兆かも！
- 心室頻拍の回数が増加
  → 心不全の悪化に注意

###  ベッドサイドの観察項目！

- **まず、意識は？　めまいや失神の症状はない？**
  - Adamas-Stokes発作の評価を行う。
- **モニター心電図の位置は？**
  - ノイズが入りやすい部位でないか、確認する。

---

**かんテキ**
アダムス・ストークス症候群（Adams-Stokes syndrome）：徐脈性の不整脈のために心臓から脳に流れる血液量が減ったことによる脳虚血状態その症状。ペースメーカが適用となる。

心室頻拍

## >>>病気の原因<<<

以下の **4** つが重要

1. 急性心筋梗塞の急性期
2. 心筋症
3. Brugada(ブルガダ)症候群
4. QT延長症候群

急性心筋梗塞の急性期では、虚血による電気的不安定に期外収縮も合わさって、心室細動・心室頻拍になりやすい。

心筋症は心不全と同様に、突然死・心室細動のリスクが高い疾患。

Brugada症候群は、若年から中高年の男性の突然死の原因として有名。

心電図のQT部分が薬剤や徐脈、低K血症などによって延長し、トルサード ド ポアント(Tdp)といわれる心室頻拍や心室細動を起こしやすくなる。若年では先天性QT延長症候群もある。

# 病態生理

## ● 心室頻拍とはどんな状態か？

- 心室内で異所性興奮やリエントリーが発生することにより、小刻みに心室筋が興奮（心室が収縮）する状態。
- 心室筋は刺激伝導系と関係なく興奮する（心房の興奮のリズムと無関係）➡ **QRS波の幅は広く**

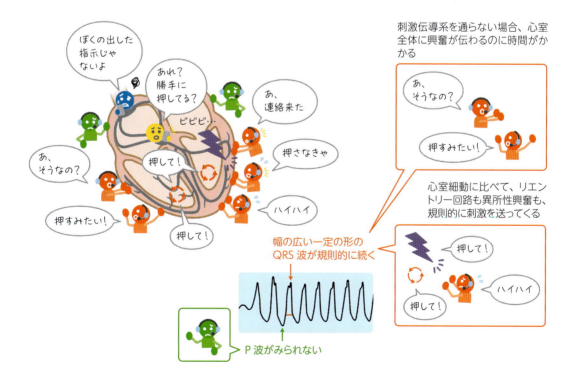

## 5章　不整脈

- 「心室からの3連発以上の頻拍」を心室頻拍（VT）と定義する。
- 心室が1分間に約120〜250回の速度で収縮することで、左室に十分な血液をためることができずに、心臓からの心拍出量が低下してしまう。
- 時間が短かったり脈拍数が少なければ症状は軽度だが、時間が長かったり脈拍数が多ければ脳血流低下や心不全を起こしてしまう。
- 心室内でのリエントリーによる。

### ◎ 心室頻拍（VT）の分類

頻拍持続時間 が……………… 30秒以上 ➡ 持続性心室頻拍（Sustained VT）
　　　　　　　　　　　　　　30秒以下 ➡ 非持続性心室頻拍（Non sustained VT）

頻拍中の心電図波形 が…… 単一である ➡ 単形性心室頻拍
　　　　　　　　　　　　　　波形が複数 ➡ 多形性心室頻拍

原因・基礎疾患をもつ ➡ 器質的心室頻拍
原因がない、心機能正常 ➡ 特発性心室頻拍
心停止状態 ➡ 無脈性心室頻拍（Pulseless VT もしくは 脈なしVT という）

# 症状・診断

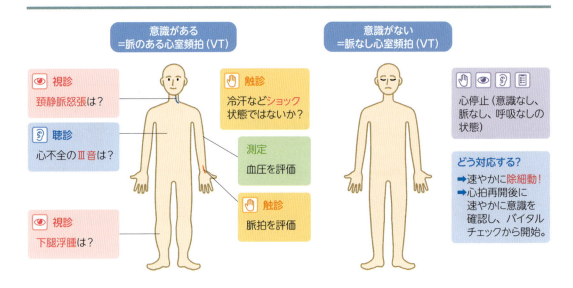

## 検 査

**心電図**
- 基線の揺れがない幅の広い一定の形のQRS波が規則的に連続する波形。

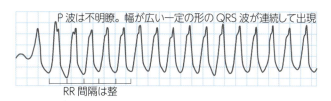
P波は不明瞭。幅が広い一定の形のQRS波が連続して出現
RR間隔は整

**心エコー検査と採血**
- 心筋梗塞、心筋症、電解質異常などを鑑別に。
  ＊電解質異常ではNaやK以外にもMgも測定を行う。

## 治療法・手術適応

### ◉ 脈ありVT（心室頻脈）
➡ バイタルを確認して血行動態を評価する＝安定しているか不安定か。
- 安定していれば、点滴での薬物治療を行う。アミオダロンが多く使用されるが、ベラパミルが著効するタイプもある。
- 不安定であれば、鎮静させ、カルディオバージョンを行う。その後、再発予防にアミオダロン点滴を行うことが多い。

### ◉ 脈なしVT（心室頻脈）
➡ 心停止であり、速やかに除細動と心肺蘇生法を実施する。
- 再開後に原因検索を行うが、再発予防にアミオダロン点滴を行うことが多い。
- 二次予防として、アミオダロン・β遮断薬の内服治療。
- 突然死予防に、植込み型除細動器（ICD）治療を行う。
- 症例によってはカテーテルアブレーションを行う。

---

**アドバンストコラム**

#### 通称：歯磨きVT……これ、なんの波形？

歯磨きVTとは、患者さんの体動によるノイズ、アーチファクト（偽所見）によって、あたかも心室頻拍に見えるモニター心電図所見のことです。大事なことは、患者さんの症状確認を行うこと。問診をして症状がなければ、ノイズの可能性が疑うことができます。
　心電図は、自己のQRS波形を一定間隔で探せば、ノイズの中に見つけることができるはずです。

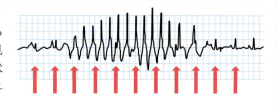

カルディオバージョン ➡ p.189
カテーテルアブレーション ➡ p.190

# Brugada症候群

> **ひとことで言うと…** 若年から中年男性に多い、夜間に心室細動による突然死を起こす可能性のある不整脈。

**心電図**
- 右脚ブロック
- $V_1 \sim V_3$ 誘導でサドルバック型もしくはコーブド型 ST 上昇

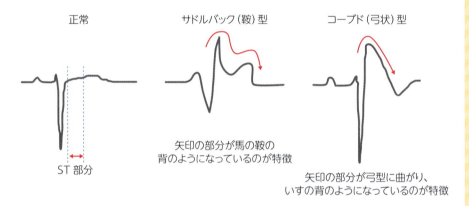

> **ブルガダ症候群 ≠ ブルガダ型心電図**
>
> 日本人では約1%にブルガダ型心電図を認めるといわれ、最近の心電図自動解析でもブルガダ型心電図と解析されることもある。この心電図変化を見たら、突然死の家族歴・失神の既往を確認することが重要で、循環器専門医への受診を検討しよう。

## ◉治療
以下の条件で、**ICD植え込み**の適応となる。
- 心停止からの蘇生後および心室細動・心室頻拍が確認される。
- ①突然死の家族歴、②失神の既往、③電気生理学的検査（EPS）での心室細動出現、の3項目中2項目を認める。

> 不整脈で「3人組」といえば、WPW症候群を研究・発表した、Wolff（ウォルフ）、Parkinson（パーキンソン）、White（ホワイト）博士たちですが、Brugada症候群を発表したのも3人、しかも、Pedro（ペドロ）とJosep（ホセ）、Ramón（ラモン）の、こちらは本物の兄弟、ダンゴ3兄弟ならぬブルガタ3兄弟です！

# QT延長症候群とトルサード ド ポアント

**ひとことで言うと…** 心電図のQT部分は、薬剤や徐脈、低K血症などによって二次性に延長することがある。高齢者では二次性が多いが、若年者では**先天性QT延長**（遺伝性と特発性）を考える。

また、QT延長（補正QT時間 > 460msec）になると、致死性不整脈である**トルサード ド ポアント**（torsade [s] de pointes；TdP）といわれる心室頻拍や心室細動を起こしやすくなる。TdPを起こすと、めまい・失神などの症状がみられる。

**心電図**　QT延長の波形　トルサード ド ポアントの波形

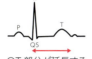
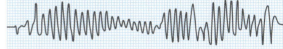

QT部分が延長する

## ◉治療

- 先天性：β遮断薬が有効な症例が多い。
- 二次性：原因の治療、原因薬剤の中止。
- Tdp出現時：硫酸マグネシウム静注に加えて、K補正、アミオダロン静注など。

### QT延長かどうかは、どのように判断するか

QTの計測は補正QT間隔を用いるが、RR間隔の半分より延長していれば、おおむねQT延長と判断できる。

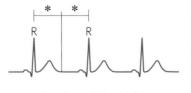

RからRまでの間を2等分し、T波の終わりがその線を越えていればQT延長となる。

### 二次性QT延長症候群の原因は？

原因薬剤と低K血症の可能性をすぐに鑑別する。

低K血症では、下痢や利尿薬過多などが多い。

| | |
|---|---|
| 薬剤性 | ・抗不整脈薬（Ⅰ群、Ⅲ群など）<br>・向精神薬（フェノチアジン系、ブチロフェノン系など）<br>・抗菌薬（エリスロマイシンなど） |
| 高度な徐脈 | ・完全房室ブロック<br>・洞不全症候群（SSS） |
| 電解質異常 | ・低K血症<br>・低Mg血症<br>・低Ca血症 |
| その他 | ・心疾患<br>・中枢神経疾患<br>・代謝異常　　　　　　など |

# ジギタリス中毒

> **ひとことで言うと…**
> 心拍数を抑制する薬剤であるジギタリス製剤で中毒症状が起こることがあり、徐脈・消化器などの症状がみられる。高齢者や腎機能低下症例で多く、低K血症で増悪する。

- 症状：徐脈性不整脈、消化器症状（悪心・嘔吐、食欲低下）、めまいや頭痛。
- 特徴：高齢者や腎機能低下症例で多い。低K血症で増悪する。

### ジギタリス効果 ≠ ジギタリス中毒

ジギタリスを内服すると、ST盆状降下などの心電図変化が認められるが、「心電図変化→中毒」ではない。ジギタリス内服時はST低下が出現しやすく、運動負荷心電図で「ST低下→偽陽性」となるので、運動負荷心電図は適さない。

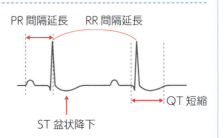

### 有効血中濃度 ≠ 臨床の至適濃度

ジギタリスは0.8～2.0 ng/mLが有効血中濃度とされてきたが、高齢者などではこの濃度内でもジギタリス中毒を呈することがわかってきた。原則、1.0 ng/mL以下を目標値とし、高齢者は通常用量の4分の1、つまり0.125 mg錠の半分から開始するなど、効果のある必要最小限にすべきである。

以前から内服していた患者さんが、高齢化、腎機能低下、脱水などで徐脈となることがあるので、注意。

# 不整脈症例の
# よくある会話例

ドクターA 熟練ナースB 新人ナースC

とある病院\*の現場でのリアルな会話を聞いてみましょう！
どのくらい理解できるでしょうか？
わからないことがあったら、もう一度戻って勉強しましょう。　　\*"2.5次"救急規模

 **ある日、ERにて……**

**熟練ナースB** ▶ 先生、頻脈の患者さんの搬送です。50代の男性で、心機能低下で来週紹介受診予定の患者さんです。

**ドクターA** ▶ 心機能低下で、頻脈。それはまずいな。一応、ICUまで連絡して準備しておこうか。

**新人ナースC** ▶ ICUですか、そんなに重症ってわかるのですか？

**ドクターA** ▶ 左室収縮機能が低下している患者さんの頻脈は危険だよ。エーエフ（**AF**）としても、心房収縮機能が低下したり、頻脈で拡張時間が短縮すると、すぐに心不全になるからね。最悪、到着したら脈ありブイティー（**VT**）なんてこともあるから、気を引き締めないとね。Cさん、何を準備しておきますか？

**新人ナースC** ▶ モニター、点滴ですね。あとは酸素投与や除細動器も近くに持ってきておきます。

**ドクターA** ▶ そうだね。状態が悪い患者さんの初期対応は **O₂-IV-モニター** だね。後はVTの場合で血行動態が不安定であったら、除細動器でのDCショックも必要。さすが。ほかに何か準備できるかな？

**新人ナースC** ▶ あとは心エコーと……。

**熟練ナースB** ▶ 先生、紹介状のFAXに心電図がありましたので、持ってきました。

**ドクターA** ▶ さすが、Bさん。不整脈に限らず、**検査結果や心電図は前回と比較することが重要**だよね。
じゃあ、次の救急隊のコールがあったらバイタルとあわせて、モニター心電図のRR間隔がレギュラーかイレギュラーを確認しておこう。これだけでもAFかどうかの予想がつくからね。
よし、がんばろうか。

**症例経過**

50代、男性。頻脈性心房細動。
救急隊からのセカンドコールで、RR間隔がイレギュラーであると確認。搬送時はHR 120～140回/分程度の頻脈性心房細動であった。紹介の心電図は洞調律であり、発作性心房細動が考えられた。胸部X線で肺うっ血・心エコーでも左室収縮不全を認めて、ICUへ入室。
初期治療として、フロセミド投与とランジオロールでの脈拍調整・ヘパリンでの抗凝固療法が開始された。心不全改善後も、軽度の左室収縮不全があり冠動脈造影が予定され、一般病床でリハビリを行っている。

**最終処方** ビソプロロール2.5mg、エナラプリル2.5mg、リバーロキサバン15mg、アゾセミド30mg、エプレレノン25mg 分1

（**処方のポイント** 心房細動では、腎機能がよければDOACが開始される。頻脈性心房細動にはビソプロロールが頻用される。心不全があるため利尿薬が追加され、心保護薬としてエナラプリルが追加される）

# 6章 心筋症

## 心筋症 総論

> **ひとことで言うと…**
> 心筋症とは、「**心機能障害を伴う心筋疾患**」と定義されている。
> 心臓の心筋（特に心室）が病的に厚くなったり、薄くなったり、硬くなったりすることで、心臓の機能異常を来す。
> 最近は、基礎疾患または全身疾患によって心筋障害を起こす、**特定心筋症**の頻度も増えている（診断ができるようになり、治療方法も増えてきている）。遺伝性がわかってきた心筋症も増えてきた。

拡張型心筋症（DCM）

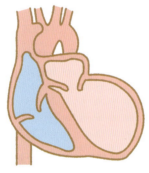

- 左心室の拡張を認める
- 左心室の収縮不全

肥大型心筋症（HCM）

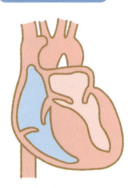

- しばしば非対称性中隔肥大（ASH）を認める

> 心筋症は、突然死の危険性があり、若年からでも発症する可能性がある疾患です。また、よく見聞きする心筋症に加えて、特定心筋症（二次性心筋症）といった原因のある心筋症があり、今では心筋症への治療方法がたくさんあります。

### 英略語・単語

**DCM**：dilated cardiomyopathy 拡張型心筋症

# 分 類

心筋症は形態・機能的異常をもとに分類されますが、画像診断や遺伝子解析の進歩によって心筋症の病因に関する理解が深まったこともあって、分類の仕方が日本とアメリカ・ヨーロッパで異なります。

## ● 1995年 WHO/ISFC 合同委員会による心筋症の定義と病型分類

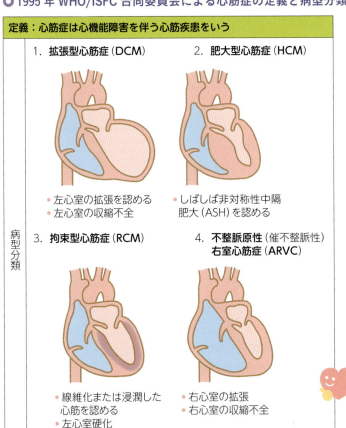

主に、「左室の拡大・収縮不全」「左室の壁肥大」が重要となるので、そこを覚えましょう。

## ● 日本における心筋症の分類

2018年のガイドラインで、新たに日本における心筋症の定義と分類が明示された[1]。

➡ その分類をもとに、以下の流れで診断する。

①**心肥大、心拡大、収縮・拡張の低下を評価**

②**家族歴、遺伝性を評価**

③**二次性心筋症を除外**（虚血性心筋症、高血圧性心疾患、ファブリー病、サルコイドーシスなど）

④**確定診断**（肥大型心筋症 / 拡張型心筋症 / 拘束型心筋症 / 不整脈原性右室心筋症）

＊心筋症の分類・鑑別のポイントは、「肥大心かどうか」「拡張して収縮機能低下があるか」。
　この2つを最初に考えると、鑑別が進むようになる。

6章　心筋症

## ◉ 心筋症の割合

**心筋症の有病率は……**

HCM：17.3 名 /10 万人 > DCM：14 名 /10 万人 > RCM 0.2 名 /10 万人（2002 年の報告[2, 3]）

- 最近のコホート研究では、拡張型心筋症を基礎疾患とした患者さんは、心不全入院のうち 15 〜 27％の割合で、心不全症状を呈する心筋症患者さんは、人口千人あたり 1 〜 3 人とされる。
- しかしこれには、二次性心筋症の一部がかなり含まれており、軽症を含めた拡張型心筋症病態の有病率は 50 名 /10 万人程度とわかってきた[4]。
- 実臨床で出会う各疾患の頻度は、病院や施設の規模、入院や外来で異なる。

**入院では……**

DCM の病態 > HCM の病態 > RCM の病態

**外来では……**

HCM の病態 > DCM の病態 > RCM の病態

## ◉ DCM と DCM に似た疾患

- 入院する患者さんは心不全を発症していることが多いので、入院ではおのずと左室収縮不全である DCM の病態が多くなる。
- つまり、言い換えると DCM の病態とは左室が拡大して、左室収縮不全がある心臓の状態。左室収縮不全で確定診断がついていない患者さんが入院することは臨床ではよくある。そのため、DCM に似た疾患の可能性があるかもしれないことに注意し、鑑別をしながら、冠動脈造影を含めた検査を進める。
- 実際に、DCM を疑われた国内の症例でも、虚血性や弁膜症・高血圧性などが多く存在している。
  ➡ これらでなかった場合は、DCM とさらなる疾患の鑑別を進める。

## ◉ HCM と HCM に似た疾患

- HCM の病態とは、左室肥大となる高血圧や大動脈弁狭窄症のような負荷がないことが確認されたうえで、心肥大に基づく左室拡張能低下がある状態。
- そのため、HCM に似た疾患の可能性があるかもしれないと鑑別をしながら、検査を進める。
- 高齢者ではアミロイドーシス、若年ではファブリー病などは、おさえておきたい。

### ◗ その他の心筋疾患

- ガイドラインの鑑別にはないが、たこつぼ型心筋症・心筋障害も入院の頻度が多い心筋症なので、おさえる！
- 新たな抗がん剤治療の進歩によって、薬剤性心筋症も今後増えてくる可能性がある。

242

心筋症 総論

## ◉ 特定心筋症（二次性心筋症）
- 特定心筋症にはさまざまな原因によって起こるさまざまな疾患が存在するが、そのなかでも臨床で多く出会う疾患を知っておく。

**特定心筋症の種類と原因**

虚血性心筋疾患
弁膜性心筋疾患
高血圧性心筋疾患
炎症性心筋疾患（心筋炎など）
代謝性心筋疾患
　内分泌性─甲状腺機能低下症、糖尿病など
　蓄積性─ヘモクロマトーシス、Fabry病など
　欠乏性─脚気など
全身性心筋疾患─膠原病、サルコイドーシスなど
筋ジストロフィ
過敏性、中毒性疾患─アルコール性心筋症、薬剤性など
周産期心筋疾患

※ ■ 部分が、その原因　　　（1995年 WHO/ISFC 分類5)）

# 心筋症の症状

- 心筋症はDCMの病態とHCMの病態で若干異なる。
- 無症状の症例も多く、ほかの病気の検査などで見つかることも多い。
- DCMはX線から、HCMは心電図異常から診断されることが多い。
- 遺伝性疾患もあることから、家族スクリーニングで診断されることもある。

## ◉ DCMの症状
- 収縮不全がある ➡ 心不全の症状である倦怠感・息切れ・浮腫など
- 不整脈の発作 ➡ 動悸、失神など

## ◉ HCMの症状
- 胸痛　※胸痛がある点がDCMとの一番の違い。
- 拡張不全がある ➡ 心不全の症状である倦怠感・息切れ・浮腫など
- 不整脈の発作 ➡ 動悸・失神など

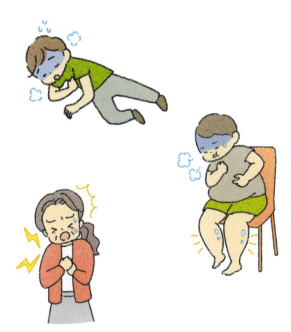

## 心筋症の診察・検査

- **心電図と心エコー検査が基本**となり、鑑別検査を進めていく。その際、心臓カテーテル検査による虚血性心疾患の除外は必要。
- 心筋症で**特徴的な検査**は、**心筋生検・心臓MRI**（造影による遅延造影検査）、**PET検査**。これらの検査は循環器科のある中核病院でないと、全部行えない。しかし、治療可能な心筋症を診断して介入するには積極的かつ早期に診断が必要な患者さんもいる。
- 特定心筋症を疑う場合は、その疾患を診断する検査をしていく。

### ○ 遺伝子検査
- 診断において、遺伝子検査も考慮する疾患も。
- 特に遺伝子異常が診断された場合は、遺伝カウンセリングを丁寧に行うことが重要となる。

### 心臓MRI
- 心臓MRIでは心臓の壁運動異常や冠動脈の評価をすることも可能であり、造影剤を使用すれば心筋虚血の評価をすることができる。
- 造影剤を使用した場合では、遅延造影といわれる撮影方法で心筋の線維化を評価することも可能。その線維化のパターンから心筋梗塞のみならず、そのほかの心筋症との鑑別や診断ができる。

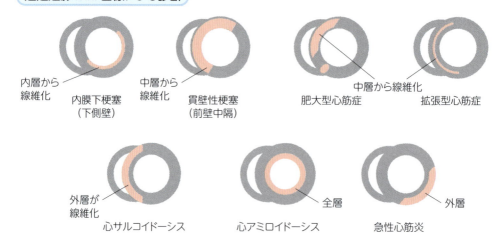

遅延造影MRI画像による診断

### PET検査
- PET検査は主にがんの検査と思われがちだが、心臓にも有用。特に心サルコイドーシスの診断および活動性評価として行われることが多くなっている。
- 心臓では生理的にPETの造影が染まる（集積する）ことが一般的だが、長時間の絶食（18時間が推奨）では集積が低下する。

心筋症 総論

- 心サルコイドーシスの症例では、心臓に集積を認めることを利用して、診断や治療実施後の活動性評価に用いられている。

心サルコイドーシスの PET 画像

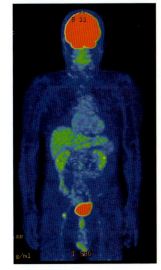 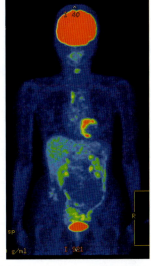

正常：心臓に集積なし　　　心サルコイドーシス：心臓に集積あり

## 心筋症の治療

- 心筋症の治療の基本は、**心不全治療・不整脈治療・補助循環**となる。
- 心不全への薬物療法、不整脈への抗不整脈薬やペースメーカ治療および、抗凝固療法に加えて、栄養指導や内服指導・生活指導などが重要。
- 大事なことは、治療することができる特定心筋症（二次性心筋症）を見逃さないこと。
  原因疾患を治療できる可能性がある心筋症を見つけることが重要。
  - 虚血性心筋症 ➡ 冠動脈形成術（PCI）や冠動脈バイパス術で血行再建すると改善する見込みあり。
  - 大動脈弁狭窄症 ➡ 弁置換術や TAVI 治療で、改善する見込みあり。
    ※これらは、一般的な検査をすれば診断が可能。
  - 甲状腺機能低下症 ➡ 甲状腺ホルモン補充療法
  - サルコイドーシス ➡ ステロイド治療
  - Fabry（ファブリー）病 ➡ 酵素補充療法
  - アミロイドーシス ➡ タイプによって自己幹細胞移植や化学療法、新たな薬剤が認可されている。

# 拡張型心筋症
## dilated cardiomyopathy（DCM）

**ひとことで言うと…** 　**左心室が拡大**して、**心筋の収縮力が低下**する病態。

何らかの原因によって心筋細胞の性質が変化することで、細胞が脱落したり、細胞を取り囲む間質が細胞のすき間を埋めるようにスジ状になったりして（線維化）、壁が薄くなったために引き起こされる。

進行性の病気で、ほとんどでうっ血性心不全を発症する。

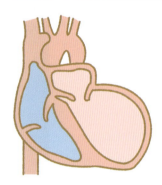

- 左心室の拡張を認める
- 左心室の収縮不全

## ベッドサイドに行く前に確認！

- **心不全のステージは？**
  - 多くは心不全を発症して入院を繰り返す。
  - 現時点での心不全の重症度を事前に理解しておき、今後の治療方針を確認しておく。
- **薬物治療はどこまで行えている？**
  - ACE 阻害薬、ARB、β遮断薬の内服状況を確認。
  - 利尿薬の増減を確認。
  - 強心薬の点滴は必要か確認。
- **急変時の対応はOK？**

### 入院中のヤバサイン

- 尿量の低下・体重の大きな変動
→ 心不全を発症している患者さんが多いので、尿量低下や体重増加がみられたら心不全悪化の可能性が。体重の大幅な減少の際にも、低心拍出量症候群となって腎機能悪化や尿量低下がみられる。至適体重の見極めが重要！

## ベッドサイドの観察項目！

- **バイタルサインは？**
  - 特に心不全悪化の評価が重要。呼吸数やSpO₂も大事！

---

**英略語・単語**

**CRT**：cardiac resynchronization therapy 心臓再同期療法

**細胞の脱落、線維化** → 2章 p.38、47

# 拡張型心筋症

## 病気の原因

**以下が重要**
原因不明なことが多い

**原因が不明なことが多い**
→ 一部に遺伝子異常が診断されている。
→ ウイルス感染や、自己免疫の関与も研究中。

## 病態生理

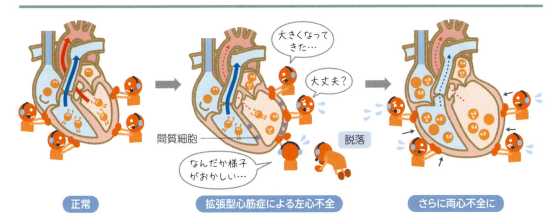

正常　　拡張型心筋症による左心不全　　さらに両心不全に

何らかの原因によって心筋細胞が変化することにより、左心室が拡大して、左室収縮力が低下。左心不全となる。

左心不全に引き続いて右心不全も起こり、両心不全に。

## 症状

- 重症の左室収縮不全となっているので、肺うっ血を来しやすい。
- また、右心不全を合併しており、臓器がうっ血もきたしていることが多い。
  → つまり、心不全でみられるすべての症状が起こり得る。

| | | | |
|---|---|---|---|
| うっ血による症状 | 左心不全 | 自覚症状 | 呼吸困難、息切れ、頻呼吸、起坐呼吸 |
| | | 身体所見 | 水泡音、喘鳴、ピンク色泡沫状痰、Ⅲ音の聴取 |
| | 右心不全 | 自覚症状 | 右季肋部痛、食欲低下、腹部膨満感、心窩部不快感、下肢浮腫 |
| | | 身体所見 | 肝腫大、肝胆道系酵素の上昇、頸静脈怒張 |
| 低心拍出による症状 | | 自覚症状 | 疲れやすさ、動悸、意識障害、不穏 |
| | | 身体所見 | 冷汗、四肢冷感、チアノーゼ、低血圧、乏尿 |

心不全の症状・身体所見 → 2章 p.53、54

## 診 断

◉ **進行性の疾患であり、急性症状の頻度は低い**

◉ **心不全や不整脈による症状で診断される**
- 心不全による倦怠感、息切れ、呼吸困難などの症状がメインとなる。
- 左心不全から両心不全となって臓器がうっ血をきたすと、肝障害、腎障害から診断されることも。
- 不整脈によるめまい・失神などで診断されることもある。

◉ **拡張型心筋症（DCM）に類似した心筋症の鑑別が重要**
（例）虚血性心筋症、高血圧性心筋症、拡張相肥大型心筋症、心サルコイドーシス、アミロイドーシス、心筋炎、不整脈源性右室心筋症、アルコール性心筋症、脚気心、左室緻密化障害、筋ジストロフィーに伴う心筋疾患、ミトコンドリア心筋症、薬剤誘発性心筋症、ファブリー病、産褥心筋症（周産期心筋症）

## 身体所見

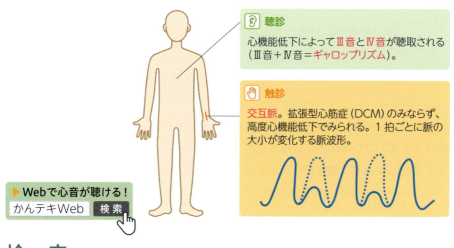

聴診
心機能低下によってⅢ音とⅣ音が聴取される（Ⅲ音＋Ⅳ音＝ギャロップリズム）。

触診
交互脈。拡張型心筋症（DCM）のみならず、高度心機能低下でみられる。1拍ごとに脈の大小が変化する脈波形。

▶Webで心音が聴ける！
かんテキWeb　検索

## 検 査

**胸部X線**　心拡大は確実。肺うっ血や胸水を確認。
**心電図**　特徴的な変化はないが、心筋の障害や心負荷、刺激伝導系障害などが起きて、左脚ブロック波形・前胸部誘導でのR波の増高不良が起こりやすい。
**心エコー**
- 左室の球状の拡大と重症の収縮低下が特徴。血栓の評価も重要。
- Mモード法（心電図を時間軸として、超音波ビームの方向にある心臓の構造物の運動や機能的変

化を経時的に観察する方法）で、収縮低下がよくわかる。

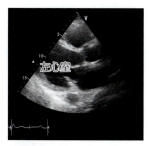
**傍胸骨長軸像**：左室は拡張し、収縮が低下している。

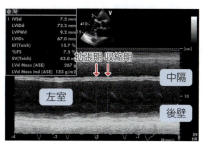
**左室Mモード像**：特にMモード法では、中隔と後壁の収縮低下がわかる。

**心臓カテーテル検査** 虚血性心疾患の除外は必ず必要。心内圧を評価する。
**心筋生検** 心筋細胞の線維化を評価すると同時に、ほかの鑑別すべき心筋症を除外。

# 治療法・手術適応

- **根本治療はなく、心不全への治療を最大限に行う。**

**生活指導、栄養指導、内服指導など**
　減塩・水分制限や禁煙。規則正しい生活を指導する。

**薬物治療**
- **心不全**：利尿薬投与
- **心保護効果・不整脈予防**：β遮断薬、ACE阻害薬/ARB、ミネラルコルチコイド受容体拮抗薬
- **血栓塞栓症予防**：抗凝固療法。心房細動での左房内血栓に加えて、左室内血栓ができることも。

**不整脈へのペースメーカ、ICD（植込み型除細動器）、CRT（心臓再同期療法）**
- **最重症症例**：適応があれば、心臓移植や補助循環装置。

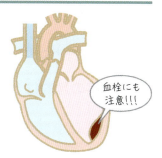
血栓にも注意!!!

### アドバンストコラム

#### こんなところで交互脈！

脈波形は触診で診断しますが、動脈圧ラインがあれば一発診断ができます。これは当たり前。このモニターでSpO₂モニターに注目！　交互脈の症例ではSpO₂モニターの波が交互脈になります。一般病床でも、このモニターを見れば低心機能と診断できるかも？

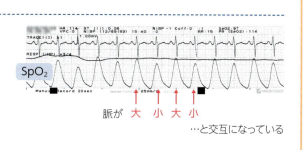
脈が 大 小 大 小 …と交互になっている

# 肥大型心筋症
hypertrophic cardiomyopathy（HCM）

**ひとことで言うと…** 左心室と右心室の心筋が不揃いに肥大する病気。心室が拡張する力が低下したり、不整脈になって突然死する危険性がある。
遺伝によって発症することもあるが、心肥大になる原因（高血圧など）が不明なことも。

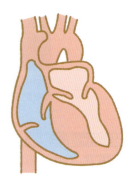

- しばしば非対称性中隔肥大（ASH）を認める

## ベッドサイドに行く前に確認！

- **入院の目的は？**
  - 肥大型心筋症（HCM）による症状での治療目的であるか、別の疾患で入院しているHCMであるか、確認。
- **自覚症状は、不整脈は？**
  - 胸痛の既往や、心不全症状や不整脈を確認。HCMは、不整脈による突然死や塞栓症の危険性が特に高い。

### 入院中のヤバサイン

- 不整脈の出現
→ 致死性不整脈が起きやすい疾患であることに加えて、拡張能の低下のある疾患。そのため頻脈性心房細動になると心不全が起きやすく、脳塞栓症のリスクも高いので要注意！

## ベッドサイドの観察項目！

- **バイタルサインは？**
  - 特に不整脈には注意！
- **食事や水分は摂れている？**
  - 閉塞性肥大型心筋症（HOCM）の患者さんの脱水は心不全悪化のリスクであり、要注意！

---

### 英略語・単語

**HOCM**：hypertrophic obstructive cardiomyopathy 閉塞性肥大型心筋症

**D-HCM**：dilated phase hypertrophic cardiomyopathy 拡張相肥大型心筋症

**ICD**：implantable cardioverter defibrillator 植込み型除細動器

**PTSMA**：percutaneous transluminal septal myocardial ablation 経皮的中隔心筋焼灼術

# 肥大型心筋症

## >>> 病気の原因 <<<

以下の **2つ**が重要

① 家族性発症
② 遺伝子変異のない症例

**家族性発症では常染色体優性遺伝**（古くから知られていた）
→ サルコメアの収縮タンパクや構造タンパクなどの遺伝子変異が報告されている。遺伝子変異があっても心肥大をきたさないこともある。

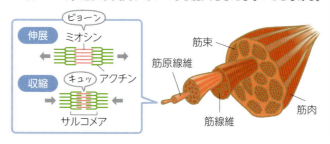

**遺伝子変異のない症例での発症も存在する**
→ 原因は不明。

※入院中に詳細な家族歴・家系図を作ることが重要！

## 病態生理

### 拡張障害

心室が柔軟性を失い硬くなってしまったため、拡張期に心室へ十分な量の血液が流れ込まなくなった状態

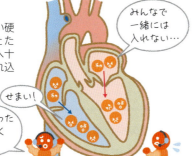

- 通常、左室内腔の拡大はなく、左室収縮は正常か過大となっている。
- 心肥大に基づく左室拡張能低下が、基本的な病態。

拡張低下があり、さらに心房細動などで頻脈になると、心不全を起こしやすい。

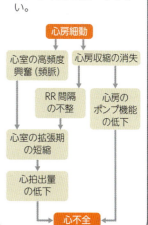

### 閉塞性肥大型心筋症（HOCM）の病態

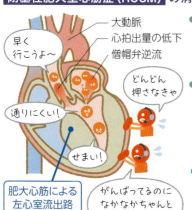

- 閉塞性肥大型心筋症（HOCM）は、心室中隔が肥厚することで左室流出路が狭窄する。
- このときに僧帽弁が血流の勢いに引き寄せられてしまうことで、狭窄はさらに悪化・僧帽弁逆流が出現する。

→ 左室が小さくなってしまうと、ますますこの狭窄が悪化。

---

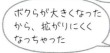 英略語・単語

**AF**：atrial fibrillation 心房細動
**CPK**：クレアチニンホスキナーゼ

心房細動 → 5章 p.129
僧帽弁逆流 → 4章 p.140（僧帽弁閉鎖不全症〈逆流症〉）

> 【閉塞性肥大型心筋症（HOCM）への注意】
> 　日常生活では……脱水・過度の運動など。
> 　薬剤では……カテコラミンやβ刺激薬などの心拍出量を上げる薬剤は逆効果。硝酸薬などでの急激な降圧治療も逆効果。

## 身体所見

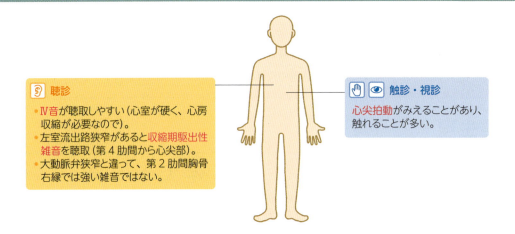

聴診
- Ⅳ音が聴取しやすい（心室が硬く、心房収縮が必要なので）。
- 左室流出路狭窄があると収縮期駆出性雑音を聴取（第4肋間から心尖部）。
- 大動脈弁狭窄と違って、第2肋間胸骨右縁では強い雑音ではない。

触診・視診
心尖拍動がみえることがあり、触れることが多い。

## 症状・診断

- ◉ めずらしい疾患ではなく、年齢・性別によって発症原因や頻度が異なる
- 有病率に関しては、10万人あたり19.7人から1,100人まで、対象や調査方法の違いによりばらつきが大きい。
- 全員に心エコーを行った調査方法では、日本では10万人あたり374人とされており、決して珍しい疾患ではない（500人に1人が肥大型心筋症〈HCM〉かもしれない）[1]。
- 若年では、不整脈による突然死や塞栓症での発症が多い。高齢では、心不全による症状での発症が多くなる。
- 男性の発症が多い。病状は女性のほうが悪いとされる。
- ◉ 無症状のことが多く、その場合は心電図検査の異常から診断されるケースが多い

**胸痛**：心筋の肥大による、心筋への血流の相対的低下による症状。
**めまい・失神**：拡張不全による心拍出量の低下や、心房細動・心室頻拍などの不整脈合併。
**息切れ・呼吸困難**：拡張不全や僧帽弁閉鎖不全症の合併での心拍出量低下。心房細動を合併すると塞栓症のリスクが通常より高い。
**突然死**：心室頻拍や心室細動。

心房細動 ➡ 5章 p.129

## 肥大型心筋症

- **初回の心室細動での発症・診断は予防が難しい**
- 以下のような危険因子の高い症例では、突然死を予防するための治療（植込み型除細動器〈ICD〉の移植など）を考慮する必要がある。
（例）心室細動・心室頻拍による心停止の既往、持続性心室頻拍の既往、6カ月以内の心原性あるいは原因不明の失神、左室壁厚30mm以上の著明な肥大、2014ESCガイドラインにてハイリスク、突然死の家族歴、非持続性心室頻拍、運動時の血圧反応異常
- **心エコー検査が診断のメイン**
- 肥大型心筋症は、左室壁15mm以上の心肥大で定義される。
- 左室壁の肥大が特徴で、非対称の肥大を示す。
- 中隔の壁厚／後壁の壁厚 > 1.3 は、非対称性中隔肥大（ASH アッシュ）と呼ばれる。
- 閉塞性肥大型心筋症（HOCM）と診断される、左室流出路狭窄（左室の出口が狭い）を合併するケースが1/4ある。

> 左室流出路の狭窄があるかどうか、肥厚の場所がどこかをcheck！

## 分類

### 心尖部肥大型心筋症
- 内腔がスペード型。
- 非対称性心室中隔肥厚はみられない。
- 日本から報告された。
- 予後は良好。

### （非閉塞性）肥大型心筋症（HCM）
- 左心室流出路の狭窄なし。

### 閉塞性肥大型心筋症（HOCM）
- 左心室流出路の狭窄あり。

**正常**
（大動脈、大動脈弁、僧帽弁、心室中隔）

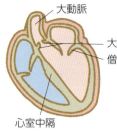
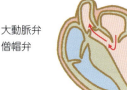
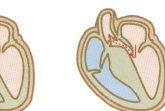
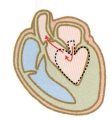

一部（5〜10%）が…

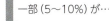
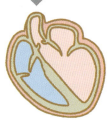

### 拡張相肥大型心筋症（D-HCM）
- 肥大型心筋症（HCM）の一部で、肥大した心筋が薄くなり左室が拡大して、収縮能が低下してしまい、拡張型心筋症の病態へ移行する。

> 診断のポイントは、以前の心電図や心エコーがあれば、探して比較をすること！ これで診断ができます。

# 検　査

**心電図**
- 左室肥大の所見。高電位 + ST 低下に加えて、胸部誘導を中心とした巨大陰性T波（深さが10mm以上）が特徴的。
- 臨床では、無症状でたまたま見つかったこの異常を「ST低下→狭心症疑い」とされていることもある。
- 左室高電位：V5 or V6 の R > 2.6mV もしくは SV1 + RV5(V6) > 3.5mV

（スケールが自動で1/2になることが多いので、注意！）

**ホルター心電図**　特に不整脈の早期診断が治療介入や予後に重要になるので、無症状であっても定期的に行って評価をする。

**心エコー検査**
- 最も重要な検査。
- 肥大の部位や程度、左室収縮能と拡張能の評価、流速路狭窄の有無を評価する。

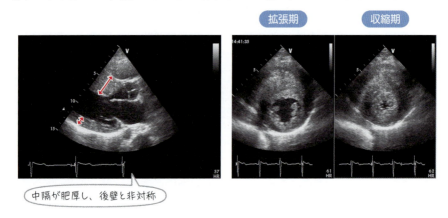

中隔が肥厚し、後壁と非対称

**心臓カテーテル検査**　心内圧の評価と、左室造影での形態評価。

**心筋生検**
- 心筋細胞の肥大や錯綜配列、線維化を評価すると同時に、そのほかの鑑別すべき心筋症を除外。
- 以下のような、肥大型心筋症に類似した心筋症を除外する。
（例）糖原病：ポンペ病など、ライソゾーム病：ファブリー病、ミトコンドリア病：MELAS病など、浸潤性疾患：心アミロイドーシス、炎症性疾患：急性心筋炎、内分泌疾患：糖尿病罹患母体からの出生児、褐色細胞腫、巨人症

# 治療法・手術適応

根本治療はなく、心不全と不整脈への治療が中心となります。

**生活指導** 激しい運動の禁止、脱水への注意が必要。

### 💊 薬物治療+α

- **頻脈予防として**：β遮断薬
- **心房細動への治療として**：β遮断薬やシベンゾリン、アミオダロン。抗凝固療法は重要。
  ※カテーテルアブレーションも選択肢。
- **心不全を発症した症例**：β遮断薬、ACE阻害薬／ARB、利尿薬
  ※閉塞性肥大型心筋症（HOCM）では、脱水に注意して使用。

### ◯ 突然死の予防

- 心室細動や心室頻拍への予防として、β遮断薬やアミオダロンの内服に加えて、植込み型除細動器（ICD）が心停止蘇生後の二次予防、高リスクの一次予防で必要。

### ◯ 左室流出路狭窄への介入

- 薬物療法はβ遮断薬とジソピラミド、シベンゾリンが効果があり、改善できない場合は外科手術（心筋切除術）、経皮的中隔心筋焼灼術（PTSMA）、DDDペースメーカ治療が考慮される。

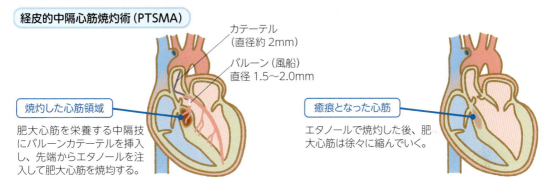

**経皮的中隔心筋焼灼術（PTSMA）**

カテーテル（直径約2mm）
バルーン（風船）直径1.5〜2.0mm

**焼灼した心筋領域**
肥大心筋を栄養する中隔枝にバルーンカテーテルを挿入し、先端からエタノールを注入して肥大心筋を焼均する。

**癒痕となった心筋**
エタノールで焼灼した後、肥大心筋は徐々に縮んでいく。

### アドバンスト コラム

#### 肥大型心筋症（HCM）の心房細動は、若くても脳梗塞に注意！

肥大型心筋症（HCM）の心房細動（AF）は塞栓症につながる頻度が高いことが知られています。AFでの抗血栓療法のチャートでも、心筋症が挙げられていることに注目しましょう。通常は年齢や高血圧などからリスク評価をして適応を考えますが、心筋症の患者さんは年齢や高血圧・糖尿病などのリスク因子と関係なく、心筋症があるだけで抗凝固療法の適応があります。若年でも心房細動を発症していないかを評価して、発作があれば抗凝固療法の導入を検討することが重要です。

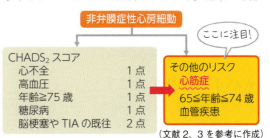

非弁膜症性心房細動

CHADS₂スコア
心不全　　　　　　1点
高血圧　　　　　　1点
年齢≧75歳　　　　1点
糖尿病　　　　　　1点
脳梗塞やTIAの既往　2点

ここに注目！
その他のリスク
**心筋症**
65≦年齢≦74歳
血管疾患

（文献2、3を参考に作成）

抗不整脈薬 → 13章 p.430

# たこつぼ型心筋症（心筋障害）
takotsubo (ampulla) cardiomyopathy

**ひとことで言うと…** 左心室の先端（心尖部）を中心に収縮が低下し、上部（心基部）が過剰に収縮し、左心室がたこつぼのような形になる病態。

一過性の左心室の心筋障害で、多くの場合、精神的・肉体的ストレスがきっかけとなる。

心筋梗塞に似た胸痛や心電図変化を示すが、冠動脈に50％以上の狭窄（有意狭窄）はなく、自然に改善する。

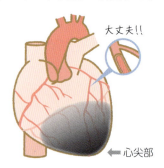

冠動脈には閉塞はないが、左室心尖部の壁の動きが悪化する。

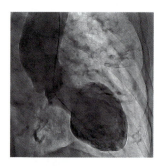

左室造影で特徴的な"たこつぼ型"の左室収縮形態を認めることが、名前の由来。

## ベッドサイドに行く前に確認！

- **合併症を起こしていない？**
    - 自然に改善する病気ではあるが、心不全や不整脈、ショックといった重症合併症も。
- **症状のきっかけは？**
    - 最初の問診だけでは、詳細な病歴がとれていないことも。
    - ➡ 入院後によくよく聞くと、症状のきっかけがわかるかも。

### 入院中のヤバサイン
- 突然の麻痺・失語
- ➡ 心尖部に血栓を形成して脳塞栓症を起こす可能性があるので、頻度は少ないが知っておこう。

## ベッドサイドの観察項目！

- **バイタルサインは？**
    - 左室収縮能は低下している。
    - 不整脈や心不全の合併症を後から起こすこともあるので、特に脈拍や呼吸数、$SpO_2$ を確認。

たこつぼ型心筋症（心筋障害）

## >>> 病気の原因 <<<

**以下が重要**

内的・外的ストレス

**精神的および肉体的ストレスが誘因となることが多い（原因がわからないことも）**
→「ストレス心筋症」とも呼ばれる。震災時に多く発症することでも有名。
家族との死別、激しい口論などでのストレス、手術による侵襲、敗血症、薬物中毒などでの病的ストレスでも報告されている。
→ 循環器科以外の病気で入院中の患者さんでも起こり得る。

## 病態生理

- 心尖部のバルーニングを呈する原因不明の疾患で、左室は「たこつぼ」のような形態を呈する。
- 多くの場合、1カ月以内に収縮異常は軽快する。
- 左室流出路狭窄を呈することもある。
- 1990年に日本で報告され、日本からの報告が多い疾患。
- 高齢女性に多く、男性は1割程度[1]。
- 合併症がなければ2～3週間で改善し予後は良好。

【合併症】
- 心拍出量低下による心原性ショック・心不全
- 不整脈：心室頻拍・心室細動など
- 心尖部血栓 → 脳塞栓症
- 左室流出路狭窄 → 閉塞性肥大型心筋症と同様の病態
- 心破裂 → 起こると致死的

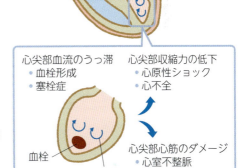

## 症状・身体所見

○ 胸痛・息切れ・呼吸困難がみられる
- 心筋梗塞と同様、胸痛が多い。また、息切れや呼吸困難があり、心機能低下から心不全を発症することがある。

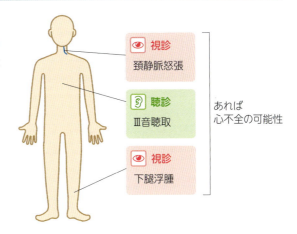

## 診　断

- **急性心筋梗塞か、たこつぼ型心筋症かを見極める**
- 診断は、心電図・心エコー検査で、急性心筋梗塞か、たこつぼ型心筋症かを鑑別にあげながら、心臓カテーテル検査をして確定診断を行う。
- 冠動脈の有意狭窄病変の存在や冠攣縮（冠動脈造影検査が必要）、脳血管疾患、褐色細胞腫、心筋炎があれば除外する。

## 検　査

### 採血
- CPKの軽度上昇（多くは1,000以下）と心筋トロポニン陽性。

### 心エコー
- 心尖部を中心とした壁運動低下と心基部の過収縮が特徴。
- 心尖部に血栓がないか、左室流出路狭窄がないかの確認も必要。

### 心臓カテーテル検査
- 冠動脈造影で有意狭窄がない、もしくは狭窄病変の支配領域で説明ができない壁運動低下。
- 左室造影では、特徴的なたこつぼ型の**左室収縮形態**を認める。

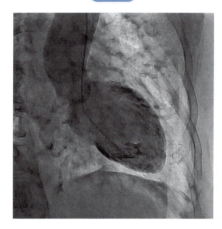
拡張期

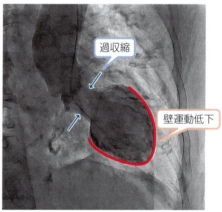
収縮期　過収縮　壁運動低下

### 心電図
- 前胸部誘導を含めた広範囲のST上昇とQT延長を認める。
- 急性心筋梗塞の心電図と似た変化となるので、鑑別が重要。

# 治療法

- 入院での保存的加療を行う。

### 薬物治療

- 心不全があれば、利尿薬を投与。
- 心尖部血栓があれば抗凝固療法、血栓がなくても予防的に抗凝固療法を投与する症例もある（全例にか、また、いつまでの期間かは、決まっていない）。
- 左室収縮不全は自然に改善してくるので、心保護薬などの薬剤は必須ではない。

### アドバンスト コラム

**急性心筋梗塞とたこつぼ型心筋症の心電図鑑別**

心筋梗塞との鑑別として、「$V_1$ 誘導の ST は上がらない」「$aV_R$ の ST 低下が多い」ことが特徴とされます。この2点があると、感度91％・特異度96％でたこつぼ型心筋症であったと報告されています[2]。

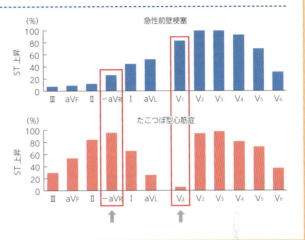

### ショート コラム

**遅れタ（コ）かも？**

たこつぼ型心筋症は、冠動脈に狭窄がありません。心エコーでの壁運動異常も数週間で改善するし、心電図も派手な変化が数カ月で改善します。そのため、発症して数日から数週で受診をした、または異常がわかったとき、自信を持って「たこつぼ型心筋症」といえなくて、診断がつきにくい症例もあります。遅れタ（コ）かなぁ？

入院期間も短くて、皆さんの目の前を通り過ぎているかもしれません。

循環器で知っておきたい薬剤 ➡ 13章 p.422

# 心アミロイドーシス
cardiac amyloidosis

**ひとことで言うと…** アミロイドーシスとは、アミロイドと呼ばれる異常なタンパク質が全身の臓器・組織にくっつく病気。そのうち、心筋に沈着することを「心アミロイドーシス」と呼ぶ。アミロイド沈着した心筋が分厚くなること（心肥大）により、心臓の拡張する力が低下したり、収縮するための刺激の伝達に異常を起こしたりする（伝導障害）。

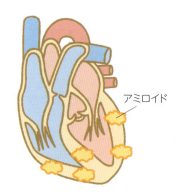
アミロイド

##  ベッドサイドに行く前に確認！

- **アミロイドーシスの病理診断はされている？**
  - 心臓以外の部位の生検で診断されているか、心臓に限局している病態かを確認する。

### 入院中の ヤバサイン
- 不整脈の出現
- ➡ 徐脈傾向となり、完全房室ブロックを合併することもある。

##  ベッドサイドの観察項目！

- **バイタルサインは？**
  - バイタルサインに注意。
  - 徐脈になりやすいので、特に脈拍は注意する。

## ≫ 病気の原因 ≪

**以下が重要**
**アミロイドタンパクの沈着**

さまざまな理由でアミロイドタンパクの沈着が起こる。
➡ 代表的なものは以下のとおり。
- 免疫細胞性アミロイドーシス（AL アミロイドーシスなど）
- 遺伝性トランスサイレチンアミロイドーシス（家族性アミロイドポリニューロパチー）
- 野生型トランスサイレチンアミロイドーシス（老人性 TTR 型アミロイドーシス）

不整脈 ➡ 5章 p.176

心アミロイドーシス

## 病態生理

- 沈着するアミロイドの種類によって臨床所見や予後が異なる。
- 蓄積するアミロイドタンパクは、主に AL 型とトランスサイレチン（TTR）型の 2 タイプ。
  - ➡ **AL 型**のほうが病気の進行が速く、予後が悪い。
  - ➡ **野生型 TTR 型**は高齢者に多く、今までは診断されていなかったが最近は診断精度が上がってきている。

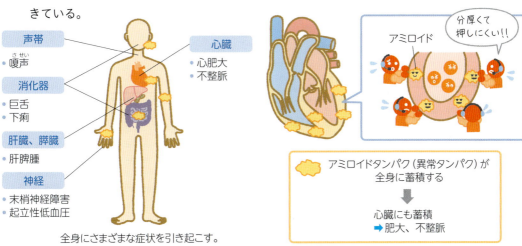

全身にさまざまな症状を引き起こす。

## 症　状

○ **心不全や不整脈の症状に気を付ける**

倦怠感・息切れや呼吸困難などの心不全症状、めまい・失神などの不整脈症状に注意！

## 身体所見

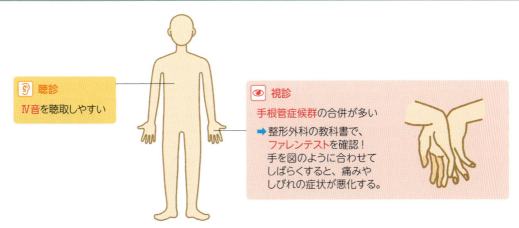

聴診
Ⅳ音を聴取しやすい

視診
**手根管症候群**の合併が多い
➡ 整形外科の教科書で、**ファレンテスト**を確認！手を図のように合わせてしばらくすると、痛みやしびれの症状が悪化する。

6 章　心筋症

# 診　断

◉ **別の心臓病と診断されていることもあるので注意する**

● 心電図が変化することで、無症候性の狭心症と診断されてカテーテル検査を受けたが診断がつかず、その後、心機能が低下してから心筋症と診断されたりすることもある。

● 心エコーや心電図所見からも推定は可能であり、Tc ピロリン酸シンチが陽性であればほぼ確定であるが、病理診断が最終診断となるので確定診断が必要な症例（タファミジス投与検討など）では、生検が必要となる。

# 検　査

**心電図** 徐脈になりやすく、四肢誘導の低電位が特徴。$V_1$ から $V_3$ の QS パターンを認めることも。

**心エコー**

● 心肥大と拡張能低下をチェック。

● 「心室がギラギラ見える」「収縮機能も徐々に低下してくるが、特に心尖の収縮がよいまま保たれる」ことが特徴。

**心筋シンチグラフィ** トランスサイレチンアミロイドーシスは Tc（テクネシウム）- ピロリン酸シンチグラムが陽性となり、診断をつけることができる。

**心筋生検** ヘマトキシリン・エオジン（HE）染色では、心筋細胞が無構造な線維となり、コンゴレッド（Congo red）染色では、赤褐色の染色像を確認できる。

# 治療法・手術適応

● 一般的な心不全の治療を行う。

● 徐脈・伝導障害を来しやすいので、徐脈となる薬剤は使いにくい。徐脈やブロックになれば、ペースメーカ治療を検討する

◉ **免疫細胞性アミロイドーシス（AL アミロイドーシス）**

➡ 自家造血幹細胞移植、化学療法：MD 療法（メルファラン＋デキサメタゾン）など

◉ **トランスサイレチンアミロイドーシス**

➡ 根本治療はなかったが、新たな治療薬（タファミジスメグルミン）が 2019 年 3 月に認可された。

---

**ショート コラム**

**アミロイドーシスは意外と多いかも？**

　心エコーで心肥大があるのに心電図の電位が低い、手根管症候群の既往がある高齢者は、野生型 TTR 型アミロイドーシスの可能性があります。新たな治療薬は進行を抑えることができるので、治療のできる心筋症は早期に診断をすることが重要！

# 心サルコイドーシス
cardiac sarcoidosis

**ひとことで言うと…** サルコイドーシスとは、肉芽腫性炎症が全身の臓器に起こる病気（「サルコイド」はラテン語で「肉のようなもの」という意味）。そのうち心臓に病変が生じた状態を「心サルコイドーシス」と呼ぶ。
**若年から中年で、収縮するための刺激の伝達が完全に途絶える完全房室ブロックの原因となることが多く**、心機能が低下して心不全を発症する。

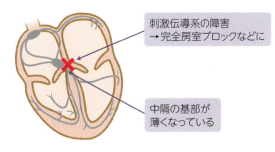

刺激伝導系の障害
→完全房室ブロックなどに

中隔の基部が薄くなっている

##  ベッドサイドに行く前に確認！

- **サルコイドーシスの病理診断がされている？**
  - 心臓以外の部位の生検で診断されているか、心臓だけに限局している病態かを確認する。

- **入院目的は？**
  - 診断検査目的か、ペースメーカ治療や心不全治療、ステロイド治療導入目的など、いろいろあり得る。

### 入院中のヤバサイン
- 不整脈の出現
- → 完全房室ブロックの合併が有名だが、心室頻拍などの不整脈も起こるので要注意！

##  ベッドサイドの観察項目！

- **バイタルサインは？**
  - 心不全入院の際には、心不全悪化に注意して$SpO_2$などにも気を付ける。

- **不眠や肥満はどう？**
  - ステロイド導入入院の際には、ステロイドの副作用を理解しておく。

---

**英略語・単語**
BAL：bronchoalveolar lavage 気管支肺胞洗浄法

房室ブロック → 5章 p.221

6章　心筋症

### >>> 病気の原因 <<<

**以下が重要**
非乾酪性類上皮細胞肉芽腫

サルコイドーシスの病理像は非乾酪性類上皮細胞肉芽腫であることはわかっているが、原因は明らかではない。

## 病態生理・症状

### サルコイドーシスの主な病変部位の症状と出現頻度
- 全身の臓器に起きることで多様な症状が出現する。

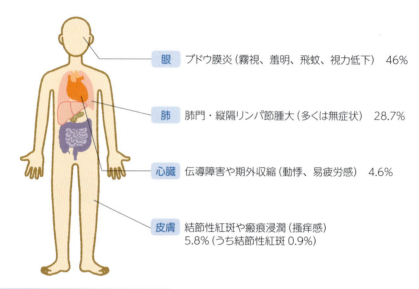

眼　ブドウ膜炎（霧視、羞明、飛蚊、視力低下）　46%

肺　肺門・縦隔リンパ節腫大（多くは無症状）　28.7%

心臓　伝導障害や期外収縮（動悸、易疲労感）　4.6%

皮膚　結節性紅斑や瘢痕浸潤（掻痒感）
5.8%（うち結節性紅斑 0.9%）

### 心臓限局性サルコイドーシスが存在する
- めまい・失神 ➡ 完全房室ブロック
- 息切れなど ➡ 心不全などの症状で発症して、エコー所見などから心サルコイドーシスが疑われることがある。

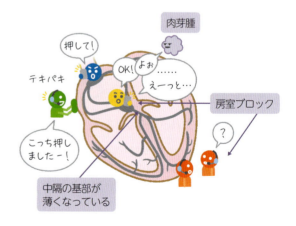

心サルコイドーシス

# 身体所見

**◯ 各種臓器におけるサルコイドーシスを示唆する臨床所見**
- 皮膚のサルコイド結節
- 眼にブドウ膜炎など→専門医で診察を依頼する。

**◯ 心臓病変の臨床所見** [1]

他の臓器でサルコイドーシスと診断されており、以下の①、②のいずれかを満たす場合。

① 主徴候 5 項目中 2 項目以上が陽性の場合

② 主徴候 5 項目中 1 項目が陽性で、副徴候 3 項目中 2 項目以上が陽性の場合

**【主徴候】**
- 高度房室ブロック（完全房室ブロックを含む）または致死的心室性不整脈（持続性心室頻拍、心室細動など）。
- 心室中隔基部の菲薄化または心室壁の形態異常（心室瘤、心室中隔基部以外の菲薄化、心室壁の局所的肥厚）。
- 左室収縮不全（左室駆出率 50% 未満）または局所的心室壁運動異常。
- $^{67}$Ga シンチグラフィまたは $^{18}$F-FDG PET での心臓への異常集積。
- ガドリニウム造影 MRI における心筋の遅延造影所見。

**【副徴候】**
- 心電図異常で心室性不整脈（非持続性心室頻拍、多源性あるいは頻発する心室期外収縮）、脚ブロック、軸偏位、異常 Q 波のいずれかの所見。
- 心筋血流シンチグラフィ（SPECT）における局所欠損。
- 心内膜心筋生検で、単核細胞浸潤および中等度以上の心筋間質の線維化。

# 検査・診断

**ほかの臓器で診断されて、循環器科へ紹介されることがある**
- 心臓の合併は予後に関わる重要なポイントであり、採血や心電図、心エコー検査を実施して、疑わしければ PET 検査や心筋生検まで実施して診断を行う。

**◎ おもな検査**
- 採血や CT、シンチグラム、気管支鏡などでの、各種特異的な検査で評価する。

**心エコー** 心室中隔菲薄化が特徴的であるが、全例にはない。左室収縮不全を起こすことがある。

**PET 検査** 以前はガリウムシンチグラフィにて診断が行われていたが感度が低く、最近では PET 検査での有用性が示されており、画像診断として重要となっている。

# 6章 心筋症

**特徴的な検査所見**

① 両側肺門リンパ節腫脹
② 血清 ACE 活性高値または血清リゾチーム値高値
③ sIL-2R 高値
④ $^{67}$Ga citrate シンチグラフィまたは $^{18}$F-FDG PET における著明な集積所見
⑤ BAL 検査でリンパ球比率上昇、CD4/CD8 比が 3.5 を超える上昇

特徴的な検査所見 5 項目中 2 項目以上陽性の場合に陽性とする。

（文献2より）

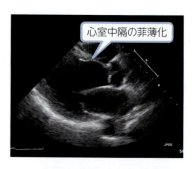
心室中隔の菲薄化

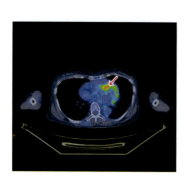
短軸画像。心筋にFDGの取り込みがあることがわかる。

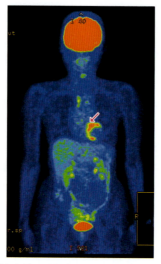
治療前：心臓（心筋）に集積がある。

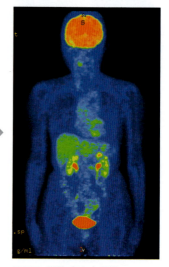
ステロイド治療1カ月後：心筋への集積が低下している。

● **心筋生検陽性の場合（組織診断）**

心内膜心筋生検または手術などによって心筋内に乾酪壊死を伴わない類上皮細胞肉芽腫が認められる場合、心サルコイドーシスとする。

● **心筋生検陰性または未施行の場合（臨床診断）**

①心臓以外の臓器で類上皮細胞肉芽腫が陽性であり、かつ前述の心臓病変を強く示唆する臨床所見を満たす場合、または、②呼吸器系あるいは眼でサルコイドーシスを強く示唆する臨床所見があり、かつ上記の特徴的な検査所見5項目中2項目以上が陽性で、前述の心臓病変を強く示唆する臨床所見を満たす場合に心サルコイドーシスとする。

房室ブロック → 5章 p.221

心サルコイドーシス

# 治療法・手術適応

● サルコイドーシスの炎症を抑える治療としてのステロイド治療が基本となる。
● 完全房室ブロックにはペースメーカ治療、心不全・心機能低下には薬物療法を追加する。
● 若いときに完全房室ブロックでペースメーカ治療をしている患者さんには、サルコイドーシスを鑑別にあげよう。

---

### アドバンスト コラム

### 今後増えてくる可能性が間違いないのは、薬剤性心筋症

　がん治療関連心筋障害 (cancer therapeutics-related cardiac dysfunction：CTRCD) という言葉はご存じですか？　アントラサイクリン系抗がん剤では、心毒性の可能性がある薬剤です。アドリアマイシン心筋症の名称で昔から診断されてきました。

　現在は医療技術の進歩により、高齢者へのがん治療が増加しています。高血圧や糖尿病、心房細動などの不整脈に加えて、虚血性心疾患の合併症を有する高齢者もがんになります。また、がん治療や進行がんの病状による長期の発熱や持続する貧血なども心不全の原因となります。

　最近では、このようながん治療中のさまざまな影響で発症する心不全を総称して「がん治療関連心筋障害」といいます。

　また、最近の抗がん剤の一部には用量に関係なく、可逆性の (元に戻る可能性のある) 心筋障害 (心機能低下) をきたすことがわかっています。

　がん治療を開始するにあたり、治療前に心筋障害の診断を確認することが重要です。トロポニンI・TやBNP、NT-pro BNP測定、心エコー検査での左室駆出率 (LVEF) を評価しましょう。がん治療の開始後にもこれらの検査を再評価して、心筋障害・心機能低下がないかを確認することが必要です。

　循環器科の疾患ではない病気でも、今後は心機能・心不全などの知識が必要になってきます。

心不全発症リスクのある抗がん剤：発症率は 2 〜 25％

| 抗がん剤 | |
| --- | --- |
| アントラサイクリン系 (ACs) | ドキソルビシン、エピルビシン、イダルビシン |
| アルキル化薬 | シクロホスファミド、イホスファミド |
| 代謝拮抗物質 | クロファラビン |
| 微小管阻害薬 | ドセタキセル |
| ヒト化モノクローナル抗体 (分子標的治療薬) | ベバシズマブ、トラスツズマブ |
| プロテアソーム阻害薬 | ボルテゾミブ |
| 小分子チロシンキナーゼ阻害薬・キナーゼ阻害薬 (分子標的治療薬) | ダサチニブ、イマチニブ、ラパチニブ、スニチニブ |

（文献 3 を元に作成）

6章 心筋症

267

# 心筋炎
## しんきんえん

myocarditis

> **ひとことで言うと…** ウイルスや細菌、薬物などによって、心筋に炎症が起こる疾患。心筋が壊死したり、心膜液が増加したり心筋細胞の運動が低下したりして、左室が十分縮まなくなることによって心不全や不整脈を発症する。
> 急激に発症した後、急性期を乗り越えれば軽快するが、心肺停止となることもある。

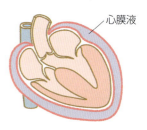
心膜液

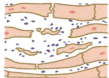
破壊された心筋

## ベッドサイドに行く前に確認！

● **心機能はどう？**
- 左室収縮不全の程度によって、治療方針が変わってくる。
- 軽症であれば通常の心不全治療で改善することが多いが、重症であれば生命に関わる疾患であり集学的治療が必要となる。

### 入院中のヤバサイン
- 不整脈の出現
  → 致死性不整脈が起きやすいのでモニター管理が重要

● **補助循環は導入されている？**
- 重症症例では、IABP（大動脈内バルーンパンピング）や PCPS（経皮的心肺補助法）などの補助循環が導入されることとなる。
- 年齢によっては心臓移植の適応ケースもあるので、LVAD（左心補助人工心臓）の植込み手術を実施可能な施設への搬送も検討する。

## ベッドサイドの観察項目！

● **バイタルサインは？**
- 特に致死性不整脈の出現には注意。

● **補助循環に関わる項目は OK？**
- 医師や臨床工学技士が機器の管理をするが、刺入部の確認や補助循環による出血や浮腫などの全身評価を行う。

---

### 英略語・単語

**IABP**：intra[-] aortic balloon pump 大動脈内バルーンパンピング
**PCPS**：（percutaneous cardiopulmonary support）経皮的心肺補助法

**CRP**：C 反応性タンパク
**AST**：アスパラギン酸アミノトランスフェラーゼ
**LDH**：乳酸脱水素酵素。LD とも
**CK-MB**：クレアチニンキナーゼ MB 分画

268

心筋炎

## >>> 病気の原因 <<<

以下の**3**つが重要

① ウイルス性
② 特発性
③ 細菌、寄生虫、薬物など

**頻度としてはウイルス性によるものが多い。**
→ 原因となるウイルスは、コクサッキーウイルス、エコーウイルス、インフルエンザウイルスなど。

**原因の不明な特発性のものもある。**
**そのほか、細菌や寄生虫、薬物によるものも鑑別が必要。**
→ 細菌（ジフテリア、肺炎球菌など）、原虫・寄生虫（シャーガス病、トキソプラズマなど）のほか、マイコプラズマやリケッチア（ツツガムシ病、発疹チフス）、真菌（カンジダ、アスペルギルスなど）、スピロヘータ（ライム病、梅毒など）によって感染することもある。
→ 化学物質や薬物、中毒性、アレルギー性、物理的刺激によるものもある。
→ 膠原病（全身性エリテマトーデス、リウマチ熱、結節性多発性動脈炎など）やサルコイドーシスなどの全身性疾患が原因となる場合もある。

## 症状

○ **かぜ様症状と消化器症状が先行する**
- 多くの場合、先行してかぜ様症状（悪寒、発熱、頭痛、筋肉痛、全身倦怠感）と、食欲不振、悪心、嘔吐、下痢などの消化器症状がみられる。
- その後、数時間から数日の経過で心症状が出現する。

○ **続いて心症状が出現する**
① **心不全徴候**（出現頻度 約70%）
② **心膜刺激による胸痛**（出現頻度 約44%）
③ **房室ブロックや不整脈**（出現頻度 約25%）[1]
風邪が長引いていると思っていたら、心筋炎になっていることもあるので注意！

## 病態生理

- 心筋の炎症に伴って、左室壁の腫脹・左室収縮不全を認める。心膜液の増加を伴うことが多い。
- 左室収縮不全による左心不全症状および低心拍出症状を呈する。

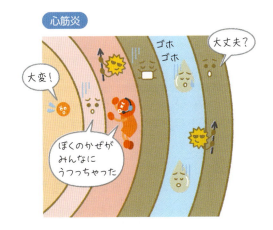

### 英略語・単語

**LVAD**：left ventricular assist device 左心補助人工心臓

## 身体所見

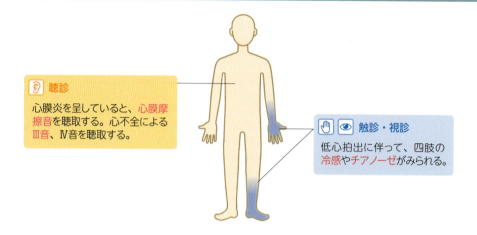

## 診　断

**発症時期** によって分類される

**急性心筋炎**：症状発現日を発症日とした急性期。
**劇症型心筋炎**：急性心筋炎のうち、発病初期に急激な血行動態破綻となり、心肺停止に至る可能性のある重症の心筋炎。
**慢性心筋炎**：数カ月以上炎症が遷延する状態。急性期を乗り切った後も炎症が残存している。

**組織学的** に分類される

- リンパ球性心筋炎、巨細胞性心筋炎、好酸球性心筋炎、肉芽腫性心筋炎に分類される。
- 発病初期には心筋生検や正確な病理診断が難しい症例もあるが、可能な限り生検で診断が望ましい。

**リンパ球性心筋炎**：ウイルス感染によるものが多い。
**巨細胞性心筋炎、好酸球性心筋炎、肉芽腫性心筋炎**：心毒性物質・薬物アレルギー・自己免疫・全身性疾患などの合併症が多い。

## 検　査

**採　血**

- CRPに加えて、AST、LDH、CK-MB、トロポニンなどの心筋梗塞と同様の項目が上昇する。
- 特に心筋トロポニンは高値を示す。

**胸部X線**　時に心拡大や肺うっ血像を認める。

**心電図**

- ST-T変化を認めたり、低電位となることが多い。
- 初回の心電図変化は軽微でも、時間経過で心電図変化を認めるので、繰り返しの心電図検査が重要。

### 心エコー
- 心膜液貯留および心室の壁肥厚（浮腫性の変化）と壁運動低下が特徴的である。
- 心筋炎を疑ったら、必ず心エコー検査を行う必要がある。

### 心臓カテーテル検査および心筋生検
- 心筋炎を疑ったら早期に行う必要があり、冠動脈の有意狭窄病変を除外。
- 次いで、心内膜心筋生検を行う（生検が可能な施設であれば実施、無理なら補助循環導入を含めて高次施設への搬送が適切）。

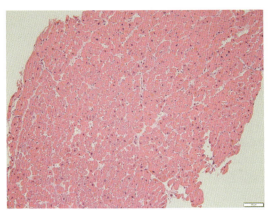

正常心筋の病理組織

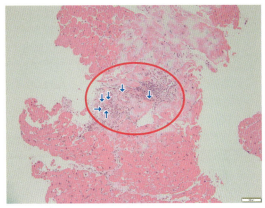

心筋炎の病理組織

円の中の部分に、リンパ球主体の炎症細胞浸潤が、矢印で指した部分に、心筋細胞の壊死・脱落がみられる。

**ウイルス関連診断** 2週以上の間隔で採取された急性期と回復期のペア血清を採血。

## 治療法・手術適応

- 軽症でも入院加療が必要（経過中に悪化することがあるので）。
- 心不全加療や不整脈への治療、バイタル維持が中心。
- カテコールアミン投与や心原性ショックの症例では大動脈内バルーンパンピング（IABP）や経皮的心肺補助法（PCPS）を検討する。
- 不整脈を合併することもあり、完全房室ブロックには一時ペーシングを実施。
- 慢性期になっても、心機能の改善がなく退院困難なケースでは心臓再同期療法（CRT）や心移植も適応となる。

6章　心筋症

> **アドバンスト コラム**

### 妊婦さんの心筋症：周産期心筋症

　周産期心筋症とは、産褥心筋症とも呼ばれ、心臓病のなかった女性が妊娠・出産に際し、突然、心機能が低下し、心不全を発症する疾患です。

　特徴は、以下のとおりです。

①妊娠中から分娩後5カ月以内に新たな心不全の症状が現れる。

②今までに心臓の病気になったことがない。

③心不全の原因となるものが明らかではない。

④心エコー検査にて、心機能低下が確認できる。

　日本では、約2万出産に1人の発症頻度でしたが、発症頻度は年齢によって大きく異なり、35〜39歳に限ってみると約1万出産に1人と報告されています（2009年度）[2]。日本人が周産期心筋症になりやすい因子としては、高齢、多胎妊娠、慢性高血圧症、妊娠高血圧症候群、切迫早産の治療が挙げられます。

　病因についてはさまざまな説があり、いまだ原因不明ですが、最近は、①切断プロラクチン説、②血管新生阻害説などが考えられています。拡張型心筋症の類似疾患とも考えられますし、急性心筋炎の類似疾患とも考えることができます。

　治療は、心不全への薬物治療に加え、重症例では補助循環装置が必要となります。治療経過をみると、約6割が心機能が改善し、残りの4割が心機能低下、うち最重症の1割で母体死亡や心移植が必要であったと報告されています。

　今後の診断や治療が重要となる疾患なので知っておきましょう。

# 心筋症症例の よくある会話例

ドクターA

熟練ナースB

検査技師H

とある病院*の現場でのリアルな会話を聞いてみましょう！
どのくらい理解できるでしょうか？
わからないことがあったら、もう一度戻って勉強しましょう。　　*"2.5次"救急規模

 ある日、検査室から外来へ移動しながら、検査技師Hさんと……

**検査技師H▶** 先生、動悸を主訴に初診で受診された患者さんの心電図ですが、明らかにおかしいので直接持ってきました。心電図でT波がかなり大きく陰転化しています。これって、心筋梗塞などの変化でしょうか。胸痛もないですし、高血圧や糖尿病などの動脈硬化のリスクのない40代男性でした。

**ドクターA▶** Hさん、確かに異常心電図だね。すぐに報告してくれてありがとう。胸痛はないということから、この心電図を**巨大陰性T波**と考えたら、どう思う？

**検査技師H▶** 巨大陰性T波ですか、それって**HCM**ってことですか。

**ドクターA▶** そう、肥大型心筋症だね。よく勉強しているね。心電図のT波の陰転化は心筋梗塞後もそうだけど、左室肥大の所見でもあるから、高血圧や大動脈弁狭窄症も鑑別だし、肺高血圧などの右心負荷所見でも出現するよ。ストレスをきっかけに起きるたこつぼ型心筋症も、広範囲のST上昇の後にT波が陰転化するから考えておいてね。
…あら、その患者さんの名前、なんだか聞いたことあるような……。

**熟練ナースB▶** 先生、その患者さんですが、HCMで先生の外来に通院している患者さんの息子さんだそうです。今回、実家に帰省中に息切れが起きたそうです。

**検査技師H▶** 肥大型心筋症は**家族性発症**もあったと思います。

**ドクターA▶** その通り、なかなかご家族が来院できないみたいなので、私が今から診察して心エコーもしましょうか。突然死の可能性がある病気で、家族歴もありそうなので、家系図の問診を含めて、息子さんにもしっかり病状説明をしなくてはいけないね。Hさんのおかげで、診断がつきそうだね。

**症例経過**

　40歳代、男性。息切れ、家族性肥大型心筋症。
　母親が肥大型心筋症で通院しているが、入院歴がなく、県外在住の息子さんは病状を把握していなかったとのこと。本人は自営業で忙しくて検診の受診歴もなく、心電図経過は不明であった。
　心電図で巨大陰性T波を伴う左室肥大、心エコーでもASHを伴う左室肥大を認めて、家族性の肥大型心筋症と診断。動悸症状は発作性心房細動の可能性も考えて、ホルター心電図を実施した。家系図作成と、遺伝子検査の希望や専門施設への紹介受診を家族を交えて検討する方針となった。
　現在、処方なし。
（**ポイント** 心房細動が診断されれば抗凝固療法を開始することを説明している）

# 7章 心膜疾患

## 心膜疾患 総論

> 心膜疾患について学んでほしいこと。それは、心膜疾患の患者さんは特徴的な身体所見があること、心臓以外の原因で病気を発症する疾患であることです。その特徴的な身体所見が治療によって改善することを知ることも、今回の課題です。

**ひとことで言うと…**

心臓は、胸腔の中で肺や食道、胸骨にぶつからないように、心嚢・心膜によって包まれている。また、その心嚢の中でも心臓がスムーズに収縮するようにするために、心膜（「臓側心膜」と「壁側心膜」）の間は心膜液（心嚢液）で満たされている。

心膜疾患とは、感染・悪性疾患・外傷などによって、**心膜に急性炎症や硬化が起きたり、心膜液が増加したりすること**。

## 解剖

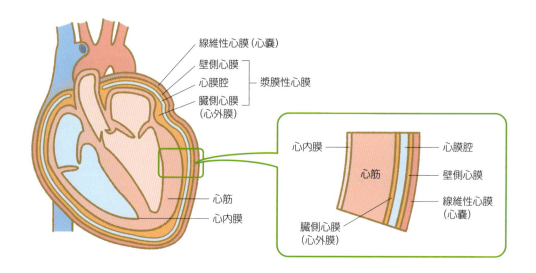

- 心臓の周りを包み込む、伸縮性のある袋を「**心嚢**（線維性心膜）」という。
- この心嚢の内側にある2枚の膜を「**心膜**」という。心膜は、「**臓側心膜（心外膜）**」と「**壁側心膜**」に分けることができるが、この2枚の膜は折り返してつながっており、1枚の袋状の構造になっている。
- この2枚の膜がスムーズに動けるように潤滑液として存在するのが「**心膜液**」である。
- また、心嚢は心臓の動きを支えており、胸腔内のほかの臓器から感染する炎症などから守る働きもしている。

心膜疾患 総論

# 心膜疾患の病態生理

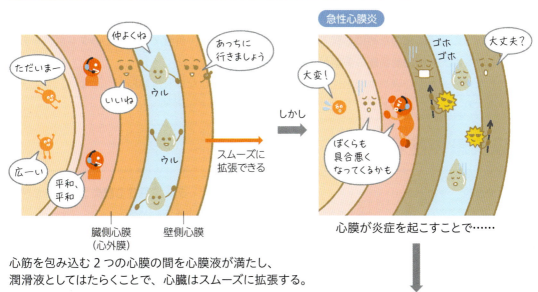

心筋を包み込む2つの心膜の間を心膜液が満たし、
潤滑液としてはたらくことで、心臓はスムーズに拡張する。

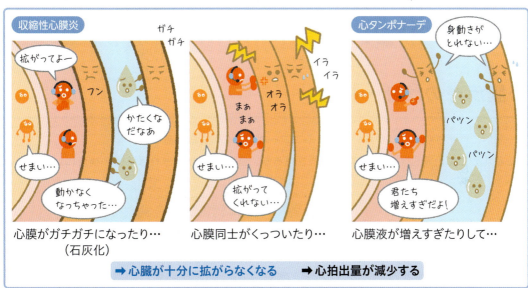

➡ 心臓が十分に拡がらなくなる　　➡ 心拍出量が減少する

- 心膜疾患の種類は、①**心膜の炎症**、②**心膜の硬化**、③**心膜液の貯留**、の3つの病態、
  つまり、①**急性心膜炎**、②**収縮性心膜炎**、③**心タンポナーデ** ……の3つ。

※治療対象となる病態は上記の3つとなるが、実際の臨床では、心タンポナーデに至っていない
軽度〜中等度の心膜液貯留を起こしている患者さんがいる。
この心膜液貯留の原因検索などで検査入院をする患者さんもいるので、心タンポナーデの病態と
合わせて理解する！

7章 心膜疾患

7章 心膜疾患

> **心膜疾患の割合**
> 実臨床で出会う各疾患の頻度は、おおよそ……

> 心タンポナーデ（心膜液貯留を含む） > 急性心膜炎・収縮性心膜炎

- 心膜液貯留の原因精査のために心嚢ドレナージ術を行うので、併せて考えると心タンポナーデおよび心タンポナーデの前状態の病態が最も多い。
- しかしながら、急性心膜炎や収縮性心膜炎も疑って検査をしなければ診断がつかない。実臨床では見逃されていることもある。

## 心膜疾患の症状

**急性心膜炎：発熱と胸痛**

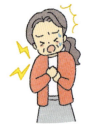
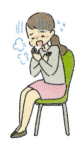

**心タンポナーデ・収縮性心膜炎**：全身倦怠感・むくみ・食欲低下などの**右心不全症状**

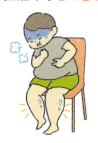

## 心膜疾患の診断・検査

- 一般的に診断されることが多いのは、心エコー検査、CT検査である。
- それ以外では心電図や胸部X線で診断されるが、症状を疑わなければ診断・検査にいきつかないこともある。

> CTやエコーで心臓周囲にスペースがあれば、心膜液を考えてみましょう！臨床では、循環器内科では心エコーで、循環器内科以外ではCTで診断・発見されることが多いと思います。

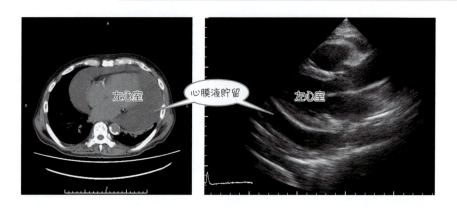

# 心膜疾患の治療

- 心膜疾患の治療は、大きく「**炎症を抑える治療（薬物治療）**」と「**心膜・心膜液を取り除く治療（外科的治療）**」に分けることができる。
- 多くは、抗炎症薬や利尿薬での**薬物治療がメイン**となる。
- しかし、血行動態の破綻を来した**急性の心タンポナーデ**のみは、緊急の**心嚢ドレナージ**が必要となる。

心嚢ドレナージ

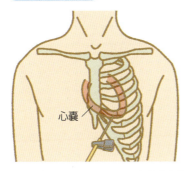 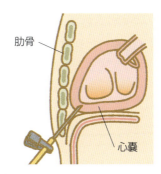

心嚢に穿刺を行い、溜まった心膜液を排液する。

---

**ショートコラム**

### 心"嚢"液　と　心"膜"液

　心嚢液と心膜液は、いずれも英語で記載すると pericardial effusion となります。

　心嚢と心膜の違いは解剖の所で説明していますが、実際の臨床の現場では心嚢液と心膜液は同義語として使われています。心嚢ドレナージと心膜ドレナージも同様です。

　しかし、心嚢炎という表現はあまり一般的ではなく、「心膜炎」が一般的に使われますのでご注意を。

# 急性心膜炎
きゅうせいしんまくえん

acute pericarditis

> **ひとこと**で言うと…
> 心臓を包む「臓側心膜（心外膜）」の急性炎症であり、しばしば心膜液貯留を伴う。
> 心膜液貯留による、心タンポナーデや心筋炎、収縮性心膜炎への移行に注意！

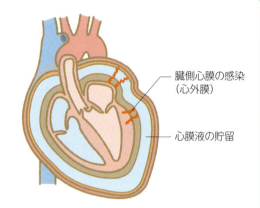

- 臓側心膜の感染（心外膜）
- 心膜液の貯留

 **ベッドサイドに行く前に確認！**

### 特徴的な症状、身体所見は？
- **先行する風邪症状**や、**チクチクするような胸痛**が特徴的。
- **頚静脈怒張、浮腫**などは、心タンポナーデの特徴的な身体所見。
- ※心筋梗塞と症状が似ているため注意しよう。

**入院中のヤバサイン**
- 頚静脈怒張の悪化、血圧低下など、心タンポナーデの所見がないか？
- CPK・LDH・AST など心筋逸脱酵素の上昇や、心電図の変化はどうか？

 **ベッドサイドの観察項目！**

### バイタルサインは？
- **発熱**を評価する。
- **血圧低下**の出現に注意。

### フィジカルアセスメントのポイントはこれ！
- 聴診：**心膜摩擦音**（locomotive murmur：機関車様雑音）が特徴的。
- 視診：**頚静脈の怒張**はないか？ Kussmaul 徴候（クスマウル）もチェック！ ｝心タンポナーデのサイン
- 触診：**下腿浮腫、肝腫大**は？
- ※ Kussmaul 徴候については ➡ p.282。

▶ Webで心音が聴ける！
かんテキWeb 検索

---

**英略語・単語**
- **CPK**：クレアチンキナーゼ。CK とも
- **LDH**：乳酸脱水素酵素。LD とも
- **AST**：アスパラギン酸アミノトランスフェラーゼ
- **NSAIDs**：非ステロイド性抗炎症薬

▶ **用語解説**
Kussmaul 徴候 ➡ p.282

急性心膜炎

> >> 病気の原因 <<<

原因はさまざま！

① 特発性
② 感染（ウイルス、細菌など）
③ 自己免疫（膠原病）
④ 尿毒症
⑤ 外傷
⑥ 心筋梗塞
⑦ がん
⑧ 放射線治療後
⑨ 心臓手術後

原因不明の特発性が最多、次いでウイルス性が多い。

※そのほか、基礎疾患に合併することがあるので、既往歴・現病歴をよく確認することが重要。

## 病態生理

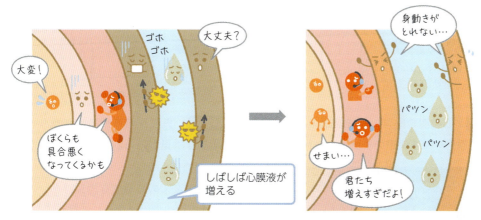

さまざまな原因により、心膜が炎症を起こす。　　心タンポナーデに移行しないよう注意！

## 症　状

- 風邪症状（上気道炎）が先行することがある。
- 胸痛（チクチクするような鋭い痛み）、胸部圧迫感など。
  ➡ しばしば深呼吸や仰臥位で増悪。

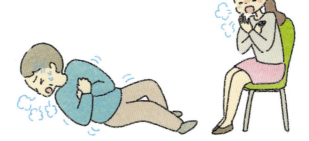

7章 心膜疾患

## 検 査

**心電図** ほぼすべての誘導で凹型のST上昇がみられる。

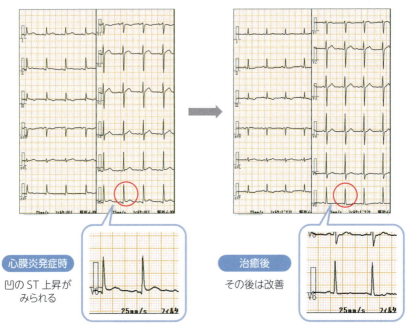

心膜炎発症時
凹のST上昇が
みられる

治癒後
その後は改善

**心エコー** 心膜液の貯留。基礎疾患の検索として、膠原病や悪性疾患のチェックを行う。

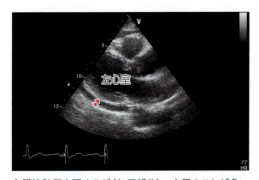

心膜液貯留を認めるが（矢印部分）、少量のことが多い。

**血液検査** 白血球増多や血沈亢進など炎症を示唆する所見がみられることがあるが、非特異的。

**CT** 心膜炎での特異的な所見はないが、感染症や腫瘍性の原因検索として行う。

**胸部X線** 特徴的所見なし。

## 治 療

原因に応じて異なるが……
➡ **心タンポナーデ**がある場合は、**心嚢ドレナージ**を考慮。
➡ **疼痛および炎症**に対しては、**NSAIDs**投与。
➡ **基礎疾患**がわかれば、その治療を並行して開始する。

# 収縮性心膜炎
## constrictive pericarditis (CP)

**ひとことで言うと…** 心臓が"硬い鎧"に覆われて、拡がりにくくなってしまう病気。炎症などがきっかけとなり、壁側と臓側の**心膜の肥厚・硬化**が起こり、**心室の拡張が妨げられる**。

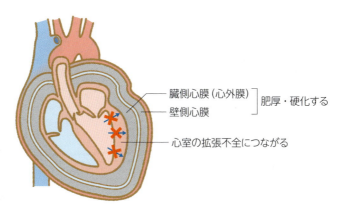

- 臓側心膜（心外膜）
- 壁側心膜
  } 肥厚・硬化する
- 心室の拡張不全につながる

## ベッドサイドに行く前に確認！

- **心臓手術や放射線治療の既往はある？**
  - 心臓手術後では心膜の癒着、放射線治療では心膜が炎症性変化を起こし、潜在的に硬くなっている。
- **特徴的な身体所見は？**
  - **頸静脈怒張、浮腫、心膜ノック音**など、特徴的な身体所見を押さえておこう。

### 入院中のヤバサイン

- 頸静脈怒張の悪化
- 血圧低下
- 肝・腎機能悪化
- 血小板低下
→ これらがみられたら、重症化のサイン！

## ベッドサイドの観察項目！

### バイタルサインは？
- 右心不全の症状が特徴。
→ 呼吸症状がメインとなるので、呼吸数を評価しよう。

### フィジカルアセスメントのポイントはこれ！
- 視診：**頸静脈の怒張**はないか？　Kussmaul徴候（クスマウル）もチェック！
- 触診：**下腿浮腫、肝腫大**は？
- 聴診：**心膜ノック音**が特徴的。

▶Webで心音が聴ける！
かんテキWeb [検索]

## 7章　心膜疾患

**>>> 病気の原因 <<<**　右の **5つ** が重要

1. 特発性
2. ウイルス感染
3. 心臓手術後
4. 放射線治療後
5. 結核性

## 心膜疾患の病態生理

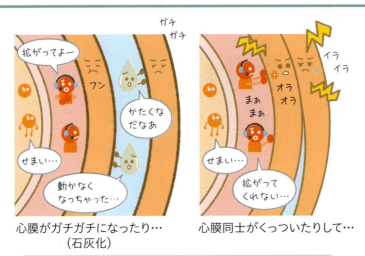

心膜がガチガチになったり…（石灰化）　　心膜同士がくっついたりして…

➡ 心臓が十分に拡がらなくなる　➡ 心拍出量が減少する

## 身体所見

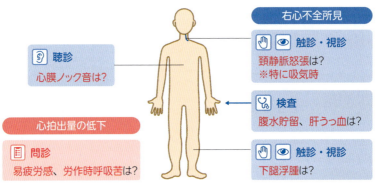

**Kussmaul 徴候** もチェック！

Kussmaul 徴候とは、**吸気時に頚静脈怒張が増強する**こと。

息を吸う ➡ 胸腔内圧が下がる ➡ 静脈血が心臓へ戻ろうとする ➡ 拡張障害のため心臓に戻りにくい ➡ 静脈が拡張する（特に頚静脈がわかりやすい）……というメカニズムで起こる。

▶Webで心音が聴ける！　かんテキWeb　検索

収縮性心膜炎

## 検　査

**CT・MRI**
- 心膜の厚さ・心膜の石灰化の評価に有用！
- 4mm以上あれば収縮性心膜炎と診断してよい。
- 時に心膜肥厚がみられない収縮性心膜炎もあるので要注意！

| | |
|---|---|
| **心電図** | 低電位、非特異的 ST-T 変化、ときに心房細動。 |
| **胸部X線** | **心膜に一致した石灰化**がみられる場合がある。 |
| **血液検査** | 重症例では肝機能障害、血小板減少など。 |
| **心エコー** | **心膜の肥厚**、心室中隔の偏位、心室の狭小化、心房の拡大。 |

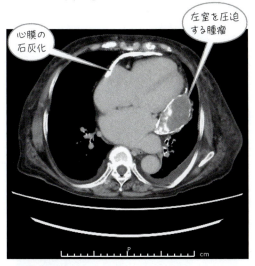

CTにて心膜の石灰化を認め、この症例は左室を圧迫する腫瘤も認める。

**心臓カテーテル検査**　右室圧測定での dip and plateau が特徴！

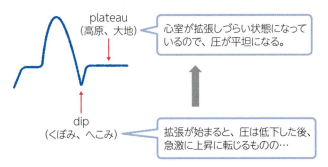

## 治　療

- **軽症**：利尿薬投与
- **中〜重症**：心膜剥離術、心膜切開術

# 心タンポナーデ

cardiac tamponade

> **ひとことで言うと…**
> 心臓の回り（心嚢内）に液体（心膜液や血液）がたまる病気。
> 心嚢内に液体がたまることによって、心臓の動きや静脈還流が妨げられたりして**心拍出量が低下**し、低血圧・循環不全につながる。

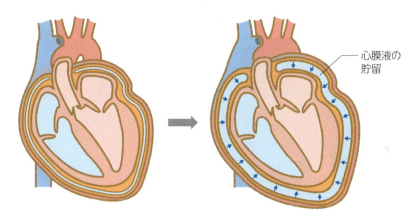

心膜液の貯留

**ベッドサイドに行く前に確認！**

- 基礎疾患や、そのときに受けた治療を check！
    - 入院中の患者さんの場合は、基礎疾患（**心筋梗塞、大動脈解離、悪性腫瘍**など）や受けた医療行為（**心臓カテーテル検査、カテーテルアブレーション、そのほかの胸部外科手術**など）について確認しよう。

**入院中のヤバサイン**

- 重症であるほど、「Beckの3徴」が認められやすい

**ベッドサイドの観察項目！**

バイタルサインは？
- **血圧低下、頸静脈の怒張、心音微弱**はないか？
  ＊この3つを「Beck（ベック）の3徴」という。
- 呼吸数の増加（頻呼吸）や呼吸困難なども確認。

---

**英略語・単語**

**CKD**：chronic kidney disease 慢性腎臓病
**CVP**：central venous pressure 中心静脈圧
**WBC**：白血球数
**CRP**：C反応性タンパク

心タンポナーデ

>>> 病気の原因 <<<

以下の**9**つが重要

【急激に進行するタイプ】
① 医原性
② 心筋梗塞後の心破裂
③ 急性大動脈解離
④ 外傷など

【比較的ゆっくり進行するタイプ】
① 感染による心膜炎
② 悪性腫瘍
③ 尿毒症・CKD、透析症例
④ 甲状腺機能亢進症
⑤ 放射線照射による心膜炎

心タンポナーデの原因はたくさんある！

【急激に進行するタイプ】
① 医原性（カテーテル検査後、ペースメーカ植え込み後、心臓手術後など）
② 心筋梗塞後の心破裂（心筋梗塞後2〜4病日、心筋梗塞後症候群）
③ 急性大動脈解離（スタンフォードA型）
④ 外傷など

【比較的ゆっくり進行するタイプ】
① 感染（ウイルス〈コクサッキーB群、エコーほか〉、結核菌、細菌〈ブドウ球菌、肺炎球菌、連鎖球菌ほか〉、真菌）による心膜炎
② 悪性腫瘍（肺がんが最も多く、乳がん、食道がん、悪性リンパ腫、白血病など）
③ 尿毒症・CKD、透析症例
④ 甲状腺機能亢進症
⑤ 放射線照射による心膜炎

このほか、薬剤性、粘液水腫など。

# 病態生理

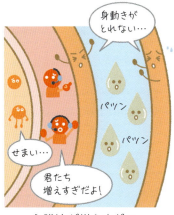

心膜液が増えすぎて…
→ 心臓が十分に拡がらなくなる

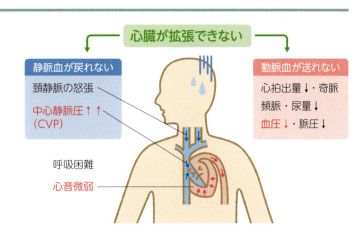

心臓が拡張できない

静脈血が戻れない
頸静脈の怒張
中心静脈圧↑↑（CVP）

呼吸困難
心音微弱

動脈血が送れない
心拍出量↓・奇脈
頻脈・尿量↓
血圧↓・脈圧↓

## 身体所見

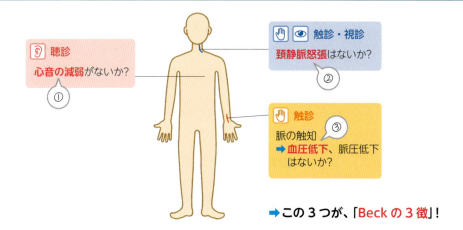

➡ この3つが、「Beckの3徴」!

## 症状・診断

- 典型的な症状はないが、気分不快～ショックまで、さまざま。
- 疑ったらすぐに心エコー！ ←ベッドサイドでもすぐに行える。
  ➡ エコーフリースペース（増加した心膜液の貯留を表す）を認め、右室の虚脱があれば確定。
- 心タンポナーデの原因を検索すべし！

## 検査

### 血液検査
- 特徴的な血液検査所見は"ない"。しかし、"原因疾患の鑑別"を行う採血を考慮。
- 悪性疾患による ➡ 腫瘍マーカー
- 出血による ➡ 貧血の進行
- 心膜炎による ➡ WBC・CRP上昇
- 甲状腺や腎機能などの代謝異常はないか

### 胸部X線
- チェックポイント：心陰影拡大の左右差
- 通常の心拡大は左室拡大が多い。➡ 左が拡大
- しかし、心タンポナーデでは心臓の周り全体に心膜液がたまるので……➡ 左右で拡大！

心タンポナーデ

| 治療前 | 治療後、心嚢ドレナージ5日後 |
|---|---|
| 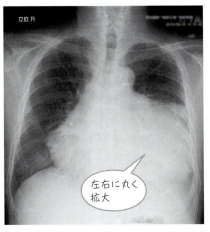 | 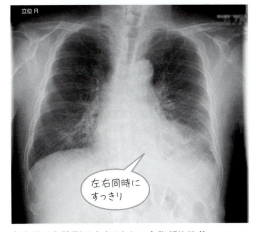 |
| 左右に大きく拡大 | 左右同時にすっきり |
| 左右に大きく拡大して球状の丸い形に拡大するのが特徴 | 左右共に心陰影は小さくなり、心胸郭比改善 |

## 心電図

- **低電位** ➡ 心膜液貯留のため、心臓の電位がとれない。➡ **ドレナージ後は劇的に改善**する。
- **交互脈** ➡ 心臓が心嚢内で揺れている。➡ **QRS波形が一拍ごとに変化**する。

## 心エコー

疑われたときには、**まず行うべき検査！**

➡ エコーフリースペースの有無を確認。

エコーフリースペースは、エコー検査でわかる何らかの液体貯留です。
「心臓領域でのエコーフリースペース≒心膜液」です。

## CT検査

- 心膜液の貯留を確認。
- そのほか、原因として大動脈解離の有無などをチェック。

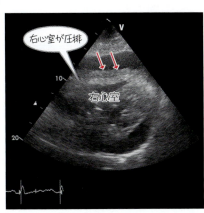
右心室が圧排
右心室

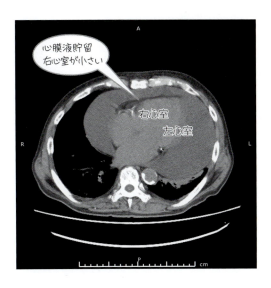
心膜液貯留
右心室が小さい
右心室
左心室

7章 心膜疾患

# 治　療

## ● 心嚢ドレナージ
- エコーガイド下での心嚢穿刺によるドレナージが第一選択！
- 同時に原因疾患の検索も忘れずに。

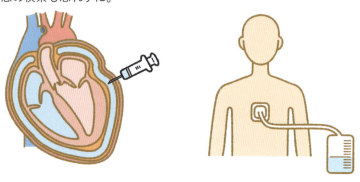

## ● 剣状突起下小切開
- 心嚢穿刺が難しい場合には、剣状突起下での心膜小切開ドレナージもあり。

※どちらのドレナージも心臓・肝の損傷、不整脈、迷走神経反射による徐脈に注意。

---

**ショートコラム**

### 気をつけて！　心タンポナー「ゼ」？？？

　臨床では「タンポ」「心タンポ」と呼ばれることが多いこの疾患、英語で表記すると"cardiac tamponade"、最後は"de"です。
　心タンポナー「ゼ」と間違ってしまう学生さん・新人さんは結構いますよね。耳にしたら、優しく訂正してあげましょう。かくいう筆者も、学生時代はタンポナーゼ派（？）でした。

---

**アドバンストコラム**

### 心膜液貯留と心タンポナーデは同じじゃない

　心タンポナーデは、心膜液の量に依存しません。急激な貯留では少量でも心タンポナーデとなります。

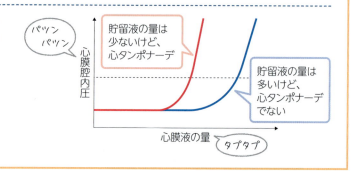

# 心膜疾患症例のよくある会話例

とある病院*の現場でのリアルな会話を聞いてみましょう！
どのくらい理解できるでしょうか？
わからないことがあったら、もう一度戻って勉強しましょう。　　*"2.5次"救急規模

 ある日、**外来**で……

**熟練ナースB**　先生、病棟の患者さんが心タンポかもしれないので来てほしい、との連絡です。

**ドクターA**　了解、どこの病棟かな。循環器病棟もしくは外科系病棟かな。

**熟練ナースB**　呼吸器内科病棟です、肺がんで入院中の患者さんとのことです。

**研修医D**　先生、どこの病棟かって関係あるのですか？ 心タンポなら、大至急、行かないといけませんよ。

**ドクターA**　Dさん、心タンポナーデは心膜液が貯留して心臓が圧迫され拡張障害となる病態だよね。心膜液が貯留する原因は、何を考えるのかな。

**研修医D**　悪性疾患や感染症、薬剤や放射線、甲状腺などでしょうか。大動脈解離や急性心筋梗塞の心破裂などでも起こります。

**ドクターA**　その通り。**外傷や循環器疾患に合併する突然の心膜液貯留**は、急性発症で、かつ心膜液の量が少なくても低血圧・呼吸困難・頻脈となるから、救命のために緊急に**心嚢ドレナージ**術が必要になるね。
悪性疾患などによる慢性の心膜液貯留は、徐々に貯留しているから症状の発現がゆっくりだよ。急ぐことも必要だけど、まず頚静脈怒張をみたり奇脈も血圧計で測定してチェックみよう。ドレナージは、心エコーを行って心タンポナーデの病態であることを確認してから、安全な体位と穿刺部位の確認をエコーやCTで評価・準備してからでも大丈夫。

**熟練ナースB**　エコーとドレナージセットは準備できました。

**ドクターA**　よし、血圧計も持って、一緒に診察に行きましょうか。身体所見、しっかり確認しましょうね。ドレナージをしたら劇的に身体所見が改善しますよ。

**症例経過**

80歳代、女性。
肺がんのStage IVで、複数回の抗がん剤治療歴あり。今回は食欲低下のために入院加療中であった。緩和ケアも含めて、本人・家族と治療方針を決定する方針で調整をしていたが、以前からの心膜液が増加傾向となり倦怠感や低血圧などが出現してきたことから、循環器内科へCALLとなった。
頚静脈怒張と奇脈を認め、心エコー所見から心タンポナーデと診断した。症状緩和のために、本人・家族へ説明を行ったのち、心嚢ドレナージ術を施行。血性心膜液を排出し、自覚症状は改善した。数日のドレーン留置を行って抜去、現在は緩和治療目的での転院調整となっている。
**処方**　この症例は緩和治療の方針となり、処方は減量しており循環器科からの処方追加はなし。

# 8章 動脈疾患

## 動脈疾患 総論

> 動脈疾患について学んでほしいこと―それは、患者さんに直接触れることで、診断ができ、また病状の変化を知ることができる疾患である、ということです。
> ベッドサイドでの触診や血圧測定に加え、冷感やチアノーゼなどの身体所見が検査結果とリンクしていること、心臓や血管以外の症状が出現することを知ることも重要です。

**ひとことで言うと…**
動脈疾患とは、心臓から拍出された血液が通過する大動脈とその分枝が、狭まったり（狭窄）、塞がったり（閉塞）、こぶ状にふくらんだり（瘤化）、裂けたり（解離）する疾患。
主に動脈硬化が原因となる。

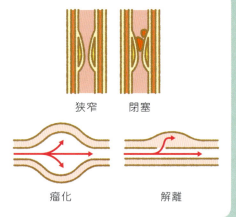

狭窄　閉塞　瘤化　解離

## 主な動脈の解剖

- 大動脈とその分枝（末梢動脈）の名称と位置を覚え、**触診ができる動脈**を知る！
- **触診は、指3本で行う。** 触診で触れるかどうかの確認も大事だが、左右差がないかを確認することも重要。大腿動脈や頚動脈では聴診も行う。

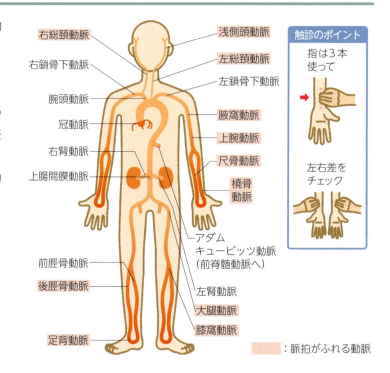

臨床では略語もよく使うので、英語の読み方も覚えておくとよいですね。

### 英略語・単語

**aortic dissection**：大動脈解離
**AA**：aortic aneurysm　大動脈瘤
**AAO**：acute arterial occlusion　急性動脈閉塞症
**PAD**：peripheral arterial disease　末梢動脈疾患
**ASO**：arteriosclerosis obliterans　閉塞性動脈硬化症
**ABI**：ankle brachial index　足関節上腕血圧比
**EVT**：endovascular treatment　血管内治療

# 動脈疾患の種類

- 動脈疾患の病態は、**狭窄**、**閉塞**、**瘤化**、**解離**という4種類！　これらが全ての動脈に起こり得る。
- 起こる動脈の場所によって、疾患名が決まる。実臨床でよく出会い、問題となるのは、**大動脈解離**、**大動脈瘤**、**末梢動脈疾患**（主に**閉塞性動脈硬化症**）、**動脈塞栓症**（危険なのは**上腸間膜動脈閉塞症**）。そして、**血管炎症症候群**である**高安動脈炎**についてもおさえる。

## 動脈疾患の割合

- 実臨床で出会う各疾患の頻度は、おおよそ以下の順に高い。

    **末梢動脈疾患 ＞＞ 大動脈瘤 ＞ 大動脈解離 ＞ 動脈塞栓症（脳塞栓症を除く）**

    ＊脳塞栓症を動脈塞栓症に含めるとするならば、動脈塞栓症の頻度は最も高い。

# 動脈疾患の症状

- 動脈疾患はそれぞれの**病態によって、症状が異なる**。**無症状で病態が進行し、診断がついたときには重症**となっていることも多い。
- また、ほかの病気の検査などで見つかることもよくある。
- 特徴のある症状から診断が確定することもあるので、特徴的な症状を覚えよう。
  - **狭窄、閉塞**：その部位の痛み、しびれ、冷感、チアノーゼ、最悪は壊死。
  - **解離**：痛み、特に大動脈解離では移動する痛み。
  - **瘤化**：破裂しない限りは無症状。拡大すると周辺臓器が圧迫されることによる症状が出る。

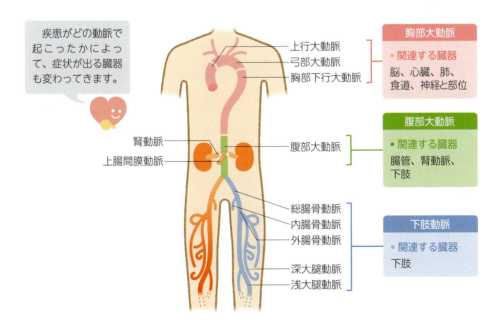

疾患がどの動脈で起こったかによって、症状が出る臓器も変わってきます。

## 英略語・単語

**COPD**：chronic obstructive pulmonary (lung) disease 慢性閉塞性肺疾患

# 動脈疾患の検査

- 一般的に診断されることが多いのは、CT検査（特に造影CT）、足関節上腕血圧比（ABI）である。それ以外では、胸部X線、エコー検査、MRI、診察（血圧測定、聴診）で診断される。

## CT検査

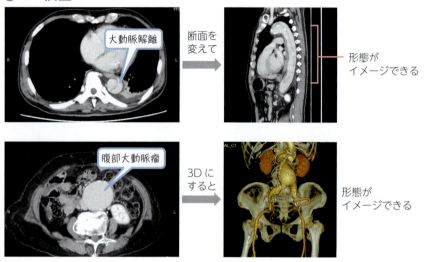

## ABI測定

- ABI検査とは、両手両足の血圧を測り、足と手の血圧を比べる検査。

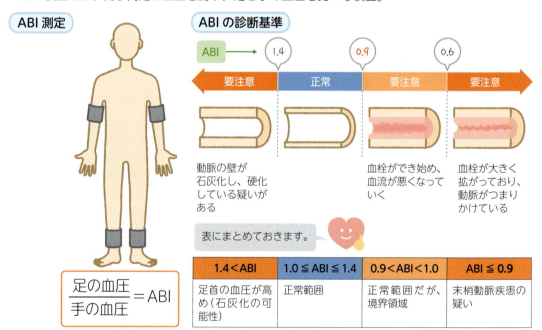

$$\frac{足の血圧}{手の血圧} = ABI$$

| 1.4<ABI | 1.0≦ABI≦1.4 | 0.9<ABI<1.0 | ABI≦0.9 |
|---|---|---|---|
| 足首の血圧が高め（石灰化の可能性） | 正常範囲 | 正常範囲だが、境界領域 | 末梢動脈疾患の疑い |

動脈疾患 総論

# 動脈疾患の治療

- 動脈疾患の治療には保存的治療（薬物療法）、手術治療（内科手術・外科手術）がある。
- 保存的治療は、動脈の解離や瘤の拡大を抑えることや疼痛緩和が目的であり、トラブルを起こした血管への直接の治療ではない。

## ◉ 保存的治療

○ 保存的治療って、具体的にはいったい何を治療しているのか？

➡ 血圧コントロールや、抗血栓薬（抗血小板薬や抗凝固薬）による、動脈硬化の進展抑制

- 動脈硬化の治療には、脂質のコントロールも重要である。
- 動脈疾患は喫煙の影響が大きいので、禁煙指導も必要。
- 動脈疾患を起こす患者さんは、虚血性心疾患の合併も多いので、胸部症状も確認する。
- 動脈疾患のなかで、高安動脈炎のみはステロイド治療などが追加される。

## ◉ 侵襲的治療（外科的治療と経皮的カテーテル治療）

○ 侵襲的治療って何をするの？

➡ 保存的治療では対応できない場合に、直接血管の修理をするのが侵襲的治療

- その方法は、大きく、カテーテル治療と人工血管置換術およびバイパス術に分けられる。

### カテーテル治療

**血管内治療（EVT）**
カテーテル治療。主に内科が行う上下肢の動脈への血管内治療。局部麻酔で、侵襲が少ない。

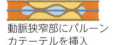
動脈狭窄部にバルーンカテーテルを挿入

バルーンを拡張させ、狭窄部を押し拡げる

続いて、ステントをかぶせたバルーンを挿入

バルーンを膨らませ、ステントを拡げる

ステントが残り、動脈が拡がったままの状態となる

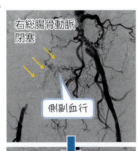
右総腸骨動脈閉塞
側副血行

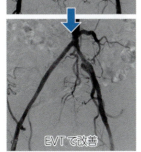
EVTで改善

**ステントグラフト内挿術**
外科が行う血管内治療。基本は全身麻酔で行うが、創部も小さく侵襲は少ない。

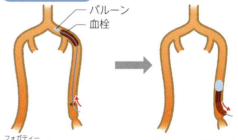

カテーテルを大腿動脈より挿入 / ステントグラフトを留置

**血栓塞栓除去術**

バルーン / 血栓

Fogarty カテーテルを挿入する / バルーンを膨らませ血栓・塞栓を除去する

---

経皮的冠動脈インターベンション（PCI） ➡ p.385

側副血行 ➡ 3章 p.98

## 8章 動脈疾患

### ● 血管内治療（EVT）
- 最も臨床で多いのは、末梢動脈疾患（PAD）に対する血管内治療（EVT）。
- 心臓カテーテル検査と同様に、局所麻酔にて動脈にカテーテルを挿入して造影検査を行い、バルーン拡張やステント留置を行う手術方法。
- 適応疾患の多くは下肢動脈を中心に閉塞性動脈硬化症（ASO）であるが、鎖骨下動脈や腎動脈にも行うこともある。

### ● ステントグラフト内挿術
- 続いて頻度が多いのは、ステントグラフト内挿術。
- 人工血管にステントを取り付け、カテーテル内にたたんだ状態で収納し、大腿動脈を切開してカテーテルを挿入し、動脈瘤の部位で収納したステントグラフトを放出する。金属バネの力と血圧によりステントグラフトが広がり、血管内壁に張り付いた状態で固定する。
- 大動脈瘤は切除されず残るが、ステントグラフトにより蓋をされることで血流がなくなって次第に小さくなるので、拡大を防止できることで破裂の危険性がなくなる。
- 多くは大動脈瘤に対して行われるが、近年は大動脈解離の急性期から慢性期に行う症例もある。

### ● 血栓塞栓除去術
- カテーテルでの血栓吸引・溶解療法も行われる。

---

#### 人工血管置換術およびバイパス術

**人工血管置換術**
外科が行う開腹・開胸手術。
全身麻酔で侵襲が大きいが長期成績はよい

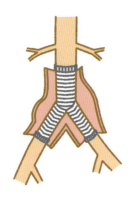

**バイパス手術**
外科が行う開腹や下肢動脈への手術。
基本は全身麻酔で、人工血管を用いることが多い

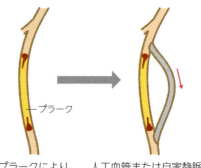

プラークにより動脈内腔が閉塞　　人工血管または自家静脈グラフトを血管に吻合する

- ポリエステルやテフロンなどの素材で作られる人工血管を、大動脈瘤や動脈解離部位と開腹や開胸手術にて取り替える術式。
- 大動脈瘤に対する治療は、1960年代より行われており、第一選択の術式である。
- 動脈の狭窄や閉塞部位に対して、人工血管をバイパスすることで血流を改善する。

＊術式は単独ではなく併せて行うこともあり、特にステントグラフト内挿術ではそのケースが多くみられる。血管内治療（ETV）をしてからのステントグラフト内挿、ステントグラフト内挿と人工血管バイパス術、開胸での人工血管置換とステントグラフト内挿などが行われる。

## ◎ 内科的治療と外科的治療の分かれ目
### ◯ 大動脈解離の手術適応
- 大動脈解離は Stanford（スタンフォード）分類が重要！
- A 型は上行大動脈に解離が及んでいるタイプで、心筋梗塞や心タンポナーデ、大動脈弁閉鎖不全症を合併することがあり、外科手術が可能な施設で治療を要する。
- B 型は保存的加療が可能であるが、動脈径の拡大や主要臓器の虚血症状があれば外科治療を必要とするので、慎重なフォローが必要。

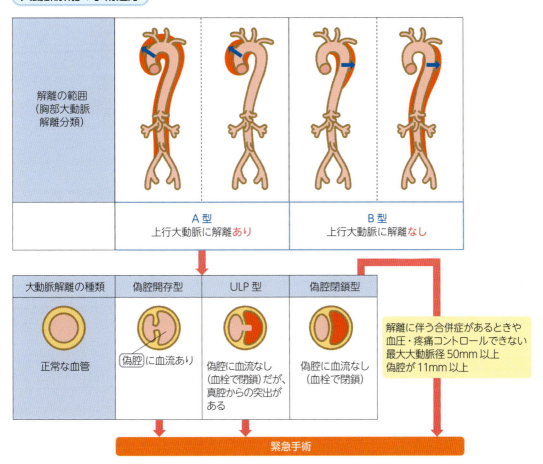

大動脈解離の手術適応

## 8章　動脈疾患

### ◉ 未破裂大動脈瘤の手術適応

- 大動脈瘤は胸部大動脈瘤で6cm以上、腹部大動脈瘤で5cm以上では破裂の危険性が高く手術適応となっている。
- 瘤の形状や拡大の速度によっては早期の外科的治療となることもある。
- CTやMRIでの計測が重要になるが、大事なことは患者さんの年齢や併存疾患などを考慮して、術式を検討すること。
  ➡ 予定された入院であれば、ほとんどの症例で手術治療は決まっているので、術式への理解が重要となる。
- 重要なのは、緊急入院となった症例で、外科治療の適応となる変化に気付くこと、気付ける検査をすること！

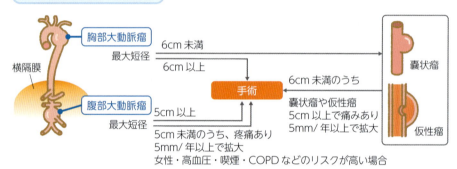

　大動脈解離や大動脈瘤の外科手術では、解離の範囲が広いときや動脈瘤が弓部と腹部にあるときなどには、2回に分けて手術をすることもあります。

# 大動脈解離
## aortic dissection

**ひとことで言うと…** 大動脈壁が裂ける病気。
大動脈の内膜に亀裂が生じて中に血液が入り込み、血液の流れに沿って中膜が裂けてしまう。血管内に仕切りができることで血流が妨げられたり、裂けた分、壁が薄くなることで、破裂や瘤化を起こすことがある。

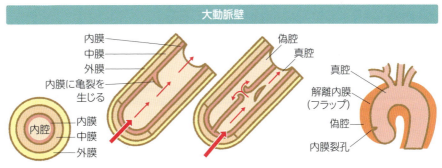

「内膜」「中膜」「外膜」の3層からできており、中膜がいちばん厚い。

---

 **ベッドサイドに行く前に確認！**

- 急性 or 慢性？
- スタンフォードA型 or B型？
  どのタイプか、カルテでチェック！ 大動脈が裂けたことによって起こる合併症について再確認。大動脈解離はタイプによっては早期に生命の危機に至ることがあり、緊急手術も考慮する。

**入院中のヤバサイン**
- 鎮痛薬でコントロールできない痛み
- 高血圧
  → 破裂の危険性が高くなる
- 胸痛・腹痛・脳梗塞症状などの有無

 **ベッドサイドの観察項目！**

- バイタルサインは？ 合併症は？
  四肢の血圧に差はないか？ 脳梗塞、心筋梗塞の合併はないか？

---

**英略語・単語**

**WBC**：白血球数
**CRP**：C反応性タンパク
**Hb**：ヘモグロビン

8章 動脈疾患

### >>> 病気の原因 <<<

以下の **2つ** が重要

1. **高血圧**（動脈硬化）
2. **Marfan症候群**などの結合織異常（遺伝的に血管壁が弱い）

**高血圧（動脈硬化）が70〜80%を占める**
→ 50〜70歳代に多い。若年の場合、結合織異常の可能性が高い。発症時期は気温と反比例し、冬場に多い。

## 症状・診断

### ◉ 閉塞（狭窄）部位別の症状をおさえる

- 突然の胸痛・背部痛・胸背部痛、胸・背中から腰にかけて移動する痛みなど。
- まれに自覚症状がないこともある。

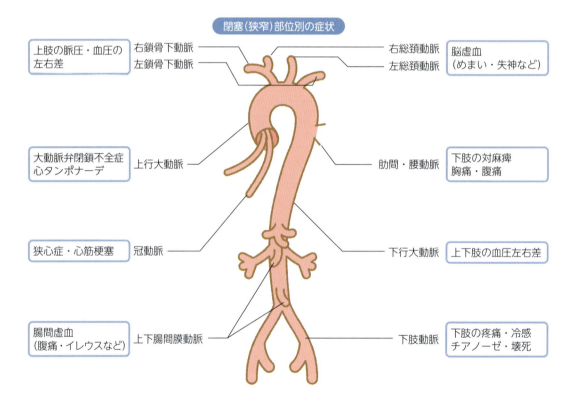

閉塞（狭窄）部位別の症状

## ◉ 急性大動脈解離の生存率
- A 型解離は B 型解離に比べて生存率が低い。

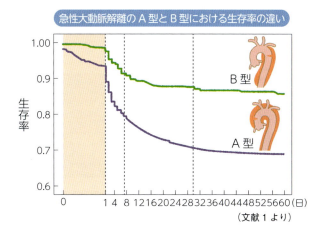

急性大動脈解離の A 型と B 型における生存率の違い
（文献 1 より）

# 病態生理

## ◉ 発生機序

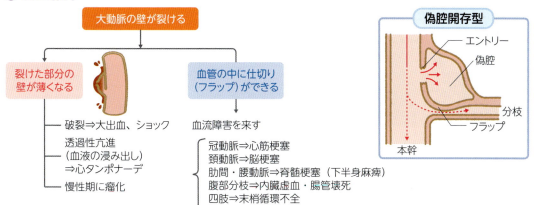

## ◉ 分類
- 解剖学的分類＝裂け方による分類、スタンフォード分類
  **スタンフォード A 型**：上行大動脈に解離の**ある**もの
  **スタンフォード B 型**：上行大動脈に解離の**ない**もの

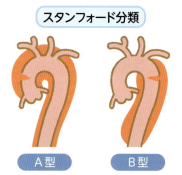

スタンフォード分類

- 時期的分類＝裂けてからの時間による分類
  **超急性期**：発症後 48 時間以内
  **急性期**：発症後 2 週間以内
  **慢性期**：発症後 2 週以降
  （発症後 2 週〜 1 カ月を亜急性期として区別することもある）

8章　動脈疾患

- 偽腔の状態による分類
  **偽腔開存型**：偽腔に血流のあるもの。破裂や出血の合併が多く予後不良。
  **偽腔閉塞型**：偽腔に血流のないもの。

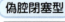
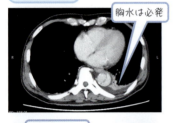
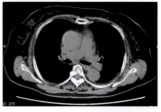
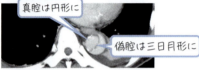
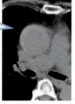
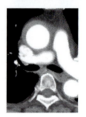
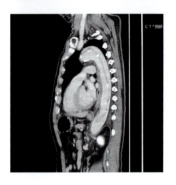

## 身体所見

- 動脈解離の進展によって**血管狭窄・閉塞**になっているかもしれない。
- 頸動脈の触知、および四肢の蒼白や冷感の有無、脈の触知をチェック！
  ➡ 前回と比較して、悪化していれば、手術適応が考慮される。

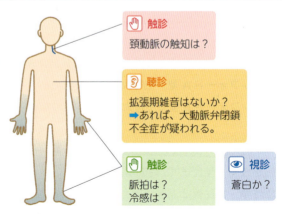

300

大動脈解離

# 検　査

## 血液検査
- WBC・CRP・D-ダイマー上昇、Hb低下などをみるが、診断の確定には至らない。
- D-ダイマーが0.5ug/mLの症例では大動脈解離の頻度は少ないとの報告がある。

## 胸部X線
- あまり重要視されないが、縦隔陰影の拡大を伴うことがある。

## 心電図
- 解離自体では特徴的所見なし。冠動脈の血流障害による心筋虚血（ST変化）がないかをチェック！

## 心・血管エコー所見
- 上行大動脈内のフラップ、心膜液貯留、大動脈弁閉鎖不全症、心機能のチェック、頚動脈への解離の波及をチェック！
- 疑ったらまず行う！ ただしフラップが見えなくても否定はできない。
- 下行大動脈や腹部大動脈のフラップも忘れずに確認。

## CT検査
- 確定診断には重要！
- 単純CTで解離の有無がわかることもあるが、エントリーの場所・偽腔の状態（開存or閉塞）などを見るためには造影CTが最もよい!!

## MRI検査
- 検査時間が長く、患者モニタリングに制約があるため、あまり推奨されない。

# 治療法・手術適応

## ◉ 降圧治療が基本
- 速やかに降圧治療を開始する。
- 点滴と内服による降圧治療を同時に開始することが多い（内服での降圧には時間がかかる）。
- 収縮期血圧110～120mmHgを目標に。
- 使用薬剤は、施設によって異なるが、Ca拮抗薬が多い。
- 血圧低下による臓器障害にも気を付ける。特に腎血流量低下による尿量の減少には注意！
- 疼痛は血圧上昇にも関与するため、疼痛コントロールも重要。

8章 動脈疾患

## 8章 動脈疾患

### ◉ 手術適応

**スタンフォードA型解離**：緊急手術が前提。
**スタンフォードB型解離**：重症合併症のある場合は手術、ない場合は保存的治療が選択される。

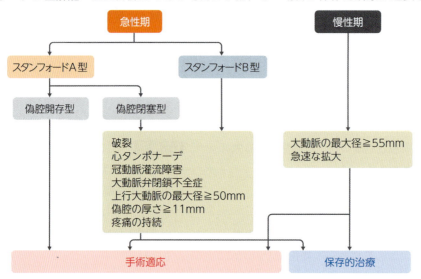

### ◉ 手術の種類

- どちらの手術も、エントリーから偽腔に流れ込む血流をなくすことが目的である。

---

**ショートコラム**

**「大動脈解離」と「解離性大動脈瘤」はどう違う？**

「大動脈解離」は大動脈の壁が裂ける病気で、「解離性大動脈瘤」は大動脈解離を起こした血管が徐々に大きくなって瘤になった状態を指します。臨床の場でもよく同義として扱われがちですが、実際は異なる状態を指すので注意しましょう。

経皮的冠動脈インターベンション（PCI） → p.385

# 大動脈瘤
### だいどうみゃくりゅう
aortic aneurysm

 **ひとことで言うと…** 主に動脈硬化が原因で、**動脈壁が拡大して瘤状にふくらんだ**状態。ほとんどが無症状であるが、拡大が進むと破裂して命に関わる。

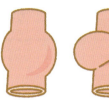 紡錘状瘤　囊状瘤

紡錘状瘤は大動脈壁の全体が丸く膨らみ、囊状瘤は一部分が突出して膨らむ形状。
頻度：紡錘状＞囊状瘤
危険性：紡錘状＜囊状瘤

## 📖 ベッドサイドに行く前に確認！

- **症状はある？ない？**
  - 症状があるものは緊急性を要するし、急変のリスクもあり。
  - 血圧コントロールもシビアになる。
- **瘤はどこにある？**
  - 瘤の部位によって、疼痛以外にも随伴症状が違ってくる。
  - どんな症状が起こり得るかを知れば、的を射た問診が可能となる。

### ⚡ 入院中のヤバサイン ⚡
- 疼痛の出現や随伴症状の出現
- ➡ 緊急手術になることがある。
- 血圧の大きな変動
- ➡ 上昇による破裂リスク増大。急激な低下の際には破裂によるショックの可能性も。

## 🛏 ベッドサイドの観察項目！

- **バイタルサインは？**
  - 特に血圧に注意し、しっかり管理する。
  - 新たに疼痛や自覚症状の出現がないかを問診する。

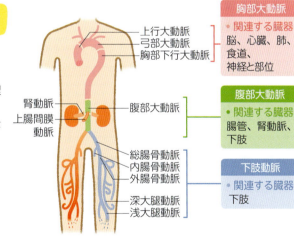

胸部大動脈
・関連する臓器
脳、心臓、肺、食道、神経と部位

上行大動脈
弓部大動脈
胸部下行大動脈

腹部大動脈
・関連する臓器
腸管、腎動脈、下肢

腎動脈
上腸間膜動脈
腹部大動脈

下肢動脈
・関連する臓器
下肢

総腸骨動脈
内腸骨動脈
外腸骨動脈
深大腿動脈
浅大腿動脈

---

### 英略語・単語
**COPD**：chronic obstructive pulmonary (lung) disease 慢性閉塞性肺疾患

## 8章 動脈疾患

### 病気の原因

以下の**2**つが重要

❶ 動脈硬化性が大多数
❷ ほかの動脈硬化性疾患の合併も多い

動脈硬化性や、ほかの動脈硬化性疾患の合併以外の原因は…
➡ 先天性：Marfan（マルファン）症候群。大動脈解離の発症も多い。
➡ 感染性：発熱・採血での炎症所見を認め、予後も悪い。
➡ 炎症性：高安（たかやす）病・ベーチェット病。発熱や疼痛などの症状は、破裂がなくてもある。
➡ 外傷性：仮性動脈瘤の形が多い。カテーテル穿刺部にも起こり得る。

## 症状・診断

### ◉ 無症状で診断されることがほとんどである

- よって、ほかの病気に対して行った CT や MRI で指摘されることが多い。胸部 X 線や身体所見で診断されるケースもあるが少数で、むしろそれは幸運である。

### ◉ 圧迫症状を理解する

- 大動脈解離では発症部位に関連した臓器の症状が出現するが、大動脈瘤ではむしろ瘤による圧迫症状が出現することが多い。その内容を理解しよう。
    ➡ 大動脈瘤による**圧迫**（特に胸部）：
    交感神経の圧迫 →**ホルネル症候群**／左反回神経の圧迫→**嗄声**（させい）／食道の圧迫 →**嚥下困難**／気管の圧迫 →**咳や血痰**
- 圧迫症状以外では、以下がみられる。
    ➡ 大動脈瘤に伴う**疼痛**：緊急性あり
    ➡ 大動脈瘤による**血流低下**：
    胸部大動脈瘤による脳血流低下 →**意識障害**／腹部大動脈瘤による血流低下 →**腹痛や急性腎不全**／腸骨動脈瘤による血流低下 →**間欠性跛行、下肢の冷汗**

## 病態生理

- **定義**：飛び出した瘤以外にも、直径が正常径の 1.5 倍を超えたときにも瘤となる。

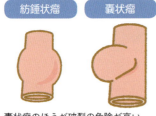

嚢状瘤のほうが破裂の危険が高い

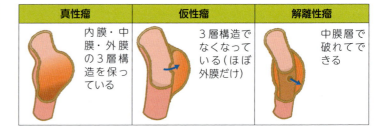

| 真性瘤 | 仮性瘤 | 解離性瘤 |
|---|---|---|
| 内膜・中膜・外膜の3層構造を保っている | 3層構造でなくなっている（ほぼ外膜だけ） | 中膜層で破れてできる |

▶ 用語解説

**高安病**：大動脈を中心とした大血管に炎症が生じ、血管が狭窄・閉塞して重要臓器や四肢を障害する原因不明の血管炎。名称は、高安右人医師が発見したことによる。

**ベーチェット病**：口腔粘膜のアフタ性潰瘍、外陰部潰瘍、皮膚症状、眼症状の4つを主症状とする慢性再発性の全身性炎症性疾患。

## 身体所見

### 触診
- 腹部大動脈瘤では、へその周囲を左右から挟み込むように触知をすると瘤の輪郭がわかる（拍動性腫瘤）。

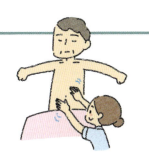

## 検査

**胸部X線**
- 胸部大動脈瘤では、縦隔陰影の拡大を認める（側面像で、診断がつく症例もある）。

**造影CT**
- 診断および治療方針の決定の全てが、ほとんど造影CTになっている。
- 3D-CTは患者さんへの説明にもわかりやすくて有用である。

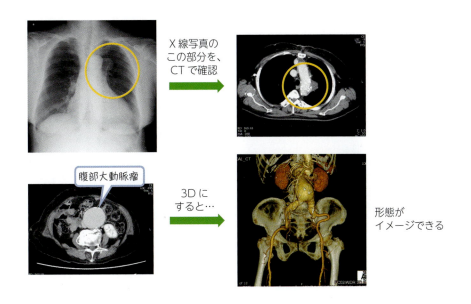

X線写真のこの部分を、CTで確認

3Dにすると…

形態がイメージできる

腹部大動脈瘤

**MRI**
- 腎機能が悪くて、造影CTが使用できない症例では代用することがある。

## 治療法・手術適応

### ◉ 保存的治療
- 動脈瘤を直接治す薬はなく、動脈硬化進展予防および瘤径の拡大防止に降圧薬を用いる。
- 排便時のいきみなどによって血圧が上昇することを予防するために、便秘薬を併用することが多い。
- 喫煙は瘤の拡張速度を進展するとされており、禁煙指導が重要である。

## ◎ 手術適応

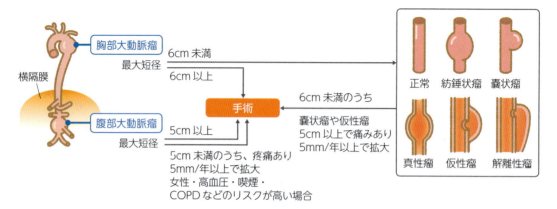

## ◎ 手術術式

- 合併症の少ない症例、若年の症例には人工血管置換術がゴールドスタンダードである。
- 近年では、高齢者や低侵襲もあってステントグラフト内挿術が多い。

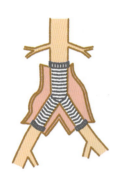

人工血管置換術
外科が行う開腹・開胸手術。
全身麻酔で侵襲が大きいが長期成績はよい

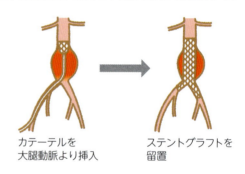

ステントグラフト内挿術
外科が行う血管内治療。
基本は全身麻酔で行うが、創部も小さく侵襲は少ない

カテーテルを大腿動脈より挿入 → ステントグラフトを留置

---

**アドバンストコラム**

### そのほかの動脈瘤

**医原性仮性動脈瘤**：カテーテル検査の後の合併症として起こることがあります。大腿動脈穿刺の症例で多く、術後の圧迫解除をした後に、穿刺部位の雑音で気付くことが多くあります。穿刺部位に関しては、術直後のみならず、後日にも触診・聴診が必要となってきます。治療は、まずは用手圧迫。

**感染性動脈瘤**：感染に起因した全ての動脈瘤および既存の動脈瘤に感染が加わったもの。比較的まれで、大動脈瘤の約1％程度です[1]。しかし、きわめて重篤で予後が悪い疾患です。術前の感染が重症であったり、感染のコントロールがつかず、緊急手術となることが多くあります。早期手術と抗菌薬投与が必要です。起因菌はブドウ球菌やサルモネラ菌が多いとされています。

---

経皮的冠動脈インターベンション（PCI） → p.385

# 急性動脈閉塞症

acute arterial occlusion

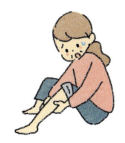

 **ひとことで言うと…** 手や足の動脈、腹部臓器の動脈が突然に詰まってしまうことで、**循環障害**を起こす状態。**突然の痛み**を生じることが多く、早期の診断・治療をしないと致死的な状態となる。

## ベッドサイドに行く前に確認！

★ベッドサイドでは、初期治療が開始された後になっている。閉塞部位の確認、その原因疾患の確認が重要。

- **前回触診した閉塞部位の血管の状態は？**
  - 閉塞部位が触診できる血管であれば、前回との比較が必要。
  - ➡ 触れないまま？ 触れるようになった？ また、触れなくなった？ を確認する。
  - ➡ 併せて、色調は？ 冷感は？ 感覚は？ も確認。画像などを保存して色調の変化をみることも大切。

### 入院中のヤバサイン

- 尿量の確認
- ➡ 尿量が少ない。 ➡ 血流再開後に伴う急性腎不全の可能性あり。

 **ベッドサイドの観察項目！**

- **治療部位以外の症状は出ていない？**
  - 原因疾患によっては、多臓器に発症する。
  - 塞栓症では、脳梗塞を含む複数の臓器へ起こり得るので、治療部位以外の症状出現も確認する。

---

### 英略語・単語

**SMA（superior mesenteric artery）embolism**：上腸間膜動脈閉塞症
**NOMI**：non-occlusive mesenteric ischemia 非閉塞性腸管虚血
**ABI**：ankle brachial index 足関節上腕血圧比
**CPK**：クレアチンキナーゼ
**AST**：アスパラギン酸アミノトランスフェラーゼ
**ALT**：アラニンアミノトランスフェラーゼ

> **病気の原因**

以下の**2**つが重要

1. 血栓症
2. 塞栓症

**血栓症**
→ 動脈硬化によるアテローム（粥腫）およびプラーク（アテロームが隆起したもの）が破綻して、その場所で血栓ができて詰まってしまう。

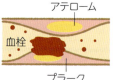

**塞栓症**
→ 多くは心臓内の血栓（心房細動による左房内血栓 >> 左室内血栓 > 感染性心内膜炎の疣腫）や、動脈瘤の血栓が飛んできて、詰まってしまう。

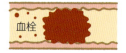

## 症状・診断

### ◉ 主な5つの症状＝"5つのP"をおさえよう
- 症状は**突然**、発症することが多い。
- しかし、疼痛などがない場合は受診・診断が遅れることもある。

### ◉ 診断は、**造影CT**がゴールドスタンダード
- 治療を兼ねて血管造影を行うこともある。
- エコー検査や足関節上腕血圧比（ABI）の測定で評価を行うこともできる。

| 主な5つの症状（5P） |
| --- |
| 1. **P**ain（疼痛） |
| 2. **P**ulseless（脈拍消失） |
| 3. **P**allor（蒼白） |
| 4. **P**aresthesia（知覚異常） |
| 5. **P**aresis（運動麻痺） |

## 検　査

### ◉ 血液検査
- 血流低下による筋肉の壊死に伴い、CPK、AST、ALT、K、ミオグロビン、乳酸が上昇する。
- 血流改善後は、この数値が全身にめぐることで急上昇する。

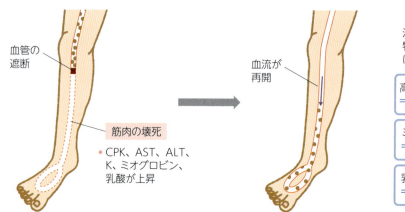

溜まっていた物質が一気にばらまかれる

高K血症
⇒心停止

ミオグロビン
⇒尿症腎不全

乳酸
⇒アシドーシス

**ABI** → p.313
プラークの破綻と血栓形成のしくみ → 3章 p.92

# 急性動脈閉塞症

## 🖐 触診：脈に触れるかチェック！

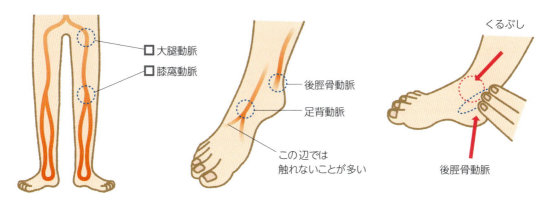

- **大腿動脈**：足のつけ根の中央から内側寄りの少し深い位置（体格によってはしっかり押さないと触れない）。
- **膝窩動脈**：軽く膝を曲げてもらって、包み込むように指先で。
- **足背動脈**：真ん中から内側に、ゆっくり動かすと見つけられる（1足指と2足指の間あたり）。
- **後脛骨動脈**：くるぶしの後ろを包み込むように指先で。

# 治療法・手術適応

## ◉ 急性期治療
- Fogarty カテーテル（フォガティー）（バルーンの付いたカテーテル）での**血栓摘出**やカテーテルでの**直接血栓溶解療法**、ヘパリンなどの点滴での**血栓溶解**を行う。
- 腎不全合併時には血液透析が必要となる。また、重症例は患肢の切断となることもある。

**血栓塞栓除去術**

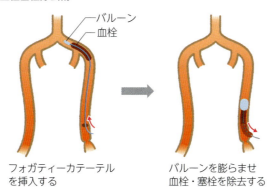

フォガティーカテーテルを挿入する → バルーンを膨らませ血栓・塞栓を除去する

## ◉ 慢性期治療
- 原因となった動脈血栓症・塞栓症に対して、抗血小板療法、抗凝固療法を導入する。

## 上腸間膜動脈閉塞症（SMA embolism）と非閉塞性腸管虚血（NOMI）

共に上腸間膜動脈の血管障害であるが、NOMI の病態の認識が広がったこともあり、頻度としては NOMI ＞ SMA 閉塞症である。

いずれも致死率の高い疾患であり、早期診断と外科的手術も考慮した早期治療が必要である。

### 上腸間膜動脈閉塞症（SMA 閉塞症）

上腸間膜動脈は、小腸や大腸のほとんどに血液を送っている。そのため、この動脈に塞栓症を起こすと腸管が壊死してしまい、致死的になってしまう死亡率の高い疾患。

#### 症 状
初期には激烈な腹痛や下痢が出現し、進行すると腸管壊死より腹膜炎を来しショック状態になる。

#### 検 査
採血では、筋肉の壊死と同様に、CPK、AST、ALT、K、ミオグロビン、乳酸が上昇する。

確定診断の多くは、腹部の造影 CT でなされる。上腸間膜動脈の閉塞像や、腸管壊死による門脈内ガス像を認めることがある。

#### 治 療
早期で腸管壊死がなければ、カテーテルでの血栓溶解療法、腸管壊死があれば、外科的な腸管切除術。

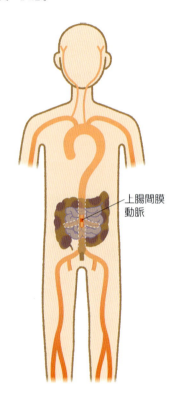

上腸間膜動脈

### NOMI

腸間膜主要血管に閉塞を伴わないのにもかかわらず、腸管の血流障害を来す疾患。ショック状態や脱水などが誘因で、脳や心臓への血流維持のための内因性ホルモンの増加や、昇圧目的の血管収縮薬（ノルアドレナリンなど）によって、腸間膜収縮と腸間膜血管攣縮によって起こる腸管虚血。

#### 症状、採血所見
上腸間膜動脈閉塞症と同様。

#### 検 査
造影 CT で腸管虚血があるが、上腸間膜動脈の閉塞がない場合に疑われる。

#### 治 療
腸管壊死がなければ、血管拡張薬（パパベリンやプロスタグランジン）投与。腸管壊死があれば、外科的な腸管切除術。

# 末梢動脈疾患 peripheral arterial disease (PAD)
# 閉塞性動脈硬化症 arteriosclerosis obliterans (ASO)

**ひとことで言うと…** 動脈硬化が原因で、主に**下肢動脈の血管が狭窄・閉塞**して血流が低下している状態。

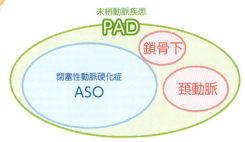

**PADの概念**
PADは本来、冠動脈以外の末梢動脈のさまざまな疾患を指す用語であるが、含まれるPADの種類はガイドラインによって異なっている。ASOと同義としていることもある。

発症の部位別頻度は、
下肢動脈＞頚動脈≫鎖骨下動脈、腎動脈

---

## 📖 ベッドサイドに行く前に確認！

● **症状の程度は？ 歩行は可能？**
　● PAD（ASO）では、歩行時の疼痛や足指の壊死があって歩行が困難な症例も。事前にどれぐらいの歩行が可能かを理解しておく。→重症度を知る。

### 入院中のヤバサイン
● 足の傷に注意
➡ 血流低下あり、傷が治らないことや最悪壊死になることも。

## ベッドサイドの観察項目！

● **下肢の触診、色調、傷の有無は？**
　● 左右差を確認しよう。
　　➡ 触知不良であれば、どの部位から触れないかを確認（病変部位の予想を行う）。
　● 必要があれば、ドプラ超音波を使用する。
　● 色調変化、チアノーゼ、傷があれば、画像を残しておいて、治療の前後で比較することも大事。

---

### 英略語・単語
**TAO**：thromboangiitis obliterans 閉塞性血栓血管炎
**Intermittent Claudication**
　間欠性跛行（クラウディケーション）
**CLI**：critical limb ischemia 重症下肢虚血

8章　動脈疾患

### >>> 病気の原因 <<<

**以下の3つが重要**

1. 動脈硬化
2. 高安病
3. Buerger 病
   （バージャー病・ビュルガー病）/
   閉塞性血栓血管炎

ほとんどは動脈硬化症が原因。つまり ASO。
そのほかは血管炎を伴う病気によるもの。

→ 血管炎に伴う高安病、Buerger 病（バージャー病または、ビュルガー病という）は、頻度は低いが若年に多いのが特徴。

## 症状・診断

### ◎ Fontaine（フォンテイン）分類

| Ⅰ度 | Ⅱ度 | Ⅲ度 | Ⅳ度 |
|---|---|---|---|
| 「最近どうも足が冷えるなあ…」 | 「休みながらじゃないと足が痛くて歩けない…」 | 「寝ているときも足がずっと痛い…」 | 「足の指先が紫色になってきた…」 |

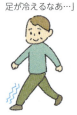 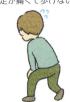 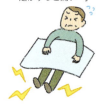 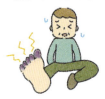

無症状、しびれ、冷え　　間欠性跛行（クラウディケーション）　　安静時疼痛　　潰瘍・壊疽

### ◎ 間欠性跛行（クラウディケーション）

- 歩き続けることで、下肢の痛みと疲れで歩けなくなること。休むとまた歩けるようになる。
- 具体的には、50mぐらいの歩行で間欠性跛行が出現する。

### ◎ 重症下肢虚血（CLI）

- 安静時の疼痛や壊死・潰瘍があり、2週間以上改善しない。
- 血行再建をしないと改善しない病態。

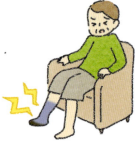 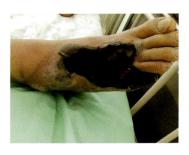

▶ 用語解説

**バージャー病**：ドイツ語読みではビュルガー病。四肢末梢血管が閉塞することで、指先などが虚血状態となる疾患。

## 検査

### ● ABIの測定
- 症状をきっかけに最初に行う検査は、ABIの測定となる。

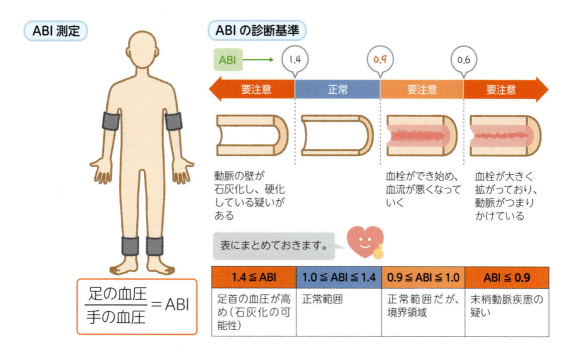

### ● エコー検査
- 非侵襲的な検査として、エコー検査でも診断・評価を行うこともできる。

### ● 造影CT・血管造影
- 造影CTや血管造影での、診断がゴールドスタンダード。
- 造影CTやエコー検査所見から、血管造影を行う。引き続き、カテーテル治療を行うことが多い。

## 治療法・手術適応

### ● 内科的治療（薬物療法）
- 抗血小板薬の投与、特にシロスタゾールがよく使われる（間欠性跛行の症状改善効果あり）。
- そのほかにサルポグレラートも使用される。
- プロスタグランジン製剤（PG製剤）の点滴も、重症例・急性期で使用される。

## 8章 動脈疾患

### ◉ 侵襲的治療

カテーテルによる血管内治療（EVT）でのステント治療、バルーン拡張術が主流である。ステントが留置できない症例や EVT 治療の困難例は、人工血管置換術、人工血管バイパス術を行う。

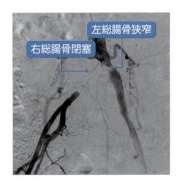
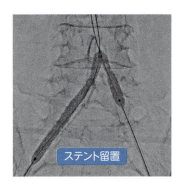
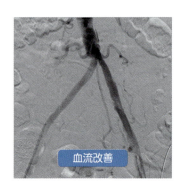

---

**ショート コラム**

### シロスタゾールの副作用

シロスタゾールは多くの場合、間欠性跛行のある PAD や脳梗塞の患者さんで使用されます。一方で脈拍数の増加や、不整脈（期外収縮など）が起こりやすいといった副作用があります。内服を始めたことで、頻脈になっていないか、不整脈が出現していないかも確認してみましょう。

---

**アドバンスト コラム**

### 閉塞性動脈硬化症（ASO）と閉塞性血栓血管炎（TAO）の違い

TAO は厚生労働省の特定疾患であり、頻度は低く、ASO ≫ TAO です。
若年の喫煙男性で ASO と思われる患者さんがいれば、TAO ではないかと考える必要があります。

|  | 閉塞性動脈硬化症（ASO） | 閉塞性血栓血管炎（TAO） |
| --- | --- | --- |
| 好発例 | 中年男性（50 歳以上） | 若い男性（20〜40 歳）、喫煙者 |
| 全身性合併症（基礎疾患） | 高血圧、糖尿病、脂質異常症 | なし |
| 喫煙 | 危険因子の一つ | 増悪 |
| 好発部位 | 腹部以下の下肢動脈にできる | 膝より下が多く、手指にもできる |

経皮的冠動脈インターベンション（PCI） → p.385

# 動脈疾患症例の
# よくある会話例

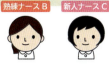

ドクターA　熟練ナースB　新人ナースC

とある病院*の現場でのリアルな会話を聞いてみましょう！
どのくらい理解できるでしょうか？
わからないことがあったら、もう一度戻って勉強しましょう。　＊"2.5次"救急規模

 ある日、外来で……

**熟練ナースB**　先生、外来にスリーエー（**AAA**）の患者さんが腹痛で来られています。

**ドクターA**　エーエーエー（AAA）の腹痛か。心臓外科の状況を確認しておいてください。

**新人ナースC**　何の病気の患者さんですか？

**ドクターA**　腹部大動脈瘤の略語だよ、abdominal aorta aneursymの頭文字でAAA。A3つの呼び方は人それぞれかもね。
それより、腹痛の患者さんは大丈夫？　バイタルは確認したかな？　すぐに点滴確保と採血オーダーしよう。緊急手術まで考えておいてね。
腎機能を確認したら、造影CTをオーダーするよ。単純CTでも、前回と比較すればラプチャーしてるかどうかはわかると思うけど。血圧に注意してね。高くてもダメだし、低いならショックとして対応するよ。

**熟練ナースB**　外科の先生も向かってくれています。来週にはイーバー（EVAR）でのオペ予定だったそうです。

**新人ナースC**　先生、イーバーって何ですか？

**ドクターA**　**EVAR**（endovascular aortic repair）だね、ステントグラフト内挿術という手術方法で、大動脈瘤や最近では大動脈解離にも適応が広がっていて、最近増えている手術方法だよ。
心臓外科の先生とCTを確認して、術式を決定してもらおうか。とりあえず、診察してからね。ただの便秘かもしれないけど。問診、診察、CT検査で進めていきましょうか。

**症例経過**

70歳代、男性。腹部大動脈瘤。
高血圧・糖尿病・陳旧性脳梗塞で近医（かかりつけ医）を受診中、本人がおなかの拍動性腫瘤を気にしていたことから、腹部エコー検査が行われ、腹部大動脈瘤を指摘された。心臓血管外科に紹介されて、造影CTにて最大短径60mmの嚢状瘤がみられ、引き続き術前検査も実施されて、手術予定となっていた。
腎機能は正常であり、問診によると「突然、腹痛が出現した」とのこと。診察・点滴確保を行って、速やかに造影CTを施行。幸いにも明らかな瘤の破裂所見は認められなかったが、ほかに腹痛の原因となる所見も認めず、切迫破裂と診断して、同日緊急手術を行った。術後経過は良好で、退院して外科外来を通院中である。

**処方**　オルメサルタン20mg、ニフェジピンCR 40mg、トリクロロメチアジド2mg、アログリプチン25mg、メトホルミン500mg、クロピドグレル75mg
（**処方のポイント**　処方は入院時から変化なし。EVARでは抗血小板薬内服のままでも大丈夫。降圧薬はARBとCa拮抗薬、サイアザイド系利尿薬と3剤内服しており、高血圧が重症と予想される）

# 9章 肺血管・静脈疾患

## 肺血管・静脈疾患 総論

肺血管疾患について学んでほしいこと、それは、症状が非特異的であることから、問診をしっかりと行い、病気を疑うことが重要である疾患であると理解することです。下肢の診察や右心不全症状についてしっかりと理解を深めることも、今回の課題です。

### ひとことで言うと…

「肺高血圧症」は、肺動脈〜肺静脈のどこかの部位で狭窄や閉塞などが生じて、肺循環が悪化したり、肺動脈圧の上昇をきたしたりする疾患。
「肺血栓塞栓症」は、肺動脈に血液の塊（血栓）がつまる疾患。その血栓の90%は下肢ででき、これを「深部静脈血栓症」という。つまり、肺血栓塞栓症と深部静脈血栓症は一連の病態であり、「静脈血栓塞栓症」と総称される。

## 解剖

### ◉ 肺と心臓および血管の名称を確認！
- 右心室から肺に流入する血管が肺動脈。
- 肺から左心房に流入する血管が肺静脈。

※「肺高血圧」といっても、名前のように血圧計で簡便に肺動脈血圧を測定できない！

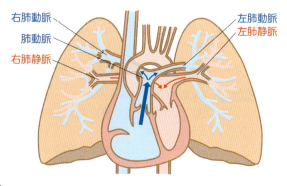

### ◉ 下肢の静脈も再確認！
- 静脈は、動脈と違って「静脈弁」が存在する。
  ➡ 血流停滞があれば、血栓ができやすくなる。

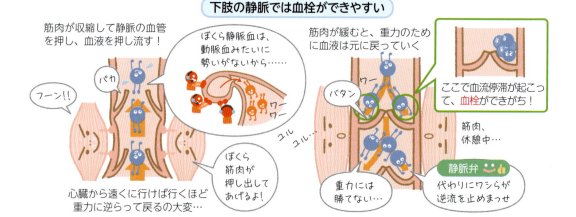

### 英略語・単語
- **BNP**：B型（または脳性）ナトリウム利尿ペプチド
- **DOAC**：直接経口抗凝固薬
- **DVT**：deep vein thrombosis 深部静脈血栓症

- 下肢の静脈にできた血栓が、**下大静脈**を経由して、**右心房**→**右心室**→**肺動脈**と流れて閉塞する。
（この連続した解剖からも「静脈血栓塞栓症」と総称されることがわかる）

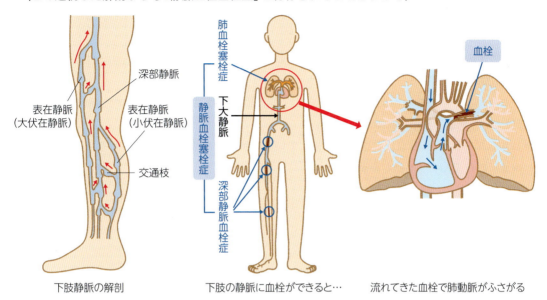

下肢静脈の解剖　　下肢の静脈に血栓ができると…　　流れてきた血栓で肺動脈がふさがる

# 肺血管疾患の種類と割合

## 肺血管疾患の割合

実臨床で出会う各疾患の頻度は、おおよそ以下のようになっている。

肺高血圧症（特に②群）＞＞ 肺高血圧症（②群以外）、肺塞栓

### 肺高血圧症の分類：ニース分類

- 肺高血圧は、ニース分類では、以下のように5つの群に分類されている[1]。
    - ①群：肺動脈性肺高血圧症
        - ・特発性肺動脈性高血圧症
        - ・遺伝性肺動脈性肺高血圧症
        - ・薬物・毒物誘発性
        - ・他疾患（結合組織病、HIV感染、門脈圧亢進症、先天性心疾患など）に関連するもの
    - ①'群：肺静脈閉塞性疾患、肺毛細血管腫症
    - ①"群：新生児遷延性肺高血圧症
    - ②群：左心疾患による肺高血圧症
    - ③群：肺疾患、低酸素（慢性閉塞性肺疾患、間質性肺疾患、睡眠呼吸障害など）による肺高血圧症
    - ④群：慢性血栓塞栓性肺高血圧症
    - ⑤群：原因不明の複合的要因による肺高血圧症（血液疾患、全身性疾患、代謝疾患など）

- 専門施設などでは肺高血圧症の原因精査および治療目的で肺高血圧症の患者さんが紹介となるが、それ以外の病院でも最も多いのは「**左室疾患に伴う肺高血圧症（②群）**」（約80％ともいわれる）。
- 弁膜症や不整脈、心筋梗塞後、心筋症などによる心不全で入院する患者さんの急性期は、肺高血圧の状態となっている。
➡ これらは、一般的な心不全治療をすることで肺高血圧の程度は改善するので、肺高血圧症（②群）という病名で治療されることは少ない。
➡ しかしながら、「肺高血圧の程度が改善していない患者さんは状態が悪い」と考えるべき。原因疾患に対して適切な治療が必要。

### ◉ 肺血管疾患の分類
- 肺血栓塞栓症は、**急性**と**慢性**に分類することができる。
➡ **慢性**肺血栓塞栓症は「肺高血圧症」に分類される。
➡ 臨床で「肺血栓塞栓症」といえば**急性**肺血栓塞栓症となる。

# 肺血管疾患の症状

### ◉ メインの病態は右心不全！
- 肺血管疾患では、肺動脈圧が上昇するため、その手前の右心室が拡大するが（代償機能）、その状態が続くと右心不全になる。

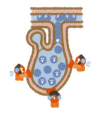

**右心不全の症状**
- 息切れ
- 肝うっ血
- 食欲不振
- 悪心・嘔吐
- 便秘
- 胸水
- 腹部膨満感（腹水）
- 体重増加

### ◉ そのなかでも、肺高血圧による右心不全の特徴は……
① 自覚症状が乏しい。
② 初発症状はむしろ労作時の息切れが多い。
※これは、肺高血圧では右心不全とあわせて低心拍出症の病態が出現するため。

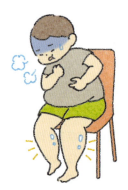

肺血管・静脈疾患 総論

- 生命に関わる急性肺血栓塞栓症の症状に注意！
  ① 突然の呼吸困難・息苦しさ
  ② 失神
  ③ ショック
  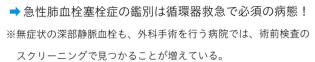
  ➡ 急性肺血栓塞栓症の鑑別は循環器救急で必須の病態！
  ※無症状の深部静脈血栓も、外科手術を行う病院では、術前検査のスクリーニングで見つかることが増えている。

肺血栓塞栓症では、血栓が大きくても、症状が軽かったり、ない場合もあります。「肺血栓塞栓症では？」と感じ、疑うことが大切です。

## 肺血管疾患の診断・検査

- 一般的に診断されることが多いのは、**CT検査（特に造影CT）**、**心エコー検査**、**右心カテーテル検査** である。
- それ以外では、胸部X線、心電図、下肢静脈エコー、シンチグラム、肺機能検査、採血（BNPやD-ダイマー）、診察（聴診や視診）で診断される。

**肺血栓塞栓症のCT画像所見**

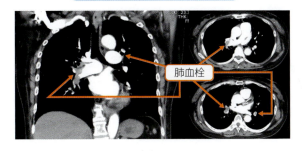

肺血栓

**肺高血圧症のエコー画像所見**

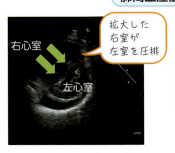

拡大した右室が左室を圧排

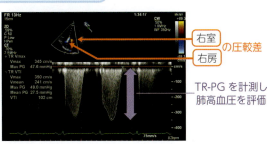

右室／右房 の圧較差

TR-PGを計測し肺高血圧を評価

D-ダイマー ➡ p.331

9章　肺血管・静脈疾患

# 肺血管・静脈疾患の治療

## ◉ 肺血管・静脈疾患の治療のメインは"薬剤"！

### 肺高血圧症の薬剤療法

- ニース分類（→ p.317）の群別に、以下のように使い分ける。

---

#### ニース分類別の薬物療法

①群：かつては治療法がなく、予後はとても不良だったが、現在は複数の
　　　肺血管拡張薬が使用可能。
②群：基礎疾患への治療および利尿薬。　　←　臨床では②群が最も多い
③群：薬剤と在宅酸素療法*。
④群：薬剤がメインであるが、外科手術・カテーテル手術も増加している。

---

＊低酸素が出現するために、在宅酸素療法が導入されることが多い（3群以外でも低酸素症例には
　導入）。

### 急性肺血栓塞栓症の薬剤療法

- メインは抗凝固療法。
- ヘパリンやワルファリンが主流だったが、最近は心房細動で使用が増加している直接経口抗凝固
  薬（DOAC）を第一選択とすることが増えてきている。

## ◉ 再発予防や重症例では……

- 再発が心配な症例では、下大静脈フィルター留置術を施行する。
- 重症例は、肺移植の適応になり得る。
- 重症例では、生命維持に経皮的心肺補助装置を使用したり、外科的血栓摘出術が行われることも
  ある。

※治療と併せて、DVT の予防も重要！

# 肺高血圧症
pulmonary hypertension (PH)

**ひとこと**で言うと… 肺小動脈に狭窄が起こることなどにより、**右心室と肺をつなぐ肺動脈の血圧が高く**なっている状態。
息切れや疲れやすさなどの**右心不全**や**心拍出量低下**による症状が出現する疾患。

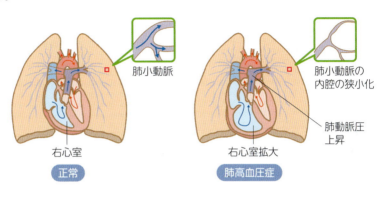

##  ベッドサイドに行く前に確認！

- 肺高血圧は何群？
  - 分類によって特徴が異なるので、まずは確認。
- 治療が始まっている？
  - 肺高血圧治療薬は副作用が多いので注意！

### 入院中のヤバサイン
- 突然の SpO₂ 低下や低血圧
- ➡ ショック状態になった場合、肺動脈圧が高いと治療が難しい。急変の可能性がある疾患。

##  ベッドサイドの観察項目！

- バイタルサインは？ 特に血圧と SpO₂ の確認が重要！
  - 肺高血圧治療薬は血管拡張作用があり、血圧低下およびそれに伴う症状が出現しやすい。
  - 低酸素状態の患者さんが多く、SpO₂ が適切に計測できているかも重要！

---

**英略語・単語**

**CTEPH**：chronic thromboembolic pulmonary hypertension 慢性血栓塞栓性肺高血圧症
**TR-PG**：transtricuspid pressure gradient 三尖弁圧較差
**BPA**：balloon pulmonary angioplasty バルーン肺動脈形成術
**PEA**：pulmonary endarterectomy 肺動脈内膜摘除術

9章　肺血管・静脈疾患

### >>> 病気の原因 <<<

**特にコレが重要！**

**②群　左心系心疾患に伴う**

肺高血圧症は、ニース分類では、以下のように5つの群に分類されている[1]。

①群：肺動脈性肺高血圧症
①'群：肺静脈閉塞性疾患、肺毛細血管腫症
①"群：新生児遷延性肺高血圧症
②群：左心疾患による肺高血圧症
③群：肺疾患、低酸素による肺高血圧症
④群：慢性血栓塞栓性肺高血圧症
⑤群：原因不明の複合的要因による肺高血圧症

肺高血圧は、その原因によって分類されており、最多は②群、ついで、③群、①群となっている。
最近は④群の診断も増えてきている。
①群のなかには膠原病（特に全身性強皮症・混合性結合組織病）があることは理解しておこう。

## 症状

- 肺高血圧症では、労作時の息苦しさ、疲れやすい、失神するなど、「右心不全」の症状が現れる。
- しかし、症状が典型的でないことから、気付かれていないことが多くある。

息切れ　　　　　　失神
疲れやすさ　　　　下肢のむくみ
起立時や労作時のめまい　労作時の胸痛　など

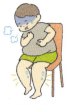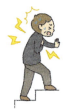

➡ 肺高血圧では、これらの症状からWHO肺高血圧症機能分類によって重症度の判定を行う。

| WHO 肺高血圧症機能分類 ||
|---|---|
| Ⅰ度 | 身体活動に制限のない肺高血圧症患者。<br>普通の身体活動では呼吸困難や疲労、胸痛や前失神などは起こらない。 |
| Ⅱ度 | 身体活動に軽い制限のある肺高血圧症患者。<br>安静時には自覚症状がない。普通の身体活動で呼吸困難や疲労、胸痛や前失神などが起こる。 |
| Ⅲ度 | 身体活動にかなりの制限のある肺高血圧症患者。<br>安静時に自覚症状がない。<br>普通以下の軽い身体活動では呼吸困難や疲労、胸痛や前失神などが起こる。 |
| Ⅳ度 | 全ての身体活動が苦痛となる肺高血圧症患者。<br>これらの患者の一部には右心不全の症状が出ている。<br>安静時にも呼吸困難と疲労の両方またはいずれかがみられる。<br>どんな身体活動でも自覚症状の増悪がある。 |

（文献2より）

ニース分類　➡ p.317

肺高血圧症

心不全でよく使われる NYHA 分類を理解している人は多いと思います。
肺高血圧症では NYHA ではなく、WHO 分類を使いますが、似ているので、比べてみましょう！

| NYHA 心機能分類 | |
|---|---|
| Ⅰ度 | 通常の身体活動では症状がみられない。 |
| Ⅱ度 | 通常の身体活動で症状がみられる。身体活動がやや制限される。 |
| Ⅲ度 | 通常以下の身体活動で症状がみられる。身体活動がかなり制限される。 |
| Ⅳ度 | どんな身体活動または安静時でも症状がみられる。 |

(文献2より)

## 病態生理

主に①群の病態生理ですね。

通常、血液は、右室から肺動脈、肺小動脈を通って、肺のすみずみまで行きわたる。 → 肺小動脈の内腔が狭くなり、血液が通りづらくなると……

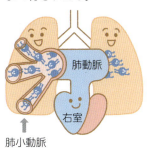

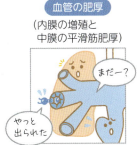
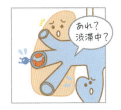
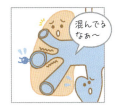

血栓は④群ですね。
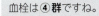

一番多い②群の肺高血圧症は、左心疾患により、左心室や左心房の容量が大きくなり圧負荷がかかる→肺うっ血になる→肺動脈圧が上がる→右室に圧負荷がかかる……という流れで起こります。

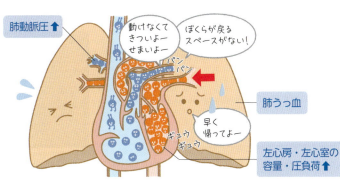

- 左右シャントのある先天性心疾患では、肺血流が増加するために肺高血圧となることも知っておこう。
  *④群である慢性血栓塞栓性肺高血圧症（CTEPH）は、肺血栓塞栓症および深部静脈血栓症の病態で確認。

慢性血栓塞栓性肺高血圧症（CTEPH） → p.327

# 身体所見

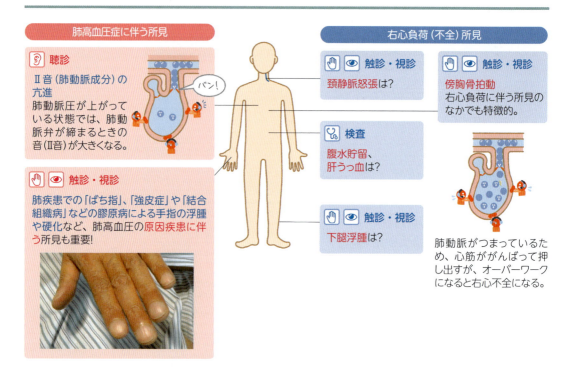

# 検　査

## ◉ キーになる検査は 心エコー ！

心エコーでの三尖弁逆流血流速度および血流圧較差：TR-PG（ティーアールピージー）が重要。

- **右心房と右心室の圧較差**をエコーで計測するが、この圧較差が**推定の肺動脈収縮期血圧**となる。
- TR血流速度が 3.4m/秒以上つまり、TR-PG 46mmHg 以上は**肺高血圧症**の可能性が高いと診断できる。
- ここに、右房・右室拡大、心室中隔の扁平化、右室流出路血流の加速時間短縮、肺動脈弁逆流速度の上昇、肺動脈径や下大静脈径の拡大などを合わせて、総合的に判断する。
- 肺動脈圧は測定する方法が右心カテーテルになるので、非侵襲的で繰り返し評価が可能な心エコーは重要。
- TR-PGは治療効果判定にも有用となる。
- 臨床では心不全治療を含めて、頻繁に会話に出てくる。

肺高血圧症

## ◎ そのほかの検査

### 心電図

● 胸部誘導（$V_1$ ～ $V_3$）の T 波陰転化や右軸偏位、$V_1$ の R 波増高、Ⅱ、Ⅲ、$aV_F$ の P 波増高など。

### 胸部 X 線

● 肺動脈の拡大（左 2 弓）、右房の拡大（右 2 弓）。

### 右心カテーテル検査

● 右心カテーテル検査の結果で、肺高血圧の確定診断となる。

● 平均肺動脈圧 25mmHg 以上を肺高血圧と診断する。

● このときに肺動脈楔入圧が 15mmHg 以下であることで、①群の肺動脈性肺高血圧症と診断できる。

● 15mmHg 以上であれば、②群の左心疾患による肺高血圧症。③・④群であるかどうかは病態から診断する。

### 肺血流シンチ ： ④群の CTEPH で異常を認める。

### 6 分間歩行

【特　徴】

● 重症心不全症例や肺高血圧症例、呼吸器内科の肺疾患症例でよく使用する。

● 治療効果を得られるほか、この歩行距離で重症度が診断できる。

【方　法】

● 30m の平坦な直線（実際は病院の廊下の決まった距離を往復）をできるだけ速く歩き、6 分間での歩行距離を（在宅酸素療法に使用する場合には $SpO_2$ も）測定する。

● 歩行前後でボルグスケール[3] といった疲労度評価スケールを利用する。

ボルグスケール

| スコア | 自覚症状 |
|---|---|
| 20 | もうだめ |
| 19 | 非常にきつい |
| 18 | |
| 17 | かなりきつい |
| 16 | |
| 15 | きつい |
| 14 | |
| 13 | ややきつい |
| 12 | |
| 11 | 楽である |
| 10 | |
| 9 | かなり楽である |
| 8 | |
| 7 | 非常に楽である |
| 6 | 安静時 |

● 「軽く息がはずむ」
● 「軽く汗ばむ」

心不全なし：
ボルグ 13 点
心不全：
ボルグ 11 ～ 13 点

# 治 療

> 以前は治療法がなく予後不良でしたが、最近は特異的治療薬があり予後改善が進んでいます。治療法が増えたこともあり、積極的に診断がされるようになりました。

## ◉ 薬物療法 がメイン！
＝**右心不全に対しての利尿薬投与**を行う。
- 介入経路によって複数の薬剤があり、適応や禁忌もあるが、まずは薬剤名を知っておく。
- 注意すべきはその副作用！　「**血管拡張作用**」を確認。
　　　　　　　　　　　＝**頭痛・顔のほてり・血圧低下・浮腫・関節痛**が一般的。
  - ➡事前に患者さんに説明をしておく！

## ◉ 薬物治療のすすめかた
- 近年は、初期から作用機序の異なる治療薬を併用する方法が、予後良好とされている。
- 効果が不十分であれば、**エポプロステノールの持続静注→肺移植**と、検討していく。

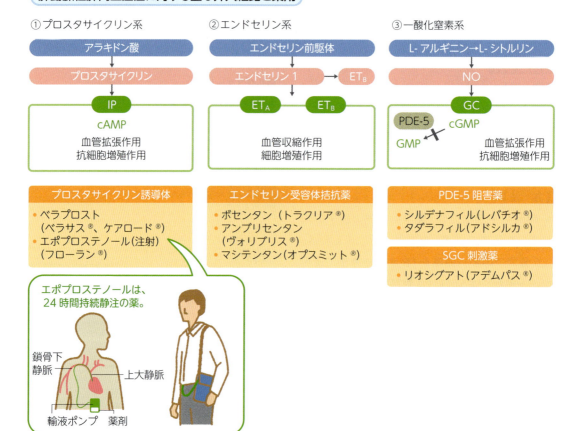

**在宅酸素療法**　在宅酸素療法の適応があり、入院時に導入されることが多い。

肺高血圧症

> アドバンストコラム

## 治療が進歩した④群 慢性血栓塞栓性肺高血圧症（CTEPH）

CTEPHは、慢性血栓塞栓性肺高血圧症（chronic thromboembolic pulmonary hypertension）の略称で、「シーテフ」と呼ばれています。

治療法としては、血栓を取り除く外科手術や、カテーテルで血管を拡げる治療が行われており、また最近では肺動脈拡張薬でもCTEPHに適応ができました。

病態で、ほかの肺高血圧疾患と異なるのは、器質化した血栓が慢性的に肺動脈を狭窄・閉塞させる点になります。そのため、この血栓がなくなれば病気は改善することがわかると思います。

### 検 査
- 肺高血圧のスクリーニング検査に加えて、下肢静脈エコーや採血でのD-ダイマーなどで深部静脈血栓症の有無を評価。
- 造影CTや肺動脈造影で肺動脈の血栓閉塞の有無を評価。
- 肺血流シンチグラフィでの換気血流ミスマッチ。

### 治 療
- 外科手術ができない末梢の病変の場合には、**バルーン肺動脈形成術（BPA）**が適応になる症例がある。
- 局所麻酔で、首や足の静脈から行うカテーテル治療。

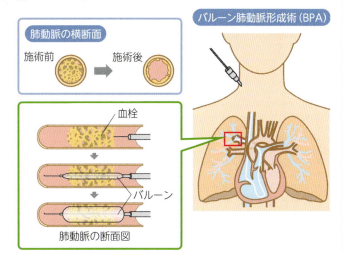

- 抗凝固療法（ワルファリン）、在宅酸素療法、利尿薬。
- **肺動脈血栓内膜摘除術（PEA）**。
    全身麻酔で、肺動脈主幹部から中膜と一緒に血栓を剥がして取り除く。
    慣れた施設で慣れた外科医が行うので、施設は限られている。

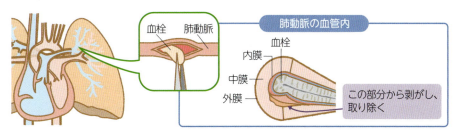

# 肺血栓塞栓症
## pulmonary thromboembolism (PTE)

> **ひとことで言うと…** 肺動脈が血栓によって閉塞して、必要な酸素交換ができない状態。下肢静脈でできた血栓が（深部静脈血栓症の病態）、流れに乗って肺動脈に飛び、**突然の症状**を起こす。

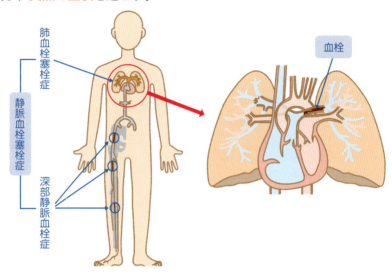

### 📖 ベッドサイドに行く**前**に確認！

- **発症直前の長期臥床や外科術後などはない？**
  - 危険因子はなかったかを評価する。
- **初回の肺塞栓 or 再発？**
  - 繰り返す人は基礎疾患を再確認。
- **治療が始まっているか**

### ⚡ 入院中の ヤバサイン ⚡

- 突然の$SpO_2$低下。
  → 肺血栓塞栓症の再発の可能性あり。
- 突然の血圧低下・頻脈。
  → 肺血栓塞栓症の再発と合わせて、出血性ショックも鑑別する。
  → 血栓溶解療法や抗凝固療法を行うので、出血合併症が起こることも。

### ベッドサイドの（観）（察）項目！

- **バイタルサイン、特に$SpO_2$と呼吸数、脈拍数は？**
  - 肺の酸素交換が低下しているので、$SpO_2$は低く、呼吸数や脈拍数が増加している。

---

**英略語・単語**

- **DVT**：deep vein thrombosis 深部静脈血栓症
- **VTE**：venous thrombosis 静脈血栓塞栓症
- **TR-PG**：transtricuspid pressure gradient 三尖弁圧較差
- **BNP**：B型（または脳性）ナトリウム利尿ペプチド
- **NT-pro BNP**：N末端プロB型ナトリウム利尿ペプチド

肺血栓塞栓症

>>> 病気の原因 <<<

以下が重要
下肢静脈からの血栓

ほとんどが下肢静脈からの血栓、つまり深部静脈血栓症。

## 症状

- 肺血栓塞栓症の症状として、**呼吸困難**と**胸痛**が重要。
- しかしながら、症状は多彩で、発熱、失神、咳嗽、喘鳴、冷汗、血痰、動悸などがある。
- 大きな血栓による肺血栓塞栓症でも、**症状が軽微または無症状**のことがあり、全患者のうち1/3は無症状であったとの報告も[1]。
  ➡ そのため、肺血栓塞栓症は何よりも「疑うこと」が重要！

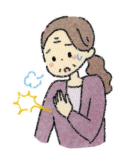

## 病態生理

- 「肺血栓塞栓症（PTE）」と「深部静脈血栓症（DVT）」を合わせて「静脈血栓塞栓症（VTE）」という。
- 深部静脈でできた血栓が（DVTの病態）、起立や歩行、排便などをきっかけに、突然に流れに乗って肺動脈に飛ぶことで発症する。
  ➡ そのため、突然、症状が出現する。
- わが国での発症頻度も増加傾向にある。

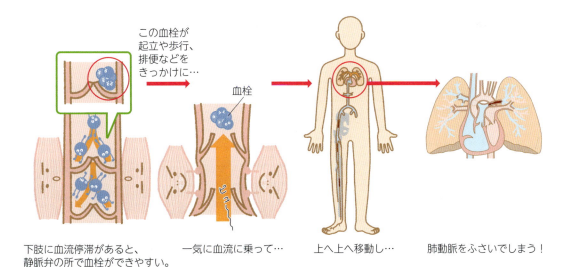

下肢に血流停滞があると、静脈弁の所で血栓ができやすい。 / 一気に血流に乗って… / 上へ上へ移動し… / 肺動脈をふさいでしまう！

## 身体所見

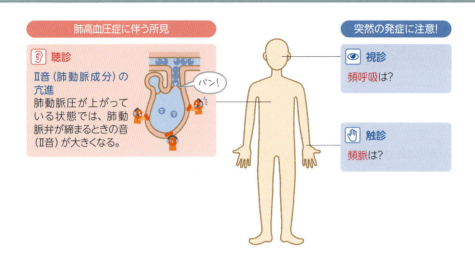

## 検査

**胸部X線写真**
- 肺動脈の拡大と肺血管末梢陰影の消失。

**心電図**
- 有名なのはSⅠQⅢTⅢパターンと呼ばれるもの（Ⅰ誘導の深いS波、Ⅲ誘導のQ波と陰性T波）だが、頻度は多くない。
- **肺高血圧と同様に、胸部誘導（$V_1 \sim V_3$）のT波陰転化をよく認める。**

**動脈血ガス分析**
- $PaCO_2$低下を伴う$PaO_2$低下が特徴。

**心エコー検査**
- 肺高血圧と同様に、ドプラ法による**TR-PGから推定肺動脈圧の上昇を評価**する。
- 重症例では、右室拡大、McConnell徴候（心尖部の壁運動が保たれたまま右室自由壁運動が阻害される）が特徴的とされる。

**造影CT**
- 確定診断は造影CTになることがほとんど。
- 腎機能低下症例でも、救命治療のためには必要となることが臨床では多い。
- 最近のマルチスライスCTでは断層面を変更でき、冠状断面（コロナル

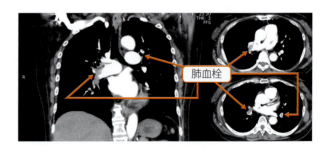

TR-PG → p.324

〈coronal〉断面）にするとわかりやすい。
- あわせて骨盤から下肢までの造影を行って、深部静脈血栓を同時に評価することが必要。

> 重症例の特徴は…
> - ショック
> - 低血圧
> - 心エコー上の右心室拡張、壁運動低下
> - 造影 CT 上の右心室拡張
> - BNP または NT-proBNP の高値
> - 右心カテーテル検査で右心圧上昇
> - 心筋トロポニン T または I 陽性

**血液検査** ➡ D-ダイマー上昇に注意！

- 急性肺血栓塞栓症の診断では、D-ダイマー検査の感度は高いが特異度が低いため診断の除外に利用される。
- 臨床的には肺血栓塞栓症である可能性が低いときに、D-ダイマーが低ければ大丈夫と考える。
- 一方、臨床的には急性肺血栓塞栓症である可能性が高いときには、D-ダイマー測定結果にかかわらず追加の検査を行う。
- D-ダイマーの特異度が低いのは、加齢、がん、炎症、外傷、手術などでも上昇するため。
- 加齢に関しては、50歳以上では D-ダイマー＝年齢×10（mg/L）を高値としても感度は保たれていることが報告されている[2]。

※そのほか、BNP やトロポニン T も合わせて評価をすることで、重症の予測をつけることができる。

## 治療

- 急性肺血栓塞栓症の治療としては、血栓を溶かす治療が基本であり、主に「抗凝固療法」か「血栓溶解療法」のどちらかを、心停止やショックの有無によって使い分けたり、併用したりする。

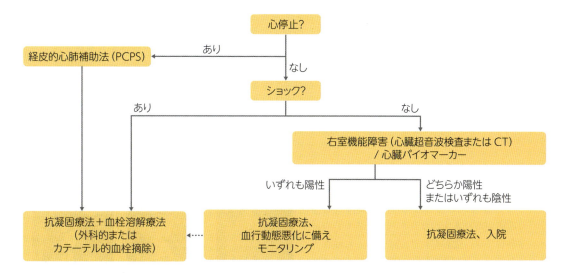

**抗凝固療法** ➡ p.188

## ◉ 血栓を溶かす治療が基本！

**抗凝固療法** ヘパリン点滴・ワルファリン内服・直接経口抗凝固薬（DOAC）内服
**血栓溶解療法** ウロキナーゼ静注

※最近では DOAC だけによる治療（シングルドラッグアプローチ）が増えてきている。

## ◉ 状態の悪い場合は、血栓を溶かす治療にプラスして…

- ショック症例では、**補助人工心臓**を使用。
- バイタルが不安定な症例では、集中治療室などで**カテコールアミン**使用。

## ◉ 血栓溶解療法が禁忌・無効な症例では…

➡ **カテーテルを利用する治療**

**血栓除去術** 吸引カテーテルでの血栓吸引および破砕。
**経カテーテル血栓溶解療法** カテーテルを血栓近くに挿入して血栓溶解剤を持続静注。

※最重症例では、経皮的心肺補助装置（PCPS）装着にて直視下肺塞栓摘出術を行う。

## ◉ 再発しそうな DVT が残存しているときは…

➡ **肺血栓塞栓症再発予防のための治療**

**下大静脈フィルター留置** 一時的な使用が推奨される。➡ 回収を考慮する。

---

**ショートコラム**

### 「肺塞栓」と「肺梗塞」の違い

「肺梗塞」とは、肺実質の組織が壊死する状態です。肺実質は肺動脈と気管支動脈から栄養されていますので、肺動脈の閉塞のみでは簡単には梗塞までには至りません。肺塞栓によって出血壊死となって「肺梗塞」となるのは、10% 前後といわれています。

---

**アドバンストコラム**

### トリプルルールアウト

循環器救急で「胸痛」といえば、たくさんの鑑別があります。マルチスライス CT のある施設では、造影 CT で、冠動脈・大動脈・肺動脈・深部静脈を同時に撮影することで、心筋梗塞・大動脈解離・肺塞栓といった緊急性の高い重大な疾患を早期に鑑別することが可能となります。

冠動脈

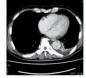
大動脈

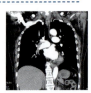
肺動脈

# 深部静脈血栓症
## しんぶじょうみゃくけっせんしょう
### deep vein thrombosis (DVT)

**ひとことで言うと…** 骨盤以下の腸骨静脈や大腿静脈、下腿の深部静脈に、何らかの原因で血栓ができた状態。下肢の腫脹や炎症を起こす原因となるが、無症状のこともある。
この血栓がちぎれて血流にのり、肺動脈まで飛んで行ってつまるのが、肺血栓塞栓症（PTE）。

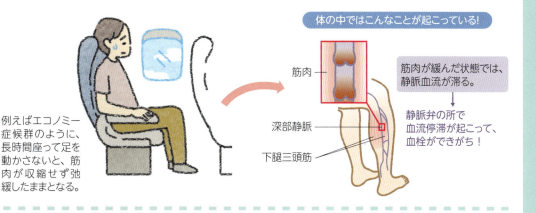

例えばエコノミー症候群のように、長時間座って足を動かさないと、筋肉が収縮せず弛緩したままとなる。

体の中ではこんなことが起こっている！
- 筋肉
- 深部静脈
- 下腿三頭筋

筋肉が緩んだ状態では、静脈血流が滞る。
↓
静脈弁の所で血流停滞が起こって、血栓ができがち！

---

### ベッドサイドに行く前に確認！

- **血栓ができる原因となった基礎疾患は何か？**
  - 診断がついているかどうかを確認して、問診を追加する。
- **肺血栓塞栓症を合併している？ いない？**
  - 治療の緊急性が異なる。

### 入院中のヤバサイン
- 突然の呼吸困難・失神
  ➡ 肺血栓塞栓症を起こすリスクあり。

### ベッドサイドの観察項目！

- **SpO₂ と呼吸数は？**
  - 肺血栓塞栓症を発症する前であれば、発症前の状態を評価。
- **下肢の腫脹や色調は？**
  - 左右を比較する。

---

**英略語・単語**
- **PTE**：pulmonary thromboembolism　肺血栓塞栓症
- **DOAC**：直接経口抗凝固薬

## 9章 肺血管・静脈疾患

### >>> 病気の原因 <<<

**以下の3つが重要**
① 血流停滞
② 血管内皮障害
③ 血液凝固能亢進

血栓の発生する病態は、「Virchow（ウィルヒョウ）の3徴」といわれ、血流停滞・血管内皮障害・血液凝固能亢進の3つ。

- **血流停滞**：長期臥床や同一姿勢、静脈瘤
- **血管内皮障害**：手術や外傷、カテーテル検査
- **血液凝固能亢進**：悪性腫瘍、脱水、薬物

## 病態生理

### ◉ Virchow（ウィルヒョウ）の3徴とは？

- 長期臥床
- 長時間の同一姿勢
- 妊娠
- 下肢静脈瘤

→ **血流停滞**

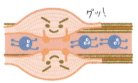

本来、血管のポンプとなってくれる筋肉だったが……

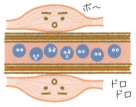

その筋肉の作用が弱くなると血流が滞る。

- 手術
- 外傷、骨折
- 中心静脈カテーテル留置
- カテーテル検査・治療

→ **血管内皮障害**

傷つけられた血管内皮を修復しようとした結果……

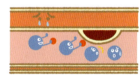

凝固系が活性化し、血栓ができてしまう。

- 悪性腫瘍　・熱傷
- 薬物（経口避妊薬、エストロゲン製剤など）
- 感染症　・脱水

→ **血液凝固能亢進**

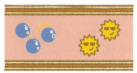

炎症や腫瘍などによって、サイトカインが放出されたり、血液凝固システムが破綻した結果……

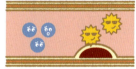

凝固能が亢進する。

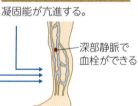

深部静脈で血栓ができる

### ◉ この3徴は、互いに関係している！

- 血流停滞は血管内皮の活性化を生じ、その結果、局所に接着因子やサイトカイン発現が起こり、単球・好中球・血小板が集積して血栓を生じる。
- 血管内皮障害・凝固能亢進も血管内皮の活性化に関連する。

深部静脈血栓症

# 症 状

血栓の発生部位によって、発生頻度も症状も異なることをおさえましょう。

## 片側か、両側か？

- 片側の下肢の**腫脹・疼痛**
  *片側が多いが、両側に血栓があることも。
- うっ血による**色調変化**
- 50%は無症状
  *急性例のおよそ50%では、症状や所見が認められないとされる[1]。

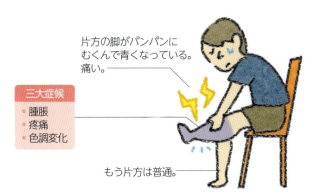

三大症候
- 腫脹
- 疼痛
- 色調変化

片方の脚がパンパンにむくんで青くなっている。痛い。

もう片方は普通。

## 中枢か、末梢か？

- **中枢型**：**三大症候**である腫脹、疼痛、色調変化が出現する。
- **末梢型**：主に疼痛であるが、**無症状のことも多い**。
  *発症率は同程度。

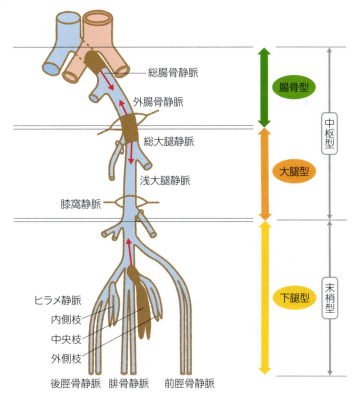

総腸骨静脈 — 腸骨型
外腸骨静脈
総大腿静脈 — 大腿型（中枢型）
浅大腿静脈
膝窩静脈
ヒラメ静脈 — 下腿型（末梢型）
内側枝
中央枝
外側枝
後脛骨静脈　腓骨静脈　前脛骨静脈

9章 肺血管・静脈疾患

335

# 身体所見

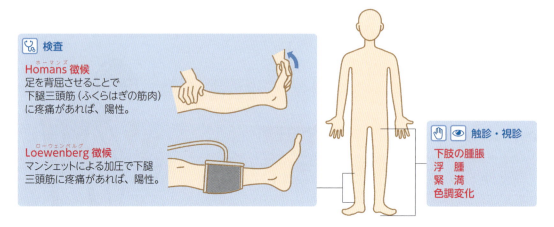

# 検査

## ◉ 確定診断は 下肢静脈エコー によって行う

- 特に末梢型の診断には必須！
- エコーでは、血栓を確認する、圧迫してもつぶれない、カラードプラが映らないことが特徴。

### 深部静脈血栓症のエコー画像所見

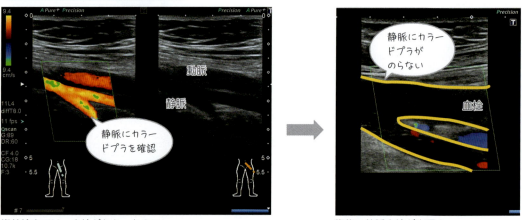

術前検査では、血栓がなかったのに……　　　術後に静脈血栓が出現！

## ◉ 下肢静脈エコー以外では…
- 中枢型は、造影 CT でも診断がつく。
- D-ダイマーの上昇も、疾患を疑うには有用となる（→p331）。
  ＊ただし、器質化している血栓では低い値になることがあるので、注意。

# 治療

## ⦿ 血栓を溶かす治療が基本！

- 抗凝固療法　ヘパリン点滴・ワルファリン内服・直接経口抗凝固薬（DOAC）内服
- 血栓溶解療法　ウロキナーゼ静注

※最近ではDOACだけによる治療（シングルドラッグアプローチ）が増えてきている。

## ⦿ 中枢型や症状が強い症例では、さらに以下を追加する

➡ カテーテルを利用する治療

- 血栓除去術　吸引カテーテルでの血栓吸引および破砕。
- 経カテーテル血栓溶解療法　カテーテルを血栓近くに挿入して血栓溶解剤を持続静注。

➡ 肺血栓塞栓症再発予防のための治療

- 下大静脈フィルター留置　一時的な使用が推奨される。➡ 回収を考慮する。

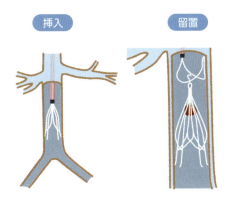

## ⦿ DVTは予防も重要！

- 早期離床・ベッド上での下肢の運動の指導
- 弾性ストッキングの着用
- 間欠的空気圧迫法（IPC）
- 抗凝固薬の投与

➡ ガイドラインで疾患やリスク層別化をして、予防方法を考慮する。

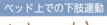
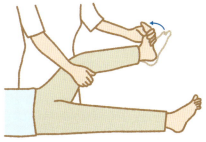

ベッド上で患者さんが自力で運動することが難しければ、スタッフが手助けする。

## アドバンスト コラム

### イリアック・コンプレッション

英語では Iliac Compression、直訳すると「腸骨圧迫」となります。一般に臨床では、「腸骨静脈圧迫症候群」を、この名称で呼びます。左腸骨静脈は前面に右腸骨動脈が走行するために、仙骨との間に挟まれることで血流停滞となりやすく、左腸骨静脈に血栓ができやすくなります。

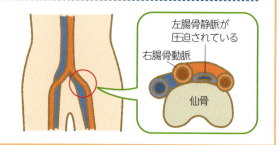

　以前は肺塞栓症（pulmonary embolism: PE）といわれていましたが、現在のガイドラインでは肺血栓塞栓症（PTE）という表現に変わってきました。深部静脈血栓症（DVT）と一連の病態として考えるためです。
　しかし、まだまだ臨床では「肺塞栓症」「PE（ピーイー）」として呼ばれていますが、同じと考えてもらってかまいません。

# 肺高血圧・肺血栓塞栓症例
## のよくある会話例

ドクターA 熟練ナースB 訪問看護師G

とある病院*の現場でのリアルな会話を聞いてみましょう！
どのくらい理解できるでしょうか？
わからないことがあったら、もう一度戻って勉強しましょう。　＊"2.5次"救急規模

 ある日、訪問看護師さんと**電話**で……

**訪問看護師G**　先生、訪問先の患者さんですが、最近、足のむくみがひどくて困っています。あまり動かずに寝てばかりなのですが、息苦しいみたいな症状もあって。

**ドクターA**　どんな背景の患者さんなのですか。

**訪問看護師G**　70代の女性で、乳がん術後で通院されていましたが、先日、転倒して腰椎を圧迫骨折されています。軽症とのことで、コルセットをつけて自宅安静になっています。

**ドクターA**　足のむくみは、もしかして片足だけ？

**訪問看護師G**　先生、電話なのによくわかりますね。左足が特に腫れています。熱感などはありませんし、痛みもないようです。

**ドクターA**　Gさん、$SpO_2$測定してください。もしかしたら、頚静脈が張っているかもしれませんが、どうでしょう。目立つように見えますか？　とりあえず、今すぐに受診させるようにしてください。

**訪問看護師G**　わかりました。何か、緊急の病気なのでしょうか？

**ドクターA**　**片側性の足のむくみ**で、**息苦しい**症状に**安静**、**悪性疾患**とくれば、DVT（深部静脈血栓症）およびPTE（肺血栓塞栓症）を鑑別しないといけませんね。蜂窩織炎や下肢静脈瘤、肺炎合併なども可能性はありますが、肺塞栓は命に関わる病態ですからね。入院になりそうですよ。

**熟練ナースB**　先生、救急搬送ですか？

**ドクターA**　**VTE**（静脈血栓塞栓症）疑いの患者さんだよ。採血のときに凝固機能・D-ダイマーもオーダーするね。心電図・心エコーも準備して、造影CTをすると思うから、造影できるゲージのルート確保をお願いします。

**症例経過**

　70歳代、女性。乳がん術後、ADL低下、DVT合併。
　救急外来受診時は、バイタルは保たれ、酸素化も良好であった。心エコーでは、右心室の拡大や肺高血圧所見は認めなかった。また、下肢静脈エコーにて深部静脈血栓を認め、採血ではD-ダイマーが8μg/dL（基準値＜0.5μg/dL）と上昇していた。腎機能正常であり、造影CTを施行すると左浅大腿静脈に下肢静脈血栓を認めており、肺血栓塞栓症は認めなかった。
　抗凝固療法としてDOACを開始し、短期間の経過観察入院となった。弾性ストッキングの着用指導や訪問看護に加えて、訪問リハビリ導入などについてケアマネジャーやかかりつけ医と調整を開始した。3カ月後の再診とエコーの再検を予約した。

**処方**　アピキサバン10mg 分2・7日分以後、5mg 分2へ減量予定。
（**処方のポイント**　DVTに対してDOACが開始されるが、薬剤によって初期量や用量が異なるので添付文書で確認を忘れずに）

9章　肺血管静脈疾患

# 10章 先天性心疾患

## 先天性心疾患 総論

先天性心疾患について学んでほしいのは、小児に限らず成人でも多く認める疾患であることや、最近ではその患者数が増加している疾患であることを理解することです。詳細な解剖を知ることよりも、この疾患で起こり得る病態を知っておくことも、この章の課題です。

**ひとことで言うと…** 胎生期の心臓発生の過程が遺伝的もしくは環境的な要因により障害され、構造異常となることで、先天性心疾患が発生する（胎生期のうち、20～50日の間に心臓の発生は完了する）。

## 発　生

先天性心疾患の解剖と発生は難しいですが、異常が起こったのが胎生"早期"であれば"複雑"な疾患、胎生"後期"であれば"シンプル"な心疾患となることは、理解しておきましょう！

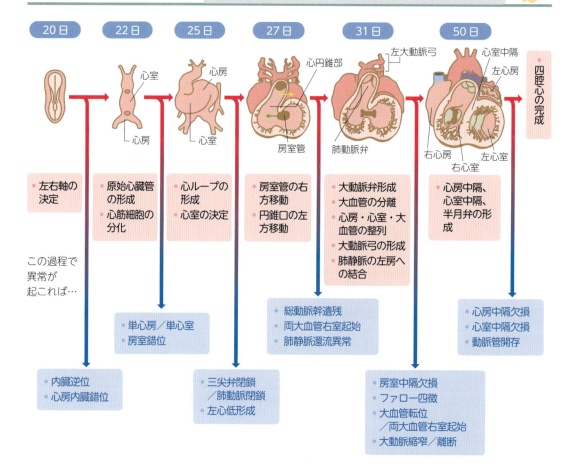

### 英略語・単語

VSD：ventricular septal defect 心室中隔欠損症

先天性心疾患 総論

左で見た発生のなかでも、特に以下の解剖を図でイメージしておきましょう。

## ⊙ 心房中隔と心室中隔の形成
- 心内膜床と上下から中隔が伸びてくる。

## ⊙ 胎児循環
- 胎児循環では動脈管と卵円孔が心血管での短絡路として重要で、出生後は閉鎖する。

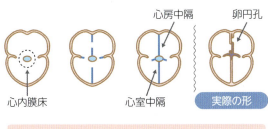

※心内膜床は心臓の中心部にあり、心房中隔と心室中隔の境界部分&房室弁の一部になる。

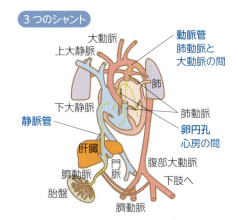

- 先天性心疾患の発生頻度は、出生してくる新生児に対して約1%である[1, 2]。
- そのなかでも、心室中隔欠損症（VSD）が最多（30～40%）である[3-6]。

# 病態生理

「シャント」「チアノーゼ」「アイゼンメンジャー化」がキーワードになります。

**シャント ＝ 短絡路**

- 多くは**動脈と静脈が直接つながっている状態**を表す。
- 例えば、心臓以外でも、透析をしている患者さんは上肢に動静脈"シャント"を作製して透析を行い、脳外科領域では水頭症の患者さんは"シャント"手術をして脳脊髄液を脳から他臓器へ流すようにする。

**心臓内でシャントが発生すると❶～❸の流れで悪化（重症化）する**

### ❶ 左→右シャント
- 左心系の動脈血が右心系に流れる状態を「左→右シャント」という。
- 心室中隔欠損症（VSD）の場合であれば、左心室と右心室に穴（欠損孔）が開いている。
  ➡ 左心室と右心室を比べると左心室は圧力が高い。
  ➡ このため左心室から右心室へ血液が流れる。

例：心室中隔欠損症（VSD）

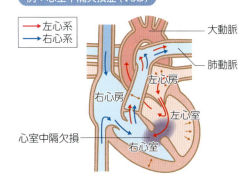

## ❷ シャントの方向逆転

- ずっと、「左→右シャント」で動脈血の一部が静脈側（肺）に送られる程度の状態のままであればよいが、欠損孔が大きかったり、長期間経過したりすると、いつの間にか右室が拡大し圧力が上昇してくる。
  - ➡ ここで圧力が同じ程度かそれ以上になると、**右心室から左心室へのシャント血流へと変わる。**
- つまり、右心系の静脈血が左心系に流れる状態となり、「右→左シャント」となる。
- 「"左→右"シャント」であった病態が「"右→左"シャント」になることを、**アイゼンメンジャー化**という。

## ❸ 右→左シャント

- 「右→左シャント」疾患では、酸素量の少ない静脈血が全身に流れるため、**チアノーゼ**を呈する。

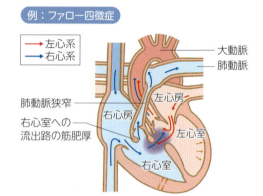

例：ファロー四徴症

- チアノーゼとなっている病態では、「非常に状態が悪い」と考える！

### 中心性チアノーゼとは

- 心臓や肺が原因で、左心室から全身に流れる時点で酸素飽和度が低い状態によるチアノーゼ。
- 全身の皮膚や口腔粘膜までチアノーゼを呈する。
- 足の血管が詰まった、または寒さで血管が収縮したために起こる末梢チアノーゼとは異なる。

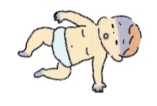

中心性チアノーゼの特徴

# 症　状

- 新生児や乳児、幼児、学童、成人など、年齢により循環不全（心不全）の症状は異なるため、その年齢に沿った問診や診察が必要となる。

### ○ 新生児や乳児
- 軽症では無症状が多い。
- 非チアノーゼ性心疾患では、多呼吸・発汗・哺乳困難・発育不良などの症状が出現し、風邪を引くと呼吸状態が悪化する。

チアノーゼ ➡ p.26

- チアノーゼ性心疾患では、発育は比較的良好だが、泣いたり、息んだり、熱を出したりしたときにチアノーゼがひどくなって、危険な状態になることがある。

### 幼児期以降
- 息切れや易疲労感などの軽症から、呼吸困難といった心不全症状まで出現する。
- 症状がないままに、心雑音や胸部X線、心電図などの異常から診断されることもある。

## 検査・診断

心エコー検査が診断のキホン！

#### 出生前診断：胎児心エコー
- 妊娠19〜20週ごろから行うことができる。

#### 心エコー
- 欠損孔やシャントなどを確認する。

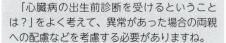
「心臓病の出生前診断を受けるということは？」をよく考えて、異常があった場合の両親への配慮などを考慮する必要がありますね。

- 聴診での心雑音や心電図での右脚ブロックや右室肥大所見、胸部X線の心拡大などが診断のきっかけになる。
- 学校検診では、これらの心雑音や心電図異常を引っ掛けることで精密検査を行うことになる。
- つまり、心電図異常や心雑音で受診した学校の二次検診では心エコーでの先天心疾患の評価が必要となる。

#### 心臓カテーテル検査
- 手術適応となる疾患で行うことが多く、酸素飽和度や肺高血圧の評価や造影での形態評価を行う。

#### CT・MRI
- 近年の画像検査の進歩で詳細な解剖を評価できる。全身CTでは他の合併症も診断が可能。

#### パルスオキシメータ
- 最も容易な低酸素血症の鑑別として$SpO_2$の測定を行う。

## 治療

- 心室中隔欠損症では、自然閉鎖が期待できる。
- 心房中隔欠損症や肺動脈弁狭窄症は、軽症で、経過観察が可能。
- それ以外では、多くが手術療法となる。

# 成人先天性心疾患
### adult congenital heart disease (ACHD)

> **ひとことで言うと…** 胎生期の心臓発生の過程が遺伝的もしくは環境的な要因によって障害され、構造異常となったことで発生した**先天性心疾患を、成人で持っている、または先天性心疾患の術後**の状態。

## ベッドサイドに行く前に確認！

- **疾患名および治療歴を確認！**
    - 疾患を事前に確認して理解する。
    - 術後であれば、治療歴や術式などを確認！
- **症状はある？or ない？**
    - 今回は循環器の症状があることによる入院であるかどうかを確認！
    - 特に不整脈症状を確認！
- **観血的処置はある？or ない？**
    - 抗菌薬の予防投与が適正量であるかを確認！　主治医が気付いていないことがあるかも？

## >>> 病気の原因 <<<

以下の **2つ** が重要

1. 環境因子
2. 遺伝的因子

### なぜ"成人"先天性心疾患が増えたのか？

- 近年の画像検査と治療技術の進歩で、多くの先天性心疾患患者が成人するようになった。
- 先天性心疾患は約100人に1人発生し、そのうち90%が成人するため、2020年には成人患者数は小児をはるかに凌駕すると予想されている[1]。
- わが国ではすでに50万人以上が成人となり、急性心筋梗塞の年間発生数を上回り、まれな疾患ではなくなっている。
- 幼少期に手術を受け何の問題もなく経過する人が多いが、以前は将来問題ないと思われていた先天性心疾患が、実は将来的に問題を起こしてくることがあるということがわかってきた。
- ほかの循環器疾患と異なり、症状の自覚がないことも多く、または慣れてしまっていることがあり、症状が悪化したときにはかなり病状が進んでいることもまれではない。
- 女性の場合、妊娠・出産の際に、母体や赤ちゃんに影響を及ぼすことがあり、評価が必要となる。

### 英略語・単語

- **VSD**：ventricular septal defect 心室中隔欠損症
- **ASD**：atrial septal defect 心房中隔欠損症
- **PDA**：patent ductus arteriosus 動脈管開存症

**成人の先天性心疾患患者さんは、どこで診療を受けているのか？**

- 日本循環器学会のガイドラインでは、シンプルな疾患およびその術後は地域の一般病院で診療可能となっており[2]、実際に循環器内科以外で診療を受けている患者さんも多い。

**地域の一般病棟で診療可能とされる軽症の疾患の例は次の通り**

- 未修復：大動脈弁膜疾患（孤発性）/ 僧帽弁膜疾患（孤発性）＊パラシュート弁裂を除く / 卵円孔開存または ASD（小欠損・孤発性）、VSD（小欠損・孤発性）＊関連病変なし / 肺動脈狭窄（軽度）/ PDA（軽度）
- 修復後：PDA / ASD（二次孔欠損・静脈洞型で遺残症なし）/ VSD（遺残症なし）

# 病態・生理

## “心不全”と“不整脈”が出現しやすい病態

- 成人先天性心疾患の患者さんは、手術施行の有無にかかわらず「**不整脈**」が、症状や入院の原因となることが少なからずある。
- 心機能低下や心不全の状態で不整脈を合併すると、基礎心疾患がない場合には血行動態的に大きな影響を与えないような不整脈であっても、生命に関わるような重症となる。

## “感染性心内膜炎”の合併

- また、**先天性心疾患に関連した感染性心内膜炎の死亡率は高い**ことがわかっており、**その予防は重要**。
- 先天性心疾患患者の感染性心内膜炎は成人心内膜炎罹患者のうち 9% を占め、発生頻度は 1.5 ～ 6 人 /10 万人 / 年とされる[2, 3]。

**感染性心内膜炎発症リスクの高い基礎心病変は……**

①未修復（ASD 単独を除く）あるいは姑息術後
②チアノーゼ
③遺残病変（短絡、狭窄、弁膜病変）
④人工弁、人工血管、ペースメーカなどのデバイスの人工物使用
⑤人工物を使用した心臓手術後 6 カ月以内

# 検　査

- 心不全や不整脈に関する一般的な検査
- 疾患を理解して行う心エコー検査

感染性心内膜炎 ↔p.167

# 治 療

## ◉ 心不全の治療
- 薬物療法

## ◉ 不整脈の治療
- 最近はカテーテルアブレーションの適応が広がっている。

## ◉ 感染性心内膜炎の治療
- 感染性心内膜炎発症リスクの高い基礎心病変は先に挙げた5つだが、日本循環器学会「感染性心内膜炎の予防と治療に関するガイドライン」[4]では、心房中隔欠損症（ASD〈二次孔型〉）を除き、ほとんどの先天性心疾患で予防投薬が推奨されている。
- 日本の心内膜炎に関する多施設共同研究の結果では、中等度リスク群でも歯科処置後の心内膜炎発症を約6％に認めており、さらに死亡率は8.8％である。中等度リスク群でも心内膜炎による死亡率はけっして低くないとしている[5]。
- 実際、日本の臨床では、予防的に抗菌薬を投与されることが多いのが現状。

　これだけ頻度が高いと、皆さんの周りにも、実は先天性心疾患の既往があるという人がいるかもしれませんね。実際に病院に勤務するスタッフにもいて、循環器の外来に通院されている方もいます。

# 心房中隔欠損症
## atrial septal defect（ASD）

**ひとことで言うと…** 心房中隔に欠損孔が存在し、左→右シャントを生じて右心房・右心室に容量負荷をきたす状態。

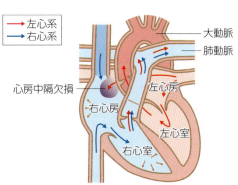

###  ベッドサイドに行く前に確認！

- **症状はある？ or ない？**
  - 軽症のために無症状で見つかることも多く、そのときは手術適応を検討する。
    - ➡ 心不全症状があれば、手術適応となる。
- **欠損孔の部位はどこ？**
  - 欠損孔の部位によって、治療術式が異なってくる。

###  ベッドサイドの観察項目！

- **（心不全がある患者さんなら）SpO₂・尿量・体重などをチェック！**
  - "心不全悪化"がないかを観察。
- **下腿浮腫を確認**
  - 下肢静脈血栓をつくらないように。

### 入院中のヤバサイン

- 突然の麻痺や構音障害に注意！
- ➡ ASD（および卵円孔開存：PFO）では、下肢静脈血栓が欠損孔を通じて右房から左房、大動脈と流れて脳塞栓症（奇異性塞栓）を起こすことがある。

※可能性は低いが、注意しておこう。

## 10章　先天性心疾患

>>> 病気の原因 <<<

以下の **3**つが重要

1. 環境因子
2. 遺伝的因子
3. その他の染色体異常に合併

多くの因子が複雑に影響して起こるとされており、特定できないことがほとんど
**環境因子**：妊娠中の薬剤やアルコールの摂取、喫煙などの影響。
**遺伝的因子**：母親が心疾患の場合は約5％の確率で心疾患の子が生まれるといわれる。
**そのほかの染色体異常に合併**：ダウン症候群や18トリソミー、13トリソミー、22q11.2欠失症候群など。

## 病態生理

1. 心房間に欠損口ができて（心房中隔欠損）、左心房から右心房へ血流が流れ込む（**左→右シャント**）。
2. 右心房の容量負荷がアップする（**右心房拡大**）。
3. 右心室の容量負荷がアップする（**右心室拡大**）。
4. 肺循環への血流量がアップする（**肺動脈の拡大**）。
5. 肺血流量がアップ。
6. 肺高血圧症につながる。
   ➡ 右心圧のアップにより、アイゼンメンジャー化することも。

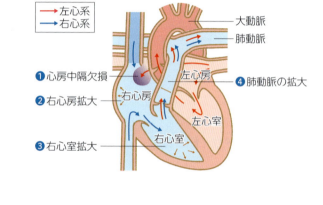

## 分類

- 二次孔欠損が最多であり、次いで、一次孔欠損、その他となる。
- 二次孔欠損であれば、カテーテル治療のよい適応となる。

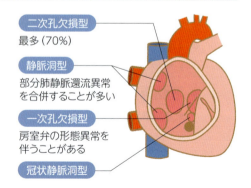

二次孔欠損型　最多（70％）
静脈洞型　部分肺静脈還流異常を合併することが多い
一次孔欠損型　房室弁の形態異常を伴うことがある
冠状静脈洞型

## 症状・診断

- 先天性心疾患の約7〜13%を占め、女性に多い（男性の約2倍）。
- 乳幼児では症状がないことが多い。
- 学校検診の聴診・心電図・胸部X線から発見・診断されることが多い。
- 思春期から中年期以降で、息切れや易疲労感、心房細動で診断されることもある。
- 80歳を過ぎて初めて診断されることもある。

## 身体所見

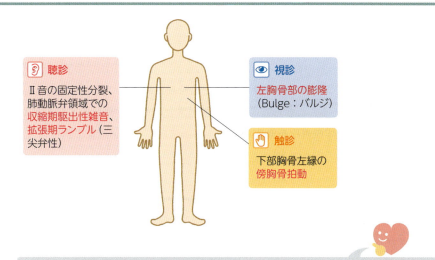

聴診所見が特徴的ではありますが、聴診に慣れ、自信をつけるのには時間がかかります。そこで、視診と触診を活用します。
右心系が拡大するので胸骨拍動を触知できます。
また、胸骨左縁が右と比べて膨隆します。足元から覗きこむように視診を行うと胸骨の膨隆での左右差を認めます。これで長期間の右心負荷があることを所見から診断できます。

## 検査

**心電図**
- 右軸偏位、右室肥大、不完全右脚ブロック、心房細動（中年期以降に多い）。

**胸部X線**
- 心拡大（肺血管陰影の増強と右2弓・左2弓の拡大）。

### 心エコー
- 心房中隔欠損と左→右シャント Flow の確認。
- 肺体血流比の測定。

### 経食道心エコー
- 欠損孔の位置と周辺の心房壁との距離（カテーテル治療で重要となる）。

### 心臓カテーテル検査
- 酸素飽和度の右房でのステップアップ（中心静脈と比較して上昇する）。
- 肺体血流比の測定。

### 肺体血流比（Qp/Qs）

[肺循環血流÷体循環血流] のこと

- 正常ならば、"右心系の血流"と"左心系の血流"はイコールなので、Qp/Qs は 1.0 となる。
- 例えば、スワンガンツカテーテルを用いた熱希釈法によっても右心系の心拍出量を測定するが、Qp/Qs が 1.0 であることから左心系の心拍出量とみなして測定することができる。
- **シャント疾患**で肺体血流比を測定すると、**肺血流比の増大**を数値で示すようになる。

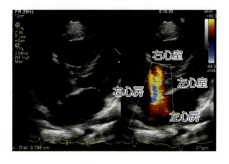

## 治療

- 軽症では、保存的治療・経過観察。
- 心不全症状がある／奇異性塞栓を発症した／Qp/Qs > 1.5 である場合は、外科治療の適応となる。
- 外科治療：直接閉鎖術およびパッチ閉鎖術。
- カテーテル治療：閉塞デバイスを用いたカテーテル治療。
- 最近は小児から高齢者まで、経食道心エコーで欠損孔の位置と大きさ、その周辺の壁との距離を確認し、適応があればカテーテル治療が行われることが多くなった。

# 心室中隔欠損症
### ventricular septal defect（VSD）

**ひとことで言うと…** 心室中隔に欠損孔が存在し、左→右シャントを生じて左心房・左心室に容量負荷をきたす状態。先天性心疾患のなかで最も頻度が高い。

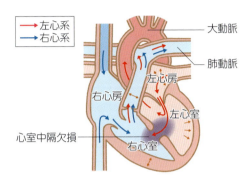

## ベッドサイドに行く前に確認！

- **症状はある？ or ない？**
  - 軽症であれば自然閉鎖の可能性があり、経過観察となる。
  - 心不全症状があれば、大欠損と考えて手術治療を考慮する。
- **欠損孔の部位はどこ？**
  - 欠損孔の部位によって、治療術式が異なってくる。

### 入院中のヤバイサイン
- 呼吸症状の悪化に注意
- ➡ 大欠損症例では、乳児がたくさん泣いてしまうだけでも肺高血圧が悪化することもあるので、注意！

## ベッドサイドの観察項目！

- **（心不全がある患者さんなら）SpO₂・尿量・体重などをチェック**
  - "心不全悪化"がないかを観察。
- **振戦（スリル）を触れるか？**
  - 確認してから診察を行う。ついつい触診を忘れてしまいがちだが、心室中隔欠損症はスリルが触れやすい疾患！

### 英略語・単語
**ASD**：atrial septal defect 心房中隔欠損症
**AVSD**：atrioventricular septal defect 房室中隔欠損症

10章　先天性心疾患

## >>> 病気の原因 <<<

以下の**3**つが重要

❶ 環境因子
❷ 遺伝的因子
❸ その他の染色体異常に合併

多くの因子が複雑に影響して起こるとされており、特定できないことがほとんど

**環境因子**：妊娠中の薬剤やアルコールの摂取、喫煙などの影響。
**遺伝的因子**：母親が心疾患の場合は約5％の確率で心疾患の子が生まれるとの報告。
**そのほかの染色体異常に合併**：ダウン症候群や18トリソミー、13トリソミー、22q11.2欠失症候群など。

# 病態生理

❶ 心室間に欠損口ができて（心室中隔欠損）、左心室から右心室へ血流が流れ込む（**左→右シャント**）。
❷ 肺循環への血流量がアップする（**肺動脈の拡大**）。
❸ 肺血流量がアップすることで、左心房の容量負荷がアップする（**左心房拡大**）。
❹ 左心室の容量負荷もアップする（**左心室拡大**）。

↓大欠損では……

❺ 肺血流量がアップすることで、**肺高血圧**症につながる。
　➡ 右心圧のアップにより、アイゼンメンジャー化することも。
❻ 肺高血圧になると右心圧がアップするため、**右心室肥大**につながる。

- 心房中隔欠損症（ASD）と違い、右室へのシャント血流はすぐに肺動脈に流れる。
- そのため、右心室拡大は少なく、左心室拡大を認める。

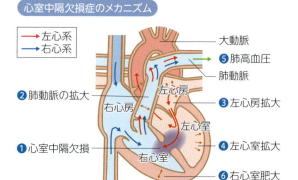

心室中隔欠損症のメカニズム

 心室中隔欠損（大欠損）の患者さんは、肺にたくさんの血液が流れ、呼吸がつらくなります。安易に酸素を投与することでさらに肺血流を増やしてしまい、呼吸状態を悪化させる可能性があることを知っておいたほうがよいですね。

心室中隔欠損症

## 分　類

● 欠損が心室中隔のどこにできるかによって、特徴はさまざま

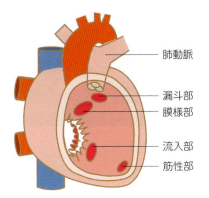

肺動脈
漏斗部
膜様部
流入部
筋性部

Kirklinの分類

| 分　類 | 欠損部位 | 特　徴 |
| --- | --- | --- |
| Ⅰ型 | 漏斗部 | ・手術適応が多い |
| Ⅱ型 | 膜様部 | ・患者数は最も多い<br>・自然閉鎖の可能性が高い |
| Ⅲ型 | 流入部 | ・ダウン症候群に多い |
| Ⅳ型 | 筋性部 | ・患者数は少ない |

## 症状・診断

- しっかりとした収縮期雑音があり、診断が見逃されることは少ない。
- 小～中欠損では症状は軽度で、自然閉鎖が期待できる欠損部位では保存的治療。
- 大欠損は、乳児期早期から多呼吸・哺乳低下・発育不良があり、心雑音の聴取や、X線画像に表れた心拡大から診断される。

## 身体所見

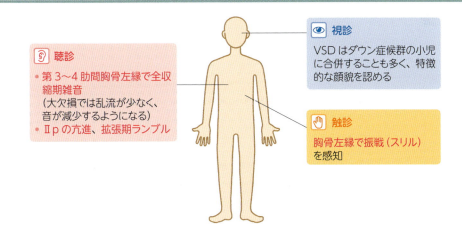

**視診**
VSDはダウン症候群の小児に合併することも多く、特徴的な顔貌を認める

**聴診**
・第3～4肋間胸骨左縁で全収縮期雑音
（大欠損では乱流が少なく、音が減少するようになる）
・Ⅱpの亢進、拡張期ランブル

**触診**
胸骨左縁で振戦（スリル）を感知

# 検　査

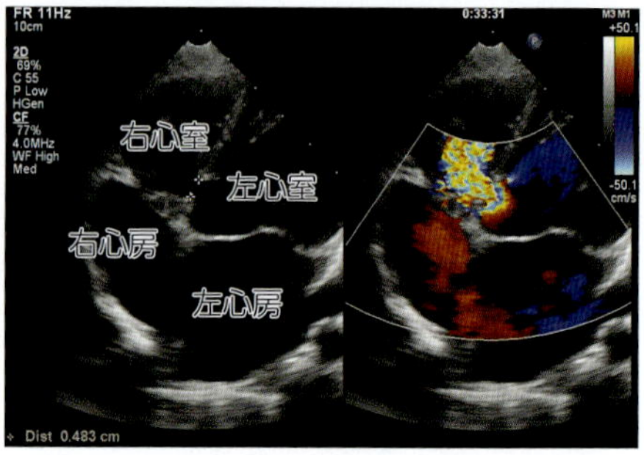

**心電図**

- ほぼ正常ならば「小〜中欠損」、両室肥大がみられれば「大欠損」。

**胸部 X 線**

- 著明な心拡大と肺血管陰影増強、肺動脈拡大 (大欠損の場合)。

**心エコー**

- 心室中隔欠損と左→右シャント Flow の確認、肺体血流比の測定を行う。

**心臓カテーテル検査**

- 酸素飽和度の右室でのステップアップ (右心房と比較して上昇する)。
- 左室造影で、心室中隔欠損孔および左→右シャントを認める。

# 治　療

- 小欠損または症状のない中欠損は、保存的加療。
- 症状のある中欠損／自然閉鎖をせずに Qp/Qs > 1.5 である場合は、外科的閉鎖術。
- 大欠損は早期に手術となる。
- 欠損孔を残す症例では、心房中隔欠損症 (ASD) と違い、感染性心内膜炎のリスクが高い (速いジェット血流があるので) ため、抜歯や歯科治療などの際に予防的な抗菌薬内服が必要となる。

アドバンスト コラム

## 房室中隔欠損症（AVSD）とは？

　今は、房室中隔欠損症（AVSD）と呼ばれるこの疾患、昔は心内膜症欠損症（ECD）といわれていました。
　以下のように分類されます。
　　不完全型房室中隔欠損症＝心房中隔欠損症（ASD）＋僧帽弁逆流症（MR）＋三尖弁逆流症（TR）
　　完全型房室中隔欠損症＝ASD＋心室中隔欠損症（VSD）＋MR＋TR
　房室中隔（心内膜床）の発達障害であり、VSDの有無で、不完全型・完全型が分類されます。ダウン症候群に合併が多いです。完全型は早期に外科手術、不完全型はASDに準じた治療方針となります。心内膜床に関しては総論で見たこの図を思い出してください。

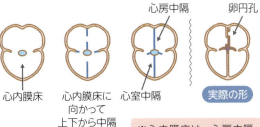

※心内膜床は、心房中隔と心室中隔の境界部分と房室弁の一部になる。

# ファロー四徴症
## tetralogy of Fallot (TOF)

 **ひとことで言うと…** 心室中隔欠損症と肺動脈狭窄症を合併し、大動脈が右心室と左心室にまたがっている状態。

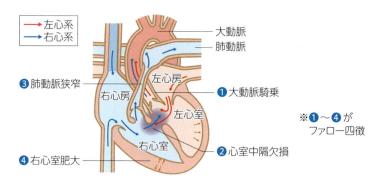

## ベッドサイドに行く前に確認！

- **年齢を確認**
  - 症状や形態に加えて年齢によっても、術式やタイミングを考慮する。
  - 術後の成人症例でも、心不全や不整脈で入院することがあるので、入院理由を確認。

### 入院中のヤバサイン
- チアノーゼの出現
- ➡重症のサイン。

## ベッドサイドの観察項目！

- **乳児は…無酸素発作に注意！**
  - 起床・哺乳・啼泣によって左室流出路が狭窄し、肺血流量が増加するため。

- **術後の成人は…心不全症状や不整脈など、入院の理由となった疾患以外についても評価を**
  - 心臓の形態や機能異常、ほかの合併疾患があるかもしれない。

### 英略語・単語
- **VSD**：ventricular septal defect 心室中隔欠損症
- **PS**：pulmonary stenosis 肺動脈弁狭窄症

肺動脈弁狭窄症 ➡ p.167

## >>> 病気の原因 <<<

以下の**3**つが重要

1. 環境因子
2. 遺伝的因子
3. その他の染色体異常に合併

**多くの因子が複雑に影響して起こるとされており、特定できないことがほとんど**
**環境因子**：妊娠中の薬剤やアルコールの摂取、喫煙などの影響。
**遺伝的因子**：母親が心疾患の場合は約5％の確率で心疾患の子が生まれるとの報告。
**そのほかの染色体異常に合併**：ダウン症候群や18トリソミー、13トリソミー、22q11.2欠失症候群など。

## 病態生理

「四徴」とは、以下の4つのことをいう。

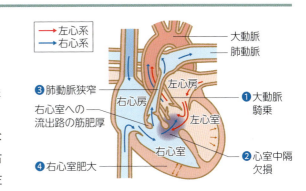

〈機序〉
① 大動脈が右に偏り、右心室と左心室にまたがる（徴候❶ **大動脈騎乗**）。
② **大動脈騎乗**によって、心室の間に大きな欠損口ができ（徴候❷ **心室中隔欠損**）、右心室から大動脈へ血液が流れ込む（右→左シャトになるため、チアノーゼをきたす）。
また、**大動脈騎乗**によって右心室の流出路狭窄が引き起こされる（徴候❸ **肺動脈狭窄**）。
③ 徴候❷❸によって、左心室圧と右心室圧が同じになる（通常より右心室圧が高くなる）ことで、右心室壁が肥厚する（徴候❹ **右心室肥大**）。

## 症状・診断

- 最も頻度が高いのはチアノーゼ疾患。
- チアノーゼはきたすが、心不全はきたしにくいのも特徴。
- 乳児期までに全体の2/3にチアノーゼを認める。
- 聴診で収縮期駆出性雑音を認め、心エコーで確定診断をされる。

### ○ 無酸素発作

- 啼泣は乳幼児にとって当たり前のことだが、それが命に関わる無酸素発作を起こすことがある。
- 親以外の他人を怖がる時期でもあるので、無酸素発作を起こさないよう、配慮が必要である。
- 無酸素発作が起こったら、①まず胸膝位にする、②酸素を再投与する、③鎮静をかける、などの処置が必要。

## 身体所見

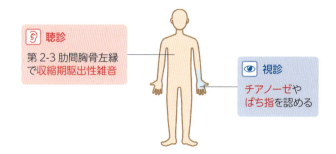

## 検　査

**胸部X線**
- 左第2、3弓の陥凹（肺血流低下）。
- 心尖部挙上（右室肥大）→木靴型心陰影

**心エコー**
- 四徴である"心室中隔欠損（VSD）""肺動脈狭窄（PS）""大動脈騎乗""右心室肥大"を確認する。

**心臓カテーテル検査**
- 右室造影で、肺動脈と大動脈が同時に造影される。

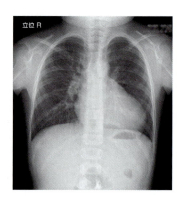

## 治　療

- 全ての症例で手術が必要で、原則根治手術を行うが、姑息手術を行ってから根治手術を行う症例もある。

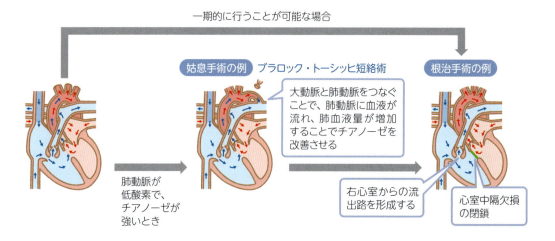

# 先天性心疾患症例の よくある会話例

 ドクターA  熟練ナースB  医学生E

とある病院*の現場でのリアルな会話を聞いてみましょう！
どのくらい理解できるでしょうか？
わからないことがあったら、もう一度戻って勉強しましょう。　＊"2.5次"救急規模

 **病棟回診**にて**ポリクリ中**の**医学生E君と……**

**ドクターA**　学生さん、この患者さん一緒に聴診しようか。特徴はⅡ音の固定性分裂だよ。病名がわかるかな？

**医学生E**　ASDです。

**ドクターA**　お、即答だね。勉強しているね。この患者さんは**アイゼンメンジャー化**もしていない、軽症から中等症なので、今回は手術適応を含めた検査入院目的だよ。明日が心カテ予定ね。

**医学生E**　先生、この患者さんは手術されるのですか？

**ドクターA**　そうだね、最近はカテーテル治療も積極的に行われているから、心カテでの酸素飽和度や肺高血圧の確認や心エコーでの肺体血流比の評価と欠損孔の位置や大きさの確認が重要になるよ。外来での心エコーの結果からは手術適応でよさそうと思うので、今回入院してもらったんだ。

**医学生E**　先生、心電図は右軸偏位、**不完全右脚ブロック**ですか？

**ドクターA**　やけに熱心だね、その通り。学校健診でも、不完全右脚ブロックがあると二次検診になることがあって、そのときにはASDなどを念頭に聴診や心エコーをしているよ。あと、ASDやVSDの患者さんは発熱時に感染性心内膜炎のリスクも高いから、指導してあげることも大事だね。

**医学生E**　そうなんですか、それは重要ですね。なるほど、覚えないと。

**ドクターA**　ん？　臨床ではあることだけど、国試の最重要ポイントとは違うけど。

**熟練ナースB**　先生、Eさんは小児科にずっと通院している患者さんですよ。

**医学生E**　すいません、私も軽症のASDがあるので、循環器疾患に興味があります。勉強になりました。

**ドクターA**　なんだ、先に言ってくれないと。なら、そろそろ小児科から循環器内科に変わる時期だね。いつでも相談してね。

**症例経過**

50歳代、女性。ASD。
職場の検診で心拡大と心雑音を指摘され、紹介受診。心エコー検査で心房中隔欠損症と診断されての検査入院。右心系の拡大もあり、肺血流比／体血流比は2.0であった。そのほかの合併症はなく、カテーテルでの治療を希望し、専門施設へ紹介となった。
処方なし。
（ **処方のポイント** 先天性疾患では、心不全→利尿薬、心房細動→抗凝固療法などの対処療法となる）

# 11章 高血圧

## 高血圧 総論

高血圧疾患について学んでほしいこと。それは高血圧疾患が、循環器疾患の患者さんで最も多く認める疾患であることや、多くの動脈硬化疾患に関連している疾患であるということです。ベッドサイドでの血圧測定の意義を知って、患者さんに高血圧についての知識を伝えることができるようになることも今回の課題です。

> **ひとことで言うと…**
>
> 「血圧」とは血管内の圧力、つまり心臓から拍出された血液が血管を押す力である。血圧は体の全ての血管にあるが、日常の診療では上腕動脈の圧力で評価する。
> 「高血圧」とは、病院や診療所などで測定した血圧が、「収縮期血圧 140mmHg 以上または拡張期血圧 90mmHg 以上（140/90mmHg 以上）」の状態。

## 解剖

心臓が収縮して、
全身へ血液を送り出すときの血圧
＝ 収縮期血圧（最高血圧）

> 心臓から拍出される血液と血管をイメージできるようになりましょう。

心臓が拡張すると同時に
大動脈も収縮して、
血流が心臓に戻るときの血圧
＝ 拡張期血圧（最低血圧）
＊心房から心室への血液が流入するタイミングにもなる。

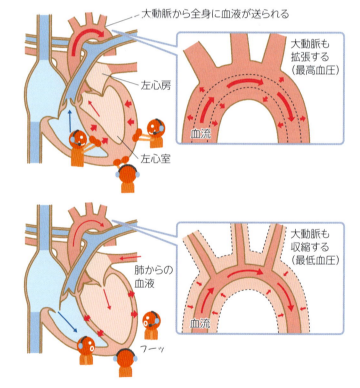

---

**英略語・単語**

**NSAIDs**：非ステロイド性抗炎症薬
**CKD**：chronic kidney disease 慢性腎臓病
**ABPM**：ambulatory blood pressure monitoring 自由行動下血圧測定

高血圧 総論

現在、日本では2017年における高血圧有病者数は4,300万人と試算されており、60歳以上では、有病率は60%以上とされている。特に高血圧は、日本において喫煙と並んで、重要な死亡原因となっている。心血管病への関与のみで、年間10万人と高値である[1]。

# 病態生理

血圧 ＝ 心拍出量 × 末梢血管抵抗

これを、蛇口とホースにたとえると……

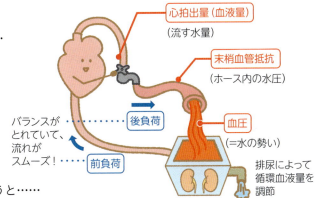

では、どうなると血圧が上がるかというと……

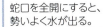

蛇口を全開にすると、勢いよく水が出る。
→ 心拍出量（血流量）が多いと、血圧が上昇。

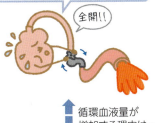

↑ 循環血液量が増加する理由は……

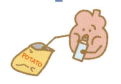

**ナトリウム／塩分の過剰摂取**
血管内のナトリウム濃度が高くなると、元の濃度にするために水分が血管内にたまろうとする。

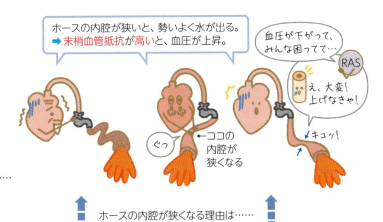

ホースの内腔が狭いと、勢いよく水が出る。
→ 末梢血管抵抗が高いと、血圧が上昇。

↑ ホースの内腔が狭くなる理由は……

**動脈硬化や加齢による影響**
古くなったホースのように、血管が硬くなって弾力が低下し、拡がりにくくなる。
※さらに動脈硬化の強い高齢者では上肢の動脈や大血管が蛇行している。

**自律神経や神経体液性因子による影響**
緊張やストレスなどで乱れた「自律神経系」や、水分バランスを取ろうとする「神経体液性因子」によって、ホースを握りしめるように、血管が細くなる。

心拍出量、前負荷、後負荷 → 2章 p.35～

11章　高血圧

# 分　類

## ◉ "病態" による分類

### ◉ 本態性高血圧

- 高血圧のなかでも原因の特定ができない高血圧を本態性高血圧と呼ぶ。
- 日本人の高血圧の約 90% が本態性高血圧。
- 要因としては、遺伝や、飲酒・喫煙、塩分の取りすぎなどの生活習慣が考えられている。

### ◉ 二次性高血圧

- 原因が不明である本態性高血圧に対して、原因が明らかな高血圧を二次性高血圧と呼ぶ。
- ほかの病気によって高血圧が起こるため、その原因を治療すれば高血圧が改善する。
- 二次性高血圧の原因は、腎臓の病気、ホルモンの異常、動脈の障害、薬剤性など。

| 二次性高血圧の原因 | 特　徴 |
|---|---|
| 腎性高血圧 | • 慢性糸球体腎炎や腎動脈狭窄症など、腎実性と腎血管性がある |
| 内分泌性高血圧 | • ホルモンの過剰な分泌が原因<br>• 原発性アルドステロン症、クッシング症候群など |
| 血管性高血圧 | • 動脈の病気によって発症する<br>• 高安動脈炎、大動脈縮窄症など |
| 薬剤誘発性高血圧 | • 薬の副作用が原因で起こる<br>• NSAIDs、カンゾウ（甘草）、グルココルチコイドなど |

---

**高血圧疾患の割合は…**

本態性高血圧が約 90%、二次性高血圧は約 10%

**二次性高血圧のなかでは多いのは……**

- 原発性アルドステロン症 > 腎実質性高血圧・腎血管性高血圧の順に多い、と報告されている。
- しかし、潜在的には「睡眠時無呼吸症候群」が二次性高血圧として最も頻度が高い要因であるともいわれる。
- また、「薬剤誘発性高血圧」も臨床では多い病態で、NSAIDs やカンゾウを含む漢方で認める。

高血圧 総論

## ◉ "診察室血圧"か"家庭血圧"かによる分類

血圧は「どこで」「いつ」測定するかによって、こんなに変わる！

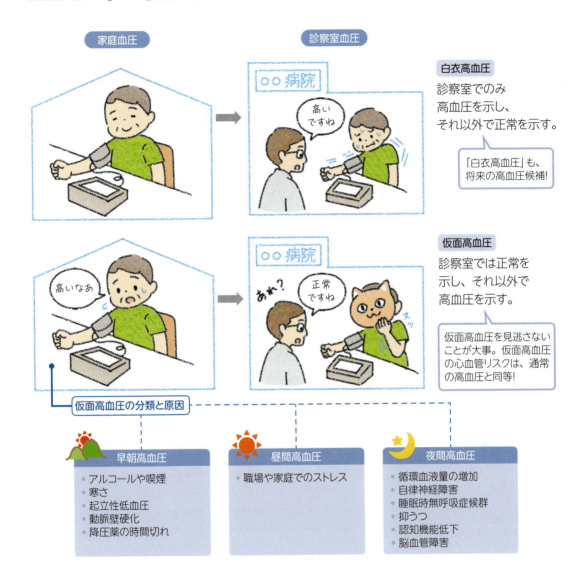

## 💬 患者さんへはこんなふうに指導しよう

「病院にいる時間よりも家にいる時間が多いから、家での血圧をよくする（下げる）ようにしましょう！」

「寝ている間も心臓や血管は働いているので、夜の血圧も大事ですよ！」

## 診察室血圧による分類

### 収縮期血圧／拡張期血圧 (mmHg) の値による分類

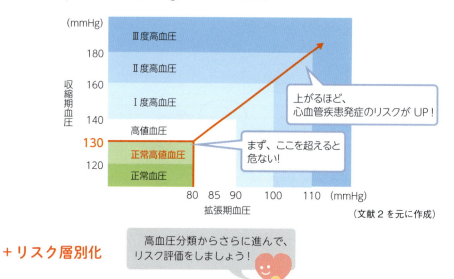

（文献2を元に作成）

**＋リスク層別化**

高血圧分類からさらに進んで、リスク評価をしましょう！

- 高血圧患者は、そのほかの危険因子・臓器障害によっても、心血管病のリスクが異なる。
  ➡ 高リスクなら、すぐに降圧治療を開始！

### 診察室血圧に基づいた脳心血管病リスク層別化

| リスク層 \ 血圧分類 | 高値血圧 130-139/ 80-89mmHg | I度高血圧 140-159/ 90-99mmHg | II度高血圧 160-179/ 100-109mmHg | III度高血圧 ≧180/≧110 mmHg |
|---|---|---|---|---|
| リスク第一層 予後影響因子がない | 低リスク | 低リスク | 中等リスク | 高リスク |
| リスク第二層 年齢 (65歳以上)、男性、脂質異常症、喫煙のいずれかがある | 中等リスク | 中等リスク | 高リスク | 高リスク |
| リスク第三層 脳心血管病既往、非弁膜症性心房細動、糖尿病、蛋白尿のあるCKDのいずれか、または、リスク第二層の危険因子が3つ以上ある | 高リスク | 高リスク | 高リスク | 高リスク |

JALSスコアと久山スコアより得られる絶対リスクを参考に、予後影響因子の組合せによる脳心血管病リスク層別化を行った。層別化で用いられている予後影響因子は、血圧、年齢 (65歳以上)、男性、脂質異常症、喫煙、脳心血管病 (脳出血、脳梗塞、心筋梗塞) の既往、非弁膜症性心房細動、糖尿病、蛋白尿のあるCKDである。
日本高血圧学会高血圧治療ガイドライン作成委員会編．高血圧治療ガイドライン2019. 50. より転載．

高血圧 総論

# 診 断

## 血圧測定と高血圧診断手順

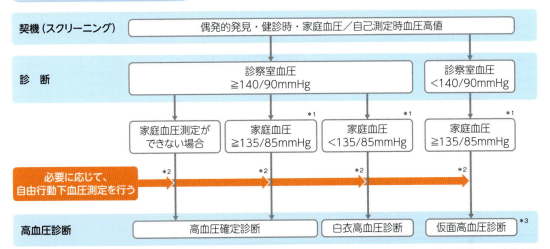

* 1　診察室血圧と家庭血圧の診断が異なる場合は家庭血圧の診断を優先する。自己測定血圧とは、公衆の施設にある自動血圧計や職域、薬局などにある自動血圧計で、自己測定された血圧を指す。
* 2　自由行動下血圧の高血圧基準は、24時間平均130/80mmHg以上、昼間平均135/85mmHg以上、夜間平均120/70mmHg以上である。自由行動下血圧測定が実施可能であった場合、自由行動下血圧値のいずれかが基準値以上を示した場合、高血圧あるいは仮面高血圧と判定される。また全てが基準値未満を示した場合は正常あるいは白衣高血圧と判定される。
* 3　この診断手順は未治療高血圧対象にあてはまる手順であるが、仮面高血圧は治療中高血圧にも存在することに注意する必要がある。

（日本高血圧学会高血圧治療ガイドライン作成委員会編. 高血圧治療ガイドライン2019. 20. より転載）

### 自由行動下血圧測定 = 24時間血圧計 = ABPM

　上肢に血圧を測定するための帯を巻き、血圧計本体を腰に固定して、自由に行動している中での血圧の変動を測定する検査。一般的に昼間は30分間隔、夜間は1時間間隔で、機械が自動で血圧を測定する。

ABPM：ambulatory blood pressure monitoring

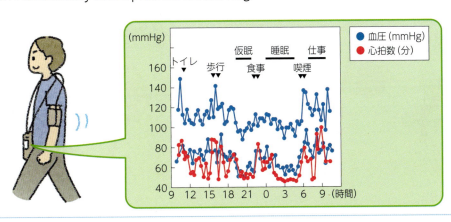

## 症 状

高血圧は"**サイレントキラー**"
　＝症状がなく、動脈硬化を進行させて
　　心血管病を進行させることが特徴！

＊高度の血圧上昇時に、頭痛や倦怠感、肩こり、めまい、吐き気などを訴えることがある。

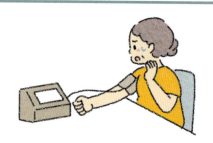

## 診察・検査

> 高血圧の診断は血圧測定しかないと考えるかもしれませんが、仮面高血圧が常に存在しますので、注意しましょう！

- 診察時に check！
  - ☑ 動脈硬化を疑う疾患・所見があれば、高血圧の可能性を疑って問診や家庭血圧を指導する。
  - ☑ 診察での血管雑音や心雑音、血管触知の低下。
- 治療開始時や入院時に check！
  - ☑ 脳血管障害・心疾患での治療開始時や入院時。
- 検査で check！
  - ☑ 腎機能障害やタンパク尿、糖尿病や脂質異常症が診断されたときや、心電図での左室肥大所見。

## 治 療

### 💊 薬物治療

さまざまな種類の降圧薬があり、高血圧の原因によって使い分ける。

| Ca拮抗薬 | β遮断薬 | RAS系阻害薬 | α遮断薬 | 利尿薬 |
|---|---|---|---|---|
| ➡ホースを拡げる（血管拡張薬） | ➡蛇口を少し締める（心臓のβ刺激作用を抑制する） | ➡ホースの握り締めを減らす（神経体液性因子を抑制する） | ➡ホースの握り締めを減らす（自律神経であるノルアドレナリンを抑制する） | ➡浄水場（腎臓）で水を排出して、水道管への血流量を減らす（循環血液量を減らす） |

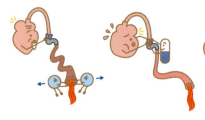
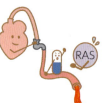
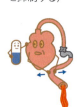
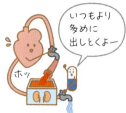

高血圧の治療に使用する薬 ➡13章 p.432

## 💬 生活習慣の改善

- 基本は内服治療のみではなく、生活習慣の改善が重要であることを忘れない！
- 生活習慣の改善は、高血圧治療開始後も重要！

| ポイント① 減塩 | ポイント② 食事パターンの改善 | ポイント③ 適正体重の維持 |
|---|---|---|
| 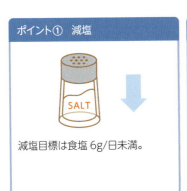 減塩目標は食塩6g/日未満。 | 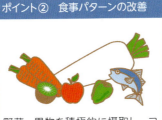 野菜・果物を積極的に摂取し、コレステロールや飽和脂肪酸の摂取を控える。魚（魚油）の積極的摂取も推奨される。 | 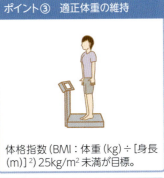 体格指数（BMI：体重(kg)÷[身長(m)]$^2$）25kg/m$^2$未満が目標。 |
| ポイント④ 運動 | ポイント⑤ 節酒 | ポイント⑥ 禁煙 |
| 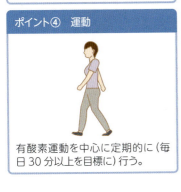 有酸素運動を中心に定期的に（毎日30分以上を目標に）行う。 | 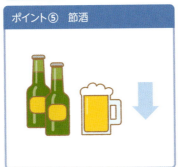 | 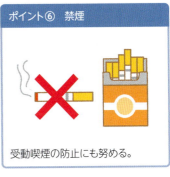 受動喫煙の防止にも努める。 |

## 💬 病歴の問診

- 生活習慣の改善においては、患者さんの背景を知ることが重要であり、的を絞った病歴の問診を行う。
- 二次性高血圧では、その原因に対する治療を行っていく（→p.378）。

**病歴のチェックポイント**

| 1. 高血圧歴と治療歴 |
|---|
| 過去の血圧レベル、高血圧の罹病期間と治療経過や治療歴 |

| 2. 高血圧素因と妊娠歴 |
|---|
| 家族歴　両親の高血圧、糖尿病、心血管疾患（発症と発症年齢）<br>妊娠歴　妊娠高血圧、糖尿病、蛋白尿の指摘 |

| 3. 生活習慣 |
|---|
| 運動習慣<br>睡眠習慣　睡眠時間、睡眠の質<br>飲食習慣　食事内容・嗜好、飲酒、清涼飲料水<br>喫煙<br>性格・精神心理状態　抑うつ傾向、ストレス度（職場・家庭） |

# 本態性高血圧

essential hypertension

**ひとことで言うと…** 二次性高血圧となる基礎疾患のない、診察室血圧が 140/90mmHg 以上の高血圧全般のこと。

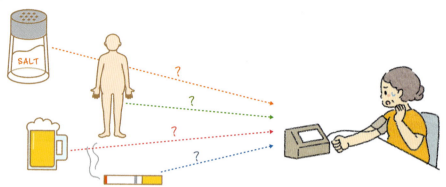

生活習慣や加齢、体質などさまざまな原因によって…

症状もないままいつの間にか高血圧に…

## ベッドサイドに行く前に確認！

- **外来や家庭での血圧は？**
    - 長期入院すると、安静、減塩や脱水傾向となることから、血圧は下がる傾向にある。
    - しかし、手術前の緊張やストレス、感染などによって上昇し、ショック状態では低下する。
    - ➡ 普段の大まかな血圧を知っておき、比較をすることが大事。
- **入院目的は？**
    - 入院となった基礎疾患によって、血圧の目標値が変化する。
    - 内科入院でなければ、食事が普通食で塩分が多く、血圧が上昇している場合もある。

## ベッドサイドの観察項目！

- **血圧測定は、最初は必ず、両上肢で行う！**
    - ➡ 動脈硬化で左右差があるかも！
- **病院食の内容に加えて間食はない？ 醤油をかけていない？**
    - ➡ 塩分摂取量を意識してみる。

### 英略語・単語

**CKD**：chronic kidney disease 慢性腎臓病

本態性高血圧

## >>> 病気の原因 <<<

以下の**3**つが重要

① 加齢
② 遺伝因子
③ 生活習慣

以下のように、さまざまな生活習慣が高血圧の要因となる。
- 運動習慣
- 睡眠習慣：睡眠時間、睡眠の質
- 飲食習慣：食事内容・嗜好、飲酒、清涼飲料水
- 喫煙
- 性格・精神心理状態：抑うつ傾向、ストレス度（職場・家庭）

## 症　状

高血圧は"**サイレントキラー**"
　＝症状がなく、動脈硬化を進行させて心血管病を
　　進行させることが特徴！
➡ 血圧測定により診断する。

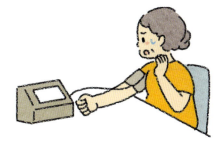

## 身体所見

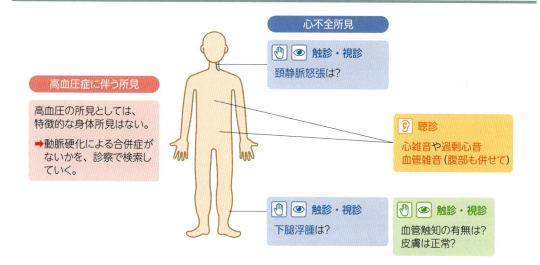

**高血圧症に伴う所見**
高血圧の所見としては、特徴的な身体所見はない。
➡ 動脈硬化による合併症がないかを、診察で検索していく。

**心不全所見**

触診・視診
頸静脈怒張は？

聴診
心雑音や過剰心音
血管雑音（腹部も併せて）

触診・視診
下腿浮腫は？

触診・視診
血管触知の有無は？
皮膚は正常？

# 検 査

## ◎ 血圧測定が基本
- 患者さんが血圧手帳や心不全手帳を持参していれば、一緒に記載する。
- また、血圧手帳の利用について説明することも重要。

## ◎ 合併する可能性のある臓器障害の一般検査
- 非侵襲的で簡便な検査から始める。

**臨床検査の進め方**

1. 一般検査　初診時、経過観察中に年に数回は実施
   - 血液検査　　血算（CBC）、肝機能や腎機能、脂質
   - 尿一般検査　尿蛋白定性、尿糖定性
   - 胸部X線　　心胸郭比
   - 心電図
2. 臓器障害およびリスク評価推奨項目
   1) 脳、眼底　　脳血管疾患、認知機能
   2) 血管　　　　眼底検査、頚動脈エコー、足関節上腕血圧比（ABI）
   3) 心臓　　　　胸部X線撮影（心胸郭比）、心電図、心エコー
   4) 腎臓　　　　eGFR、尿蛋白定量、尿微量アルブミン定量
   5) 糖代謝評価　HbA1c、75g経口ブドウ糖負荷試験

# 治 療

### 非薬物療法

## ◎ 家庭血圧の指導・血圧手帳の利用
- 高血圧治療を開始するにあたり家庭血圧が重要となるので、血圧測定の習慣をつけるように指導する。
- 「血圧手帳」を利用すれば、測定のコツや基準値が記載されているので、便利！

**家庭血圧の測り方**

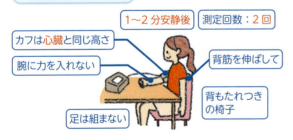

このほかの注意点
- 朝の場合は、起床1時間以内、夜の場合は、就寝前。
- 排尿を済ませてから。
- 測定前は、食事・服薬、飲酒・喫煙、カフェイン摂取は控える。
- おしゃべりはせずに、静かに。
- 記録を欠かさない。

➡ 家庭血圧を測定することで、日々の変動や薬の効果に加えて、季節変動を知ることができる。

＊臨床では、夏と冬で降圧薬を変えないといけないような変動の大きい人と、変動が全くない人が存在する。

本態性高血圧

## 生活習慣の改善

**ポイント① 減塩**

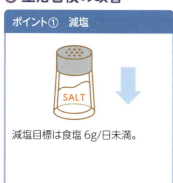

減塩目標は食塩 6g/日未満。

**ポイント② 食事パターンの改善**

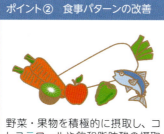
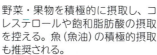

野菜・果物を積極的に摂取し、コレステロールや飽和脂肪酸の摂取を控える。魚（魚油）の積極的摂取も推奨される。

**ポイント③ 適正体重の維持**

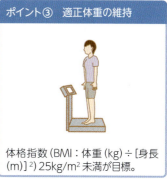

体格指数（BMI：体重(kg)÷[身長(m)]$^2$）25kg/m$^2$ 未満が目標。

**ポイント④ 運動**

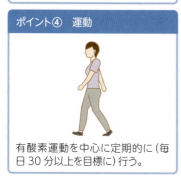

有酸素運動を中心に定期的に（毎日30分以上を目標に）行う。

**ポイント⑤ 節酒**

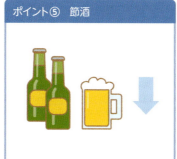

**ポイント⑥ 禁煙**

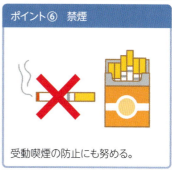

受動喫煙の防止にも努める。

※その他：防寒や情動ストレスの管理などを行う。

## 薬物療法

- 薬物療法は、高血圧治療ガイドラインに基づき、生活習慣の改善と目標血圧を説明して開始する。

### 初診時の血圧レベル別の高血圧管理計画

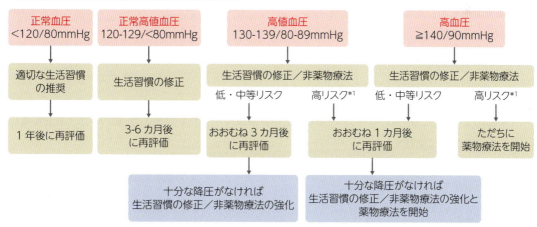

*1 高値血圧レベルでは、後期高齢者（75歳以上）、両側頸動脈狭窄や脳主幹動脈閉塞がある。または未評価の脳血管障害、蛋白尿のないCKD、非弁膜症性心房細動の場合は、高リスクであっても中等リスクと同様に対応する。その後の経過で症例ごとに薬物療法の必要性を検討する。

（日本高血圧学会高血圧治療ガイドライン作成委員会編．高血圧治療ガイドライン2019. 51. より転載）

11 章　高血圧

**降圧目標**

| | 診察室血圧<br>(mmHg) | 家庭血圧<br>(mmHg) |
|---|---|---|
| 75 歳未満の成人[*1]<br>脳血管障害患者<br>　（両側頚動脈狭窄や脳主幹動脈閉塞なし）<br>冠動脈疾患患者<br>CKD 患者 (蛋白尿陽性)[*2]<br>糖尿病患者<br>抗血栓薬服用中 | < 130/80 | < 125/75 |
| 75 歳以上の高齢者[*3]<br>脳血管障害患者<br>　（両側頚動脈狭窄や脳主幹動脈閉塞あり、<br>　　または未評価）<br>CKD 患者 (蛋白尿陰性)[*2] | < 140/90 | < 135/85 |

[*1]　未治療で診察室血圧 130-139/80-89mmHg の場合は、低・中等リスク患者では生活習慣の修正を開始または強化し、高リスク患者ではおおむね 1 カ月以上の生活習慣修正にて降圧しなければ、降圧薬治療の開始を含めて、最終的に 130/80mmHg 未満を目指す。すでに降圧薬治療中で 130-139/80-89mmHg の場合は、低・中等リスク患者では生活習慣の修正を強化し、高リスク患者では降圧薬治療の強化を含めて、最終的に 130/80mmHg 未満を目指す。

[*2]　随時尿で 0.15g/gCr 以上を蛋白尿陽性とする。

[*3]　併存疾患などによって一般に降圧目標が 130/80mmHg 未満とされる場合、75 歳以上でも忍容性があれば個別に判断して 130/80mmHg 未満を目指す。

降圧目標を達成する過程ならびに達成後も過降圧の危険性に注意する。過降圧は、到達血圧のレベルだけでなく、降圧幅や降圧速度、個人の病態によっても異なるので個別に判断する。

（日本高血圧学会高血圧治療ガイドライン作成委員会編.
高血圧治療ガイドライン 2019. 53. より転載）

## ◉ 降圧治療を開始する患者さんのタイミングは大きく 3 つに分かれる

### ❶ 外来受診をした、初診の高血圧患者さん

- 前述の管理計画に沿って、治療開始タイミングを検討する。
- ここで、注意すべきなのは患者さんのモチベーション、治療への考え方！

### (A) 降圧薬を飲みたい患者さん

- このタイプは、病気になりたくない・治療目標値に下げたい気持ちが強いので、生活指導にもそれなりに興味を持つ。
- 高リスクであれば直ちに降圧治療開始となるが、中リスクであれば、生活指導をしてからの治療開始でいいと考えられる。
- 患者さんの処方希望が強ければ、ごく少量から開始することもある。

### (B) 降圧薬を飲みたくない患者さん

- このタイプは飲みたくない理由を考える。

➡ めんどうくさい、薬価が高いなど、さまざまな理由がある。
➡ その理由に関連付けた生活指導を行う。
- 高リスクは、直ちに降圧治療を開始し、中リスクであれば、初回は少量から処方を開始することも。
  ＊処方をしなければ、再診せずにドロップアウトするかも……！

❷ **基礎疾患に対して、外来で降圧治療が開始される患者さん**
- 心房細動などの **頻脈性不整脈** ➡ **β遮断薬** の投与を開始。
- **冠攣縮性狭心症** ➡ **Ca拮抗薬** の投与を開始。
  ＊これらは、基礎疾患に関して投与が開始されており、血圧の目標値はない。
  ＊しかし、低血圧になることもあるので、血圧手帳などで低血圧になっていないかを評価してもらうことも重要。

❸ **循環器疾患で入院→降圧治療が開始される患者さん**
- **心筋梗塞** で入院 ➡ 心保護目的で、**ACE阻害薬/ARB** などのRAS系阻害薬と **β遮断薬** が導入される。
- **心不全** で入院 ➡ **利尿薬** を導入、心機能が悪ければ **ACE阻害薬/ARB** などのRAS系阻害薬などが導入される。
  ＊栄養指導や心不全の指導などで、生活習慣は改善されていると思われるが、血圧の指導や目標値の設定はできていないこともある。
  ＊血圧が低くても、降圧薬は継続するので、個々に応じた血圧目標値を指導する。

---

**ショートコラム**

**まさかの家庭血圧測定法……。あなたの患者さんは、ちゃんとできていますか？**

ある男性患者さんが家庭血圧を測定してくれるのですが、家と外来で40mmHgも異なりました。手首型の血圧計とのことで、外来に持ってきてもらって一緒に測定してみたら、血圧計を腕時計と同じように手の甲側にして巻いていました。これではダメですよね。翌月からは正しく測定していました。壊れたら、上腕タイプを購入してもらう予定です。
家庭血圧がおかしいときは、血圧計を外来に持ってきてもらってみては？

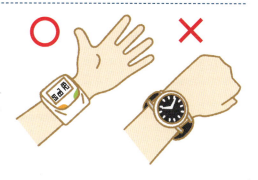

## 11章 高血圧

### ● 薬物療法は、ガイドラインに基づき患者さんに合わせてすすめる

処方の第一選択は、Ca拮抗薬、ACE阻害薬/ARB、利尿薬。

* 多くは、Ca拮抗薬→ACE阻害薬/ARB、もしくはACE阻害薬/ARB→Ca拮抗薬の順で処方されている。
* 食塩感受性高血圧（塩分摂取が多い）には、利尿薬は効果的。
* 循環器の基礎疾患があれば、β遮断薬が早期から選択されて、併用療法を行うことが多い。
* 決まった順番はなく、医師が使い慣れた薬剤から開始することも多い。

#### 主要降圧薬の積極的適応

| | Ca拮抗薬 | ARB/ACE阻害薬 | サイアザイド系利尿薬 | β遮断薬 |
|---|---|---|---|---|
| 左室肥大 | ● | ● | | |
| LVEFの低下した心不全 | | ●*1 | ● | ●*1 |
| 頻脈 | ●（非ジヒドロピリジン系） | | | ● |
| 狭心症 | ● | | | ●*2 |
| 心筋梗塞後 | | ● | | ● |
| 蛋白尿／微量アルブミン尿を有するCKD | | ● | | |

*1 少量から開始し、注意深く漸増する
*2 冠攣縮には注意

#### 降圧目標を達成するための降圧薬の使い方

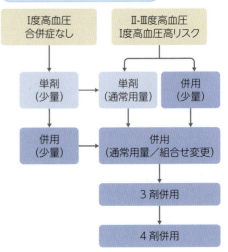

（日本高血圧学会高血圧治療ガイドライン作成委員会編. 高血圧治療ガイドライン 2019. 77. より転載）

---

**ショートコラム**

### 高血圧治療のメインターゲットは中高年！

　日本の研究でも、血圧と心血管病リスクの間には正の相関があり、傾きは年齢が若いほど強くなります。至適血圧ではリスクが最も低くなります。後期高齢者でも相関はありますが、血圧以外の要素（加齢など）大きくなります[1]。

　つまり、しっかり降圧指導をしたいのは、40歳からの中高年！

---

高血圧の治療に使用する薬　→ 13章 p.432

# 二次性高血圧

secondary hypertension

 **ひとこと**で言うと… 若年で発症する治療抵抗性の高血圧で、急速に発症し増悪することが多い。

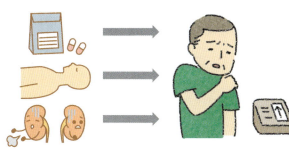

特定の原因によって… 　　比較的若年で発症、症状が出ることも。

 **ベッドサイドに行く前に確認！**

- 原因疾患は診断がついているか？
  - 原因疾患に基づいた生活指導を行う。

 **ベッドサイドの観察項目！**

- 腎血管性の高血圧？
  ➡ そうであれば、腹部の血管雑音を確認してみる。
- 内分泌性の高血圧？
  ➡ そうであれば、脈拍数や浮腫などに注意をする。

## 症 状

- 無症状のことが多いが、血圧上昇による頭痛や倦怠感、肩こり、めまい、吐き気などがみられる。
- 臓器障害が進行して、腎不全や心不全による症状を認めることもある。

**英略語・単語**

**RAS系**：レニン・アンジオテンシン系
**PAC**：血漿アルドステロン濃度
**PRA**：血漿レニン活性
**CPK**：クレアチンキナーゼ
**ACTH**：副腎皮質刺激ホルモン
**TSH**：甲状腺刺激ホルモン
**PSG**：睡眠ポリグラフィ
**SAS**：睡眠時無呼吸症候群

# 11章　高血圧

## >>> 病気の原因 <<<

たくさんの原因がありますので、問診・診察・検査から鑑別をしていきます。

**主な二次性高血圧を示唆する所見と鑑別に必要な検査**

| 原因疾患 | 示唆する所見 | 鑑別に必要な検査 |
|---|---|---|
| 腎血管性高血圧 | RAS系阻害薬投与後の急激な腎機能悪化、腎サイズの左右差、低K血症、腹部血管雑音 | 腎動脈超音波、腹部CTA、腹部MRA |
| 腎実質性高血圧 | 血清Cr上昇、蛋白尿、血尿、腎疾患の既往 | 血清免疫学的検査、腹部CT、超音波、腎生検 |
| 原発性アルドステロン症 | 低K血症、副腎偶発腫瘍 | PRA、PAC、負荷試験、副腎CT、副腎静脈採血 |
| 睡眠時無呼吸症候群 | いびき、肥満、昼間の眠気、早朝・夜間高血圧 | 睡眠ポリグラフィー |
| 褐色細胞腫 | 発作性・動揺性高血圧、動悸、頭痛、発汗 | 血液・尿カテコラミンおよびカテコラミン代謝産物、腹部超音波・CT、MIBGシンチグラフィー |
| クッシング症候群 | 中心性肥満、満月様顔貌、皮膚線条、高血糖 | コルチゾール、ACTH、腹部CT、頭部MRI、デキサメタゾン抑制試験 |
| 薬剤誘発性高血圧 | 薬物使用歴、低K血症 | 薬物使用歴の確認 |
| 大動脈縮窄症 | 血圧上下肢差、血管雑音 | 胸腹部CT、MRI・MRA、血管造影 |
| 甲状腺機能低下症 | 徐脈、浮腫、活動性減少、脂質・CPK・LDH高値 | 甲状腺ホルモン、TSH、自己抗体、甲状腺超音波 |
| 甲状腺機能亢進症 | 頻脈、発汗、体重減少、コレステロール低値 | 甲状腺ホルモン、TSH、自己抗体、甲状腺超音波 |

- 表のようにたくさんあるが、意外と臨床でよく出会うのは、薬剤誘発性高血圧と睡眠時無呼吸症候群。
- 頻度としては、原発性アルドステロン症も高血圧全体の5〜10%を占めるともいわれる。

# 身体所見

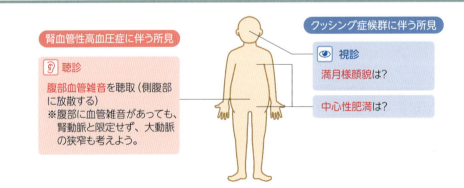

## 英略語・単語

**AHI**：無呼吸低呼吸指数
**NSAIDs**：非ステロイド性抗炎症薬
**VEGF**：血管内皮増殖因子

二次性高血圧

## 病態生理

腎臓関連の病態生理は降圧薬の理解と合わせて考えてみましょう。

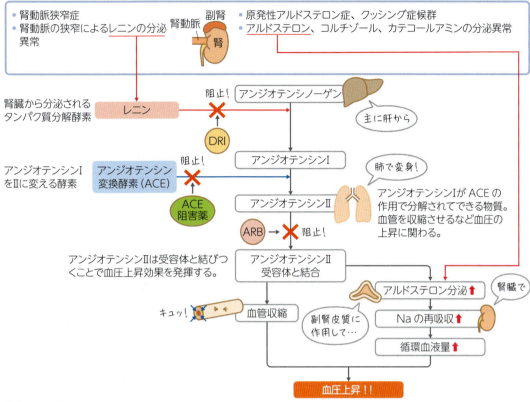

## 検　査

### ◉ 睡眠ポリグラフィー / ポリソムノグラフィー（polysomnography：PSG）
- 睡眠時無呼吸症候群（SAS）の確定検査。
- 睡眠時無呼吸のある患者さんの高血圧合併は多い！
- 入院して脳波測定まで行う検査と、在宅や病棟で行うパルスオキシメータでの簡易PSG検査がある。

### ◉ お薬手帳の確認
- 薬剤性高血圧の可能性を常に考慮する。
- 知らない間に、漢方やNSAIDsを定期内服していることもあるが、患者さんは高血圧の原因とも気付かず、報告しないことも多い。

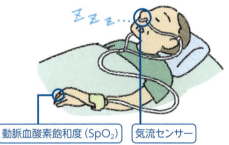

動脈血酸素飽和度（SpO$_2$）
血液中の酸素濃度を表示する。換気が悪くなると、酸素濃度が下がる。換気の指標となる。

気流センサー
口鼻からの気流の流れを測定し、無呼吸や呼吸が弱くなった状態（低呼吸）を調べる。1時間あたりの無呼吸／低呼吸の数（無呼吸低呼吸指数：AHI）を算出する。

11章 高血圧

11章　高血圧

### 採血

- 一般採血、特に腎機能評価に加えて、評価しやすい甲状腺機能（病院によって院内検査）をまずは確認。
- 二次性高血圧を疑えば、下記の追加を検討する。
- 血漿レニン活性および血漿アルドステロン濃度
- 血液・尿中カテコールアミンおよびカテコールアミン代謝産物

### 画像検査

- 腹部超音波検査および CT 検査。
- 腎臓の萎縮や腎動脈狭窄・副腎腫大などを評価し、疑わしければ造影検査も検討して、副腎腫大や腎動脈狭窄を確定させる。

## 治療法・手術適応

- 生活習慣の改善・降圧薬内服は、本態性高血圧と同様、治療の基本。
- 内分泌疾患では、それに対する内服治療を行い、必要があれば、外科的摘出術を施行。
- 腎血管性では、血行再建術が適応となることもある。

---

### アドバンスト コラム

#### 知ってほしい薬剤誘発性高血圧

　高齢者の多くは内科系の外来以外で **NSAIDs** や **漢方** を処方されることが多く、知らない間に高血圧の原因になることがあります。また、同様に体液が貯留したり、心臓の後負荷になって心不全の原因薬剤になることもあるので注意しましょう。

　**抗 VEGF 抗体** などの新規の抗がん薬も、高血圧の原因となります。心不全・心筋障害・高血圧などの循環器副作用を起こす可能性があり、今後のがん治療の進歩で循環器疾患との関連が増えてくるかもしれません。

**薬剤誘発性高血圧の原因薬物**

| |
| --- |
| **非ステロイド性抗炎症薬 (NSAIDs)** |
| **カンゾウ (甘草)**<br>グリチルリチンを含有する肝疾患治療薬、消化器疾患治療薬、漢方薬、健康補助食品、化粧品など |
| **グルココルチコイド** |
| **シクロスポリン、タクロリムス** |
| **エリスロポエチン** |
| **エストロゲン**<br>経口避妊薬、ホルモン補充療法 |
| **交感神経刺激作用を有する薬物**<br>フェニルプロパノールアミン、三環系抗うつ薬、四環系抗うつ薬、モノアミン酸化酵素阻害薬など |
| **抗 VEGF 抗体薬など** |

# 高血圧症例の よくある会話例

とある病院*の現場でのリアルな会話を聞いてみましょう！
どのくらい理解できるでしょうか？
わからないことがあったら、もう一度戻って勉強しましょう。　＊"2.5次"救急規模

 **ERにて、救命士Fさんと……**

**熟練ナースB▶** 先生、気分不良・嘔気の患者さんの搬送です。救急隊からは心電図でST低下があるとのことで、先生に電話を代わってほしいとのことです。

**ドクターA▶** はい、当直のAです。患者さんの状況を教えてください。

**救命士F▶** 患者さんは70代男性、高血圧で近医かかりつけのようです。気分不良で救急要請されました。接触時の意識はクリアでしたが、血圧は210/130mmHgと上昇しています。モニター心電図でST低下はありますが、胸痛はありません。あと5分で到着します。

**ドクターA▶** わかりました。気を付けてお願いします。

（患者さんが到着）

**救命士F▶** 先生、よろしくお願いします。

**ドクターA▶** "お薬手帳"、ありますか？　なるほど、去年までたくさんの降圧薬を飲んでいたようですが、今年は通院されていないのかな。処方されていないようですね。

**救命士F▶** 狭心症や心筋梗塞は大丈夫ですか？

**ドクターA▶** **高血圧の経過が長期になると、左室肥大で、心電図のST低下を認める**ので、それかもしれませんね。もちろん、心筋梗塞や狭心症も鑑別をしますが、この高血圧では、脳出血、大動脈解離、高血圧性脳症などをあわせて鑑別していきます。お薬手帳からの情報は大きいですね。ありがとうございます。

**症例経過**

70歳代、男性。高血圧。
　ER到着時にも嘔気症状は持続し、血圧は180/120mmHgであった。身体所見では明らかな麻痺や神経学的異常所見は認めず、動脈触知の左右差はなく背部痛の症状もなし。本人に確認して頭部CTを施行したが、脳出血や早期梗塞像は認めなかった。
　心電図は左室肥大に伴うと思われるST低下所見を認め、採血でトロポニン陰性、心エコーでは左室肥大を認め、壁運動異常はなく左室収縮は保たれていた。
　点滴・検査の後に安静で待機していると160/90mmHgまで血圧は改善し、自覚症状も消失した。高血圧治療の必要性を説明して、かかりつけ医への再診と高血圧治療が難しい場合の再受診を説明して、紹介状を記載して、救急外来から帰宅となった。
　**処方** ニフェジピンCR40mg、アジルサルタン40mg、カルベジロール10mg 分1（朝食後）、ドキサゾシン2mg 分1（夕食後）、芍薬甘草湯7.5g 分3（毎食直前）
　（**処方のポイント** 高血圧に対して4剤が入っており、難治性高血圧が予想される。漢方を内服しており、薬剤性高血圧が関与していた可能性も鑑別にあげる必要がある）

# 12章 代表的な手術

## 心臓カテーテル検査
## 経皮的冠動脈インターベンション
percutaneous coronary intervention (PCI)

> **ひとことで言うと…**
>
> 〈心臓カテーテル検査とは…〉
> 心臓カテーテル検査は、大きく右心カテーテル検査と左心カテーテル検査に分けられる。**右心カテーテルは、主に心不全患者さんの血行動態（心拍出量と肺動脈楔入圧）**を、**左心カテーテルは、主に冠動脈および左室の造影検査**を目的として挿入する。
>
> 〈経皮的冠動脈インターベンションとは…〉
> X線透視下で狭窄もしくは閉塞した冠動脈をバルーンやステントによって拡張し、血管内腔を拡げる治療法を総称して「PCI」という。

皆さんご存知のように、静脈の血液はほぼ全て心臓の右心房・右心室に還っていき、また、動脈の血液は心臓の左心房・左心室から送り出されてきます。よって、静脈にカテーテルを入れていくと、右心系にたどり着き、動脈にカテーテルを入れていくと、左心系にたどり着くわけです。前者を右心カテーテル検査、後者を左心カテーテル検査と呼びます。

## 右心カテーテル検査

- 右心カテーテルというのは肺動脈カテーテルのことであり、右心カテーテル＝スワンガンツカテーテルではない。

> 右心カテーテル＝肺動脈カテーテル
> 　　　　　　　≠スワンガンツカテーテル

＊スワンガンツ（Swan-Ganz）カテーテルは、米国のJeremy Swan博士とWilliam Ganz博士により考案・開発された右心カテーテル検査を行うためのカテーテルのことであり、製品名。

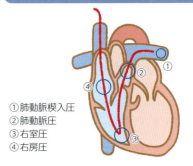

**スワンガンツカテーテルの心内圧測定位置**
①肺動脈楔入圧
②肺動脈圧
③右室圧
④右房圧

---

### 英略語・単語

**CO**：cardiac output 心拍出量
**PAWP**：pulmonary artery wedge pressure 肺動脈楔入圧
**CI**：cardiac index 心係数
**CAG**：coronary angiography (arteriography) 冠［状］動脈造影［法］
**FFR**：fractional flow reserve 冠血流予備量比
**LVG**：left ventriculography 左室造影

- カテーテルの先端にバルーンが付いているため、血流に乗せて右心房、右心室を経由して肺動脈まで安全にカテーテルを進めることができ、それぞれの部位の血圧や採血が可能。
- 右心カテーテル検査で何を調べるのかというと、最も重要なのは、心不全患者における血行動態の評価のために用いられる有名な"Forrester（フォレスター）分類"でも登場する**心拍出量**（CO）と**肺動脈楔入圧**（PAWP）の測定。
- 心拍出量を体表面積で割ると**心係数**（CI）が計測できる。

> **ショートコラム**
>
> ### Forrester分類の覚え方
>
> CI：2.2、PAWP：18で区切られていますが、数字ってなかなか覚えられないですよね（笑）。そんなときは下のイラストを思い出してください！「にーに、いやー！」で覚えられますね。
>
> **A**：心係数が低い（CI＜2.2）ってことは、「心拍出量が少なく、全身臓器への循環不全がある」ってこと。この場合は、心拍出量をアップさせる治療（カテコールアミンなどの強心薬）が必要なのはわかりますね。
>
> **B**：肺動脈楔入圧が高い（PAWP＞18）ってことは、「肺動脈楔入圧＝左房圧が高い」ってことになり、肺うっ血が強い状態（左房圧が高いので血液が肺から左房に戻れない）。この場合は、肺うっ血を減らすために利尿薬を用いて水分過剰状態を改善したり、血管拡張薬を用いて肺静脈圧・左房圧・左室圧・大動脈圧を下げる治療が必要になります。
>
> AもBもないのがフォレスターⅠ群、BだけあるのがフォレスターⅡ群、AだけあるのがフォレスターⅢ群、AもBも両方あるのがフォレスターⅣ群です。
>
>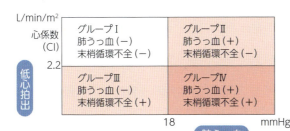
>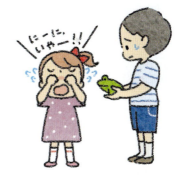

## 左心カテーテル検査

左心カテーテル検査というと、一般的には冠動脈および左室の造影検査のことを指します。

### ● 冠動脈カテーテル造影検査（CAG）
- 手首や鼠径部から動脈内に挿入したカテーテルの先端を冠動脈の入り口に引っ掛けて、カテーテルの先端から冠動脈内に直接造影剤を注入する。
- 血管壁の石灰化が強くてCTでは評価できなかったような病変も確実に造影することが可能。

---

**英略語・単語**

**RAO**：right anterior oblique position（view）右前斜位
**LAO**：left anterior oblique position（view）左前斜位
**POBA**：percutaneous old balloon angioplasty 経皮的古典的バルーン血管形成［術］
**DCB**：drug coated balloon 薬剤コーテッドバルーン
**DCB**：drug-elution balloon 薬剤溶出性バルーン
**BMS**：ベアメタルステント
**DES**：drug eluting stent 薬剤溶出性ステント

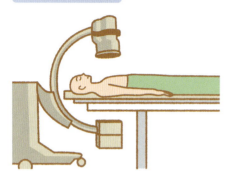
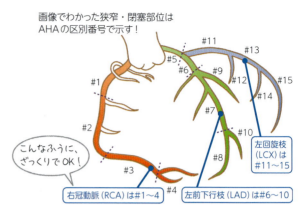

→ p.86

### 冠動脈の狭窄度の評価

AHA（American Heart Association：アメリカ心臓協会）の狭窄度分類が一般的に用いられている。

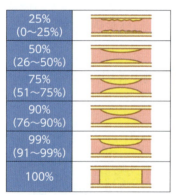

75%以上の狭窄を有意病変とするが、左主幹部の狭窄は50%以上で有意とする。

- いろいろな方向から冠動脈造影を行い、最も狭窄が強くみえる画像により「〇%狭窄」と診断する。
- 左図のように25%、50%、75%、90%、99%、100%と分類されているため、「60%狭窄」などとは言わない。
- 一般的に75%以上の狭窄を「有意狭窄（心筋虚血の原因となりうるほどの狭窄）」としている。

- しかし、この見た目だけの狭窄度がいくら強くても、心臓の筋肉への血流不足の影響がそれほど強くない場合がある。
- それを評価するために行う検査が <u>FFR（エフエフアール）</u> 測定。

### 冠血流予備能比（FFR）

→ 例えば狭窄度が同じ75%でも、狭窄部位の内腔面積を考えると、もともと太い血管の75%と細い血管の75%の内腔面積は、やはり細い血管のほうが小さい。

→ また、狭窄病変の長さが短い場合と長い場合でも、心筋への血流障害の程度は違ってくる。

---

**英略語・単語**

**DAPT**：dual antiplatelet therapy 抗血小板薬2剤併用療法
**BVS**：生体吸収性スキャフォールド
**DCA**：directional coronary atherectomy 方向性冠動脈粥腫切除術
**TIMI**：thrombolysis in myocardial infarction）
**trial**：TIMI試験

## 心臓カテーテル検査／経皮的冠動脈インターベンション

- そこで、冠動脈血流障害の程度を定量的に評価するため、**冠血流予備量比（FFR）を測定**する。
- FFRはプレッシャーワイヤーという圧測定が可能な特殊なガイドワイヤーを冠動脈内に挿入して測定される。

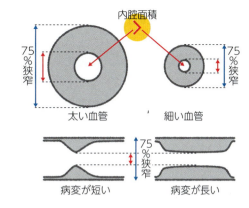

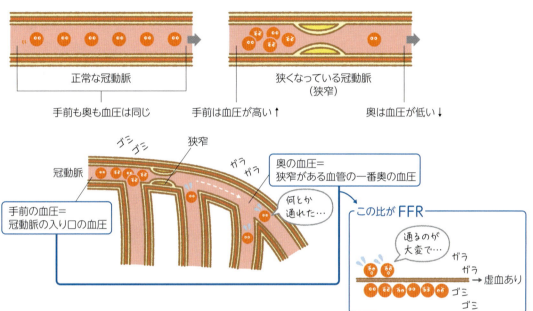

冠動脈の「狭窄部から遠位側の圧」と「狭窄部から近位側の圧」の比がFFR。

つまり、**FFR ＝ 狭窄がある血管の一番奥の血圧 ÷ 冠動脈の入り口の血圧**。

よって、狭窄がなければFFR ＝ 1となる。

---

**ショートコラム**

### カフェインに注意！

　FFR測定時には、プレッシャーワイヤーを冠動脈内に挿入後、狭窄部前後の圧較差を際立たせるために、冠拡張薬を負荷投与します。施設によって使用する薬剤は異なりますが、一般的に用いられている薬剤はATP（アデノシン三リン酸）です。このアデノシンは患者さんが検査前にカフェインを多く含む飲食物（コーヒーや緑茶など）を摂取してしまっていると効果が薄くなるので、注意が必要です。そのこともあり、アデノシン以外の薬剤（パパベリンやニコランジル）を使用している施設も多いです。

## 左室造影（LVG）

- 左心室の中に「ピッグテールカテーテル」という豚のシッポみたいなカテーテルを挿入し、そのカテーテルから左心室内に造影剤を流し込む。
- 患者さんを右側から撮影すると左心室の前壁・心尖部・下壁・後壁が観察でき、逆に患者さんを左から撮影すると心室中隔と左室後壁・側壁が観察できる。
- アメリカ心臓協会（AHA）では冠動脈造影と同じように、左室造影でも部位ごとに番号を割り振っている。

患者さんの右側
（右前斜位：RAO）

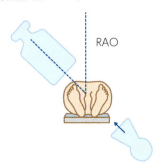
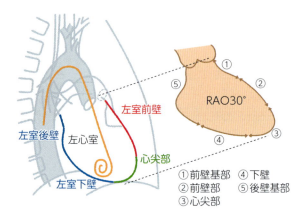

①前壁基部 ④下壁
②前壁部　 ⑤後壁基部
③心尖部

患者さんの左側
（左前斜位：LAO）

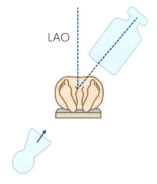
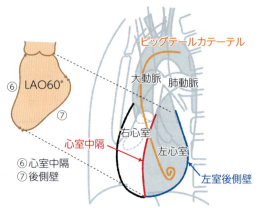

⑥心室中隔
⑦後側壁

### アドバンスト コラム

**右心室は左心室の前にあるんですよ**

左室造影の左前斜位（LAO）像でどうして左側が心室中隔になるのか、いまいちイメージがつかみにくいかと思います。実際には心臓を横から見ると右心室が左室の前にあるので、左心室だけに造影剤が入ると（右心室は映らない）、右心室と左心室の境目（心室中隔）が前（左側）にあるように見えるのです。

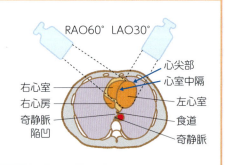

## 経皮的冠動脈インターベンション（PCI）

### POBA

- PCIのうち、バルーン拡張術のみでステントを留置しない治療の場合は、POBA（percutaneous old balloon angioplasty：経皮的古典的バルーン血管形成［術］）と呼ばれたりする。

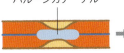
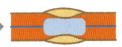

- 狭窄部位にガイドワイヤーを挿入し、次いでバルーンを挿入する
- バルーンをふくらませ、狭窄部位を拡張した後、バルーンを抜く

> ドクターが"ポバ""ポバ"と言っているやつです。
> なぜOld（古い）なのかというと、ステントが開発される前は、バルーンで狭窄部・閉塞部を拡げるしかなかったのですが、バルーンで拡げただけでは治療後すぐに閉塞（急性冠閉塞）したり、しばらく経ってから再狭窄する確率が高く（30〜50％）、現在ではほとんどの症例にステント治療を行うようになっているため、Oldといわれています。

### DCB、DEB

- 最近ではバルーン表面に再狭窄を予防する効果のある薬が塗ってあるバルーンが開発され、ステント留置後のステント内再狭窄病変に使用されている。
- 薬剤コーテッドバルーン（Drug-Coated Balloon：DCB）とか、薬剤溶出性バルーン（Drug-Elution Balloon：DEB）と呼ばれている。
- このバルーンを病変部で拡張して、その薬が病変部に移行することで、再狭窄を予防する効果がある。

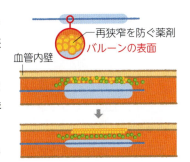

> ドクターが"デブ""デブ"と言っているのを耳にすることがあると思いますが、別に患者さんの悪口を言っているわけではないですよ。

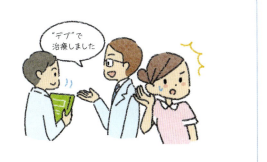

## 冠動脈ステント留置術

- 網目状の金属の筒（ステント）を血管内に留置することで、血管が再び狭くならないように内側から支える。

### ● BMS（ベアメタルステント）

- 薬剤を塗っていないステントのこと。"ベア（bare）"とは日本語で"裸"のこと。
- BMSではステント周囲の血管内皮が新生・増生してしまい、ステント内が再び狭窄してしまう"ステント再狭窄"が30％程度の確率で生じてしまうことが問題だった。

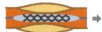

- 金属ステントをかぶせたバルーンを、狭窄部位に挿入する
- バルーンをふくらませ、金属ステントを拡張させて、狭窄部位を拡張させる
- 金属ステントを残し、カテーテルを抜去する（ただの金属が残るだけ）

### ● DES（薬剤溶出性ステント）

- 最近開発された、ステントの金属表面に再狭窄を予防する効果のある薬が塗ってあるステント。ステントを血管内に留置すると、ステントからその薬剤が溶け出して血管壁にしみこんでいく。
- DESが登場したことで、薬剤の効果により、ステント再狭窄率が著しく低くなった（5〜15％）。
- しかし、逆に薬剤が効きすぎて全く血管内皮が増生せずに、ステント金属が内膜で覆われなくなってしまうと、血管内に金属がムキ出しの状態になってしまうため、血栓がくっつきやすく、遅発性ステント血栓症を発症してしまうリスクが高くなってしまった。
- そのため、血栓形成予防として、前述した抗血小板薬の継続投与が必要。
- 特にDES留置直後は、DAPT（ダプト）といわれる抗血小板薬2剤併用療法が必須。
- 通常、半年〜1年間はDAPTを続けるが、出血リスクの高い患者さんや外科的処置が必要な患者さんには、より短期間のDAPT（3カ月くらい）にする場合もある。
- また、心筋梗塞に対するDES留置後のDAPT期間は、狭心症に対するDES留置期間に比べてより長くなる（ステント血栓症のリスクが高いため）。
- 基本的に、抗血小板薬1剤は、生涯内服してもらうことになる。

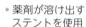

- 薬剤が溶け出すステントを使用
- 薬剤が、金属ステントから長期にわたって溶け出す（血管壁にしみこむ、しみこむ…）

心臓カテーテル検査／経皮的冠動脈インターベンション

アドバンスト コラム

### 生体吸収性スキャフォールド（BVS）

　BMSやDESは金属製（ステンレススチール、コバルトクロム、プラチナクロム合金など）なので、留置後は血管内に金属が永久に残ります。それに対してBVSは、ステント自体が生体に吸収される物質と細胞増殖を抑制する薬剤で作られており、数年で体内に吸収されます。しかし、再狭窄・急性閉塞率もやや高く、今後の改良が必要といわれています。

## 冠動脈ステント留置術以外の再灌流療法

### ● アテレクトミー（粥腫切除術）

- アテローム（粥腫）を削り取ることをアテレクトミーという。
- 病変の石灰化が強くてバルーンやステントでは血管を拡げられない場合には、ロータブレーターという、先端にダイヤモンド粒子のついたバーを、高速で回転させてプラーク（アテロームが隆起したもの）を削り取る。
- その後でバルーン拡張やステント留置を追加することもある。
- 方向性冠動脈粥腫切除術（DCA）といった方法でプラークを削り取る方法や、エキシマレーザーを用いてプラークを蒸散・熱灼する方法もあるが、これらの治療が可能な病院は限られている。

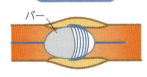

ロータブレーター

- 先端にダイヤモンド粒子のついたバーを高速で回して特に石灰化の強いプラークを削り取る

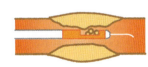

DCA

- 冠動脈のプラークを、カテーテルに取り付けたドリルで削り取って冠動脈の内腔を拡げる

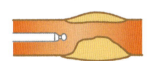

エキシマレーザー

- バルーンカテーテルの代わりにレーザーを用いて冠動脈内の硬化性病変を蒸散、燃灼し、その内腔を拡げる

## 12章 代表的な手術

### ● カテーテルの穿刺・挿入部位について

- 再灌流療法で体内にカテーテルを挿入する部位（シースというカテーテルを血管内に出し入れするための器具を挿入する部位）は？
  ➡ 主に、**大腿動脈**、**橈骨動脈**、**上腕動脈**の3カ所。
- 3カ所のうちどこからカテーテルを挿入するか？
  ➡ 施設によって違うが、現在は術後合併症リスクの低さから**橈骨動脈穿刺が主流**となっており、急性心筋梗塞治療の場合、橈骨動脈穿刺がガイドラインでは推奨されている。

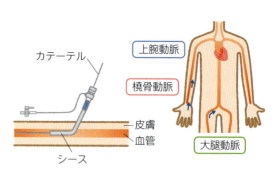

### それぞれの穿刺部位の利点・欠点

| 穿刺部位 | 利　点 | 欠　点 |
|---|---|---|
| 橈骨動脈 | ・止血時には手首のみの圧迫で済むので、安静にしている必要もなく、出血するリスクも少ない。 | ・太いシース・カテーテルは挿入しにくい（6Fr. サイズくらいまで）…しかし最近では厚みの薄いシースも開発されているため、7Fr. サイズのカテーテルの挿入も可能となっている。<br>・技術をマスターするために熟練が必要。大腿動脈アプローチよりも手技が難しい。<br>・透析患者さんでは将来シャント手術を行う可能性があるため、できる限り橈骨動脈は傷つけず温存しておく必要があり、穿刺は避けたほうがよい。 |
| 大腿動脈 | ・大腿動脈は太いので、太いシース・カテーテルを挿入できる。<br>・太いカテーテルを使用できるのでPCI手技もやりやすい。 | ・止血が困難であり、出血性合併症（穿刺部血腫や仮性動脈瘤、後腹膜血腫など）のリスクが高い。 |
| 上腕動脈 | ・橈骨動脈、大腿動脈からの穿刺が不可能であった場合に選択する。 | ・止血の際にうまく圧迫しにくい。<br>・大きな神経が血管の近くにあるため、神経損傷のリスクが高い。 |

術者が慣れてさえいれば、橈骨動脈穿刺アプローチが安全面・患者さんへの侵襲度などで最も勝っていますが、各施設・ドクターによって考え方がさまざまです（橈骨動脈派 vs 大腿動脈派）ので、「郷に入っては郷に従え」でお願いします。

## アドバンスト コラム

### 遠位橈骨動脈穿刺について

通常の橈骨動脈穿刺は手首部分の動脈を穿刺するのですが、近年、手首よりもさらに先の親指の付け根あたりの動脈（遠位橈骨動脈）を穿刺する手技が普及しつつあります。遠位橈骨動脈穿刺のほうが、通常の橈骨動脈穿刺に比べて手技後の止血がはるかに容易で、血管閉塞のリスクも低く、今後は標準手技として確立されていくことが期待されていますが、血管が細いためやや穿刺が難しいといった問題もあります。

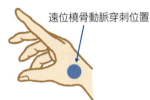
遠位橈骨動脈穿刺位置

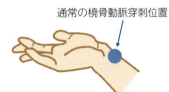
通常の橈骨動脈穿刺位置

## ◎ 冠動脈の血流の評価

- PCI治療では、血管が拡がれば全て成功というわけではなく、「きちんと冠動脈の血流が末梢までキレイに流れていて、初めて成功」といえる。
- というのも、血管を拡げたときに、コレステロールなどのプラークが末梢に飛んで（流れて）、根詰まりを起こしてしまう場合があるから。
- 根詰まりを起こすと血液の流れが悪くなる。
- その血流の程度の評価として、TIMI分類が一般的に用いられている。
- この分類は名前の通り、当初は心筋梗塞（myocardial infarction）における血栓溶解療法（thrombolysis）の効果判定に用いられていた。

なんだチミは!?…と言いたくなるところですが、「ティミ」分類といいます。

### ◎ TIMI分類（血流の評価）

| Grade 0 | Grade 1 | Grade 2 | Grade 3 |
|---|---|---|---|
| 完全閉塞で順行性血流を認めない | 明らかな造影遅延があり、末梢まで造影されない | 造影遅延を認めるが、末梢まで造影される | 末梢まで正常に造影される |

# 大動脈内バルーンパンピング
Intra-aortic balloon pumping（IABP）

> **ひとことで言うと…** 大動脈内バルーンパンピング（IABP）は、循環補助法のなかで最も頻繁に用いられる。**胸部下行大動脈の位置にバルーン付きのカテーテルを挿入し、心臓の拍動に同期させ**（心拡張期にはバルーンを拡張、心収縮期にはバルーンを収縮させ）**循環を補助**する。

## IABPの仕組み

### ◉ IABPの留置位置

- X線透視下でバルーンの先端が**左鎖骨下動脈から約2cm下**の下行大動脈内に位置するように調整する。
- バルーンの長さにも種類があり、患者さんの体型に応じてバルーンの下端が腹腔動脈や腎動脈の分岐部の上で収まるような長さのバルーンを選ぶのが理想的。（バルーンの収縮・拡張によってこれらの動脈を傷つけないようにするため）
- 大切なのは、胸部X線写真を撮影した際に、バルーンの先端がずれた位置にないかどうかをチェックすること！

※このときに、挿管チューブや中心静脈カテーテル、さらにはスワンガンツカテーテルなど、ほかの体内挿入物の位置も一緒にチェックしておく！
（各チューブの位置が浅すぎると、体位交換などの際に容易に抜けてしまう危険性がある）

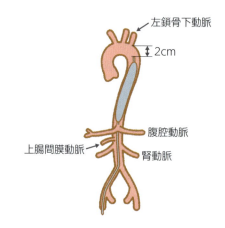

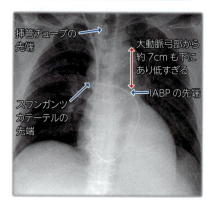

IABPの先端位置が低すぎる例

### ◉ IABPの効果

**左室収縮期にバルーンをしぼませると……**

- 左室が収縮する直前（左室拡張末期）に**バルーンをしぼませる。**

---

◉ 英略語・単語

**ACT**：activated coagulation time 活性化凝固時間

- このときのバルーンの容積減少により、大動脈の収縮期圧が低下（バルーンに圧力が吸収される イメージを思い描くとわかりやすい）。
    - ➡ これを「**後負荷の減少**」という。　➡ 左室が血液を駆出しやすくなる。
    - **（心臓の負担が減り、心拍出量の増加を手助けする）**
    - ※収縮期の後負荷軽減効果のことを、「シストリック・アンローディング」という。

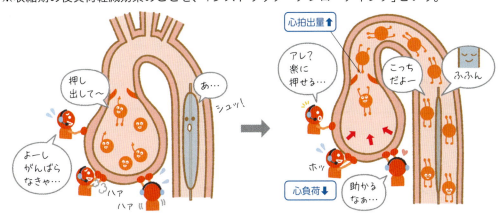

**左室拡張期にバルーンを膨らませると……**

- 冠動脈は心筋の表面を流れているため、心筋が収縮するときに一緒に冠動脈も多少収縮する。
    - ➡ よって、心拡張期のほうが冠動脈内にはより多く血液が流れている。
    - ➡ そこで、心拡張期には、拡張の始まりにバルーンを膨らませる。
- このときのバルーンの容積増加により、大動脈の拡張期圧が上昇（バルーンが膨らむことで圧力が放散されるイメージを思い描くとわかりやすい）。
    - ➡ すると、平均大動脈圧が維持できる。
    - ※この拡張期の昇圧効果のことを「ダイアストリック・オーグメンテーション」という。また、バルーン拡張時の圧のことを**オーグメンテーション圧**と呼ぶ。
    - ➡ **拡張期に冠動脈内に流れる血液量が増加＝心筋への血液・酸素供給量が増加。**
    - ➡ 心臓が元気になる。

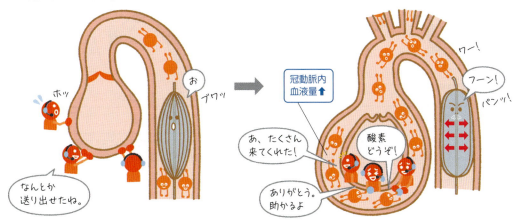

- また、ショック状態などで収縮期圧が多少低下していても、このように拡張期圧が増加するため、平均動脈圧が上昇する。
  平均血圧＝拡張期圧＋（収縮期圧－拡張期圧）÷3 ！

- 心筋を含めた全身の臓器の組織灌流の効果は平均血圧に依存するため、IABPにより全身の組織灌流は改善される。

> **IABP効果のまとめ**
> ① 冠動脈血流量の増加　　④ 心仕事量の軽減
> ② 平均動脈圧の上昇　　　⑤ 心筋酸素消費量の減少
> ③ 左室後負荷の軽減

## IABPのタイミング

- バルーンを膨張させるタイミングは……
  → 大動脈圧波形にて大動脈弁の閉鎖時のdicrotic notch（重複切痕）、
    心電図波形にてT波の頂点付近で。

- バルーンを収縮させるタイミングは……
  → 心電図波形にてP波の終了直後、
    大動脈圧波形にて拡張末期圧が最も低くなるタイミング。

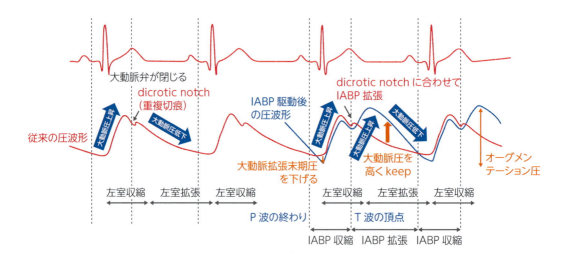

…つまり、心電図や大動脈圧波形をもとにタイミング調整を行うので……
- きちんと心電図波形が出ているかどうかが非常に重要！
- きれいな波形が出ていないようなら、心電図電極を貼り付ける位置を変えるなど工夫することが大切！
- バルーンの収縮・膨張のタイミングは、アシスト比を1：2として調節するとわかりやすい。

> **アシスト比とは？**
> 　心拍に対するIABP補助の比率のこと。毎心拍にIABPバルーンを膨らませる場合は「1：1」といい、3心拍に1回膨らませる場合は「1：3」という。IABPを抜去するかどうか判断する際には、徐々にその比率を下げていき（1：1→1：2→1：3というように）、IABPの補助が少なくなっても血行動態が安定しているようなら、抜去する。

# IABPの適応

### IABPの適応
- 以上からわかるように、**IABPは内科的治療だけでは対応できないような急性心不全や心原性ショック、急性冠症候群**などに適応となる。

### IABPの禁忌
逆に禁忌となる疾患も。
① **大動脈弁閉鎖不全症**　……大動脈弁逆流がさらに増えてしまう。
② **大動脈解離、大動脈瘤**……解離を拡大してしまう危険性、大動脈破裂の危険性がある。

> **IABPに使われているガスは何なの？**
> 　IABPには現在ヘリウムガスが使われています。昔は炭酸ガスは血液に溶けやすいため、万が一バルーンが破裂した際に空気塞栓を起こしにくいのではないかという理由で、バルーンの膨張・収縮に炭酸ガスを使用していましたが、炭酸ガスは重いので（分子量44）、膨らませたりしぼませたりする応答性が悪かったのです。そこで、分子量の小さいヘリウムガスを現在は使用しています（すいへーりーべっぼくのふね！って覚えましたよね。H、He、Li、Be、B、C、N、O、F、Ne…Heがヘリウム、炭酸はH$_2$CO$_3$）。でもヘリウムは血液には溶けにくいので、バルーンの破裂・リークには常に注意が必要です！

# IABPの主な合併症と観察項目

### 下肢虚血

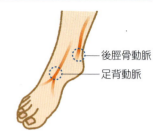
後脛骨動脈
足背動脈

- IABPを挿入した下肢動脈に狭窄病変が存在すると、IABP挿入により下肢動脈血流がさらに悪くなってしまう可能性がある。
- 足背動脈や後脛骨動脈の血流を、ドプラなどを用いてこまめに観察しておく必要がある。

### 出血

- IABP挿入中は血栓予防のためにヘパリン投与など抗凝固療法を行っていることが多いため、穿刺部からの出血を認めることがある。
- ヘパリン投与中は適宜ACT（活性化凝固時間）を測定し、ACT値が160〜200秒前後になるようにヘパリン量を調整する必要がある。
- 出血量が多いようであれば、刺入部の上から枕子で圧迫したり、皮膚縫合するなどの処置も必要。

> **ACT（活性化凝固時間）とは**
>
> ACTは、セライト、カオリン、ガラス粒、シリカなどの活性化剤と全血試料を混合して凝固を活性化させる検査法。これらの活性化剤に血液が触れると、凝固因子が次々と活性化して、どんどん血液が固まっていく。要するにACTとは、「採血した血液を、活性化剤入りの試験管に入れて、血液が固まるまでの時間」のこと。均一に固まるように、試験管をくるくる回す器械に入れて測定する。

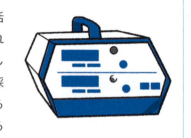

### 塞栓症

- IABPバルーンの収縮・拡張によって、大動脈内のプラークや壁在血栓が壊され、細かな脂質の結晶や血栓が血流に乗って末梢の血管塞栓を引き起こす場合がある。
- <u>腹部動脈が塞栓すると</u>消化管壊死が起きて腹痛を訴えたり、<u>腎動脈が塞栓を起こすと</u>腎機能が低下して突然尿量が減る。
- また、最も有名なのが下肢末梢動脈が塞栓を起こした場合にみられる **blue toe syndrome（青趾症候群；ブルートゥ症候群**。足先が青黒くなる）。
  ➡ 尿量、腹鳴減弱の有無、下肢の色のチェックが重要。

### 大動脈解離

- IABPカテーテルの先端などによって大動脈壁に損傷が起こり、解離を起こす可能性がある。
- **突然の胸背部痛**の訴えがあれば、要注意。

大動脈内バルーンパンピング

### 感染症
- IABPを長期間挿入していると、細菌感染を併発する可能性が高くなる。
- **発熱**の有無にも要注意。

### 溶血・血小板減少
- IABPバルーンの収縮・拡張によって、血球が機械的に壊され、血小板減少や溶血が生じる場合がある。

### IABPバルーン損傷・破裂
- 大動脈の石灰化が強いと、バルーンの拡張時に石灰化病変への接触によるバルーン損傷・破裂が生じる可能性がある。
- バルーンが破れてしまうとヘリウムガスの圧力が保てなくなるので、**IABP装置から"ガス圧低下"のアラーム**が出る。
- そのときは、**ヘリウムガスチューブ内に血液がないか**をすぐにチェックする！

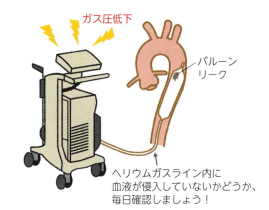

  ➡ 血液を認めたら、すぐに**バルーン破裂**を疑い、**ドクターコール**！ そのまま気付かずに放置しておくと、バルーン内で血液が凝固してバルーンの抜去困難や塞栓症を発症する危険性が高くなる。
  ➡ 血液が認められなければ、❶**ガスチューブが外れていないか？**、❷**ガスボンベ内のヘリウムガス残量が少なくないか？** をチェック！

12章 代表的な手術

**アドバンスト コラム**

### IABP挿入患者の体位変換について

「IABP挿入中は仰臥位死守で、体位変換なんて無理！」「足を曲げてしまってIABPカテーテルが折れてしまうと大変！」と思っていませんか？ 実は、IABP挿入中でも30°以内までのベッドアップは大丈夫です。IABP挿入側さえ動かさなければ、ほかの関節は動かしても大丈夫なので、褥瘡予防・患者さんの苦痛の軽減のためにも、適宜体位変換をしてあげましょう。ただし、下肢を折り曲げてバルーンカテーテルをキンク（折れ曲がり）させないように注意が必要です。

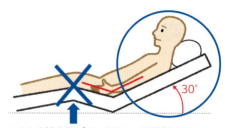

このとき膝を曲げてしまうと、鼠径部でカテーテルが折れ曲がってしまうので、膝は曲げすぎないようにすることがポイント！ 膝裏に小さな枕を置いてあげるくらいに！

**腓骨神経麻痺**

- 腓骨神経麻痺は、下肢の外旋による腓骨頭の圧迫により発生し、背屈障害や感覚障害をきたしてしまう。
- IABPカテーテルを鼠径部から挿入していると、どうしても下肢が外旋しやすくなるので、**膝下や骨盤部に枕を置くなどして下肢を適度に屈曲させ、膝蓋外側を圧迫しないことも重要**。

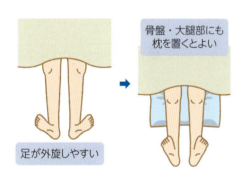

足が外旋しやすい　→　骨盤・大腿部にも枕を置くとよい

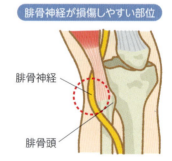

腓骨神経が損傷しやすい部位

腓骨神経／腓骨頭

腓骨神経は腓骨頭部で外側から前方に回り込んでおり、この部分では皮下組織が乏しいため、圧迫や損傷を受けやすい

# 経皮的心肺補助法
percutaneous cardiopulmonary support (PCPS)

> **ひとことで言うと…** 右房から血液を抜き取り、遠心ポンプから人工肺を通して血液中に酸素を補充し、それを大動脈内に戻す方法。つまり、心臓の働きの代替をして、**血液循環を補助**する。心肺停止やショック状態の症例に適応がある。

## PCPSの原理

- 大腿動脈から挿入されたカニューレを通して左心に向かって逆行性に血液を送り込む。
- がんばって血液を押し出そうとしているところに、逆から血液を送り込まれるので、当然心臓にとっては負担となる(**後負荷の増大**)。
- しかし、PCPSを挿入しないとならないような場合には、そんなことも言っていられないほど心臓が弱っているので、仕方がない。
- でも、少しでも心機能回復の兆しがみられれば、早めにPCPSを離脱してあげる必要がある。
- また、PCPSによって増大した後負荷を軽減するために、IABP(大動脈内バルーンパンピング)も併用されることが多い。

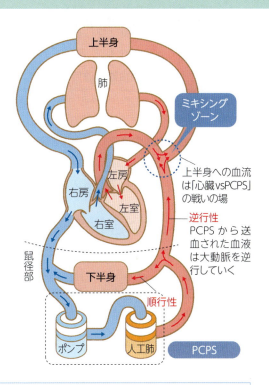

### ミキシングゾーンとは？

　ミキシングゾーンとは、自己心から拍出された血流(自分の肺で酸素化された血液)とPCPSから送血された血流(人工肺で酸素化された血液)がぶつかり合う場所のこと。ミキシングゾーンが**心臓に近く**なっていれば「**自己心拍出力 < PCPS拍出力**」ということになる。逆に**心臓から遠い**場合は「**自己心拍出力 > PCPS拍出力**」であり、この場合は、自分の肺で酸素化された血液が全身に供給されるため、人工呼吸器を適切に設定して血中酸素濃度を保つ必要がある。

> 海外ではECMO(エクモ)と呼ばれることが多いのですが、日本ではPCPSと呼ばれるのが一般的です。

### 英略語・単語
**ECMO**：extracorporeal membrane oxygenation
経皮的心肺補助法の、PCPS以外の呼び方。
**IABP**：intra(-)aortic balloon pumping 大動脈内バルーンパンピング

## 本来の心肺機能 vs. PCPSの心肺機能

- PCPSによる血行動態サポート中、体内の酸素化された血液分布は図のようになっている。
- つまり、右上肢に向かう動脈は心臓から最初に分岐しているので、PCPSの送血カニューレから最も離れており、自己心肺機能による血液酸素化のレベルをみるためには、<u>右上肢から動脈血を採取し、血液ガス分析を行うとよくわかる。</u>

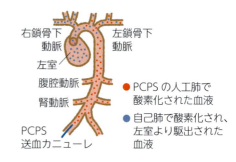

- ○ 心機能が高度に低下している場合は…
- ➡ PCPSからの送血に負けてしまい、PCPSから送り込まれた血流が右上肢にまで届くようになる。
- ➡ よって右上肢の動脈血酸素濃度はPCPSの動脈血酸素濃度に近くなる。

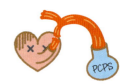

一方、
- ○ 右上肢の動脈血酸素濃度 << PCPS動脈血酸素濃度になっていれば……
- ➡ 自分の心拍出力がPCPSに打ち勝っているということになるので、心機能が改善してきていると考えることができ、よい兆候！

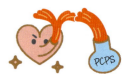

## PCPSの主な合併症と観察項目

### 下肢虚血

- IABPよりも大きなサイズの管を大腿動脈に挿入するため、もともと大腿動脈に狭窄病変がある場合は、PCPS送血カニューレで大腿動脈の血流を塞いでしまって、末梢に血液が流れなくなりやすい。
- よって、必ずカニューレが挿入されたほうの下肢の色調を観察し、ドプラ血流計で血流を確認する必要がある。

### 出血性合併症

- 血液が抜き取られて、PCPSポンプや人工肺の中を移動し、再び体内に戻されるので、血液が異物（ポンプや人工肺）と接触する際に、凝固因子や血小板が減少してしまう。
- さらに、抗凝固薬（ヘパリン）を必ず投与しているので、さらに出血傾向が強くなってしまう。

---

● 英略語・単語

**PEEP**：positive end-expiratory pressure 呼気終末陽圧（呼吸）

**DIC**：disseminated intravascular coagulation syndrome 播種性血管内凝固症候群

**HIT**：heparin-induced thrombocytopenia ヘパリン起因性血小板減少症

**LVAD**：left ventricular assist device 左心補助人工心臓

経皮的心肺補助法

**● 出血部位のチェックポイント**

① **刺入部からの出血**……縫合などの処置が必要な場合もある。

② **脳出血**……常に瞳孔不同（anisocoria。アニソコと略して呼ぶことが多い）がないかをチェック。瞳孔は普通、左右同じ大きさで、光を当てると小さくなる。片方の瞳孔が大きく開き、光に反応しなくなるのが瞳孔不同。頭の中に血腫や腫瘍などができて脳を圧迫すると、瞳孔不同が出現する。

③ **消化管出血**……鮮血便やタール便の有無をチェック。またプロトンポンプ阻害薬（PPI）などの抗潰瘍薬がきちんと投与されているかどうかも確認。

④ **気道内出血**……胸骨圧迫処置（心臓マッサージ）を受けている場合が多いので、胸骨圧迫による肺挫傷を合併している場合には、気管内チューブからの出血がみられる。

　　※この場合は、気道内圧を高くすると効果がみられる場合があるので、人工呼吸器の設定でPEEP（呼気終末陽圧）を高くしてみてはどうか、ドクターと相談してみる。

⑤ **鼻腔・口腔内出血**……鼻腔や口腔内のチューブ吸引処置を頻回に行うと、粘膜を損傷して出血を起こしてしまう。ほどほどに！

※なお、PCPS作動中の観察項目はIABP挿入中とだいたい同じ。ここでもACT値160〜200秒前後でヘパリン量をコントロールする必要がある。

## 血栓形成

● PCPSポンプや人工肺などの回路内で血栓を認めた場合は、「抗凝固薬が十分に効いていないのではないか？」と疑うことが重要。

● また、「ポンプや回路の音がおかしい」と感じたら、血栓形成を疑う必要がある。

**● 血栓形成の原因と対応**

① **ヘパリン不足**……適切なACT値かどうかを確認し、ACTが低ければヘパリンを増量する。

② **アンチトロンビンⅢ（ATⅢ）の減少**……心肺停止による肝不全（shock liver）が重度であったり、DIC（播種性血管内凝固）を合併している場合には、ATⅢが減少している場合がある。ATⅢが減少しているとヘパリンが有効に作用しないため、ATⅢ製剤の投与が必要に。

③ **ヘパリン起因性血小板減少症（HIT）**……ヘパリンの投与により、血小板第4因子（PF4）とヘパリンの複合体に対する抗体（HIT抗体）が産生され、血小板減少とともに血栓塞栓症を引き起こす疾患。この場合は速やかにヘパリン投与を中止して、**アルガトロバン製剤**に変更する必要がある。

12章

代表的な手術

## 肺合併症、特に無気肺

- 両側鼠径部から PCPS や IABP が挿入されているので、どうしても体位変換ができず、数日間仰臥位のままでの管理となると、背側無気肺が生じやすくなる。
- 臨床工学技士さんたちにも協力を仰いで、可能な範囲での体位変換を行おう。腹臥位にしている積極的な施設もある！
- 人工呼吸器の PEEP を高めに設定することも無気肺予防になることがある。

## 感染症

- PCPS 挿入中は、IABP のほかにも、スワンガンツカテーテルや中心静脈カテーテル、挿管チューブ、尿道カテーテルなどたくさんの人工物が挿入されているため、つねに感染症の危険性にさらされている。
- 特に鼠径のカニューレ挿入部は排泄物で汚染されやすい環境にあるので、清潔を保つようつねに注意が必要。

> **アドバンスト コラム**
>
> ### 脂肪乳剤の投与、どうしていますか？
>
> 一般的には脂肪乳剤は高カロリー輸液製剤との配合変化により粒子の粗大化や凝集をきたし肺塞栓を引き起こす可能性があることや、細菌が繁殖しやすいことから、CV ルートからの投与は避けるべきといわれています。しかし、清潔操作を徹底することを前提として、CV ルートから投与している施設も多いのではないでしょうか？　でもやはり、PCPS 挿入中のような易感染状態の患者さんには極力、末梢ルートからの投与にしておくべきでしょう。

## PCPS 回路が回らない

- PCPS の回転数が低下していたり、回路チューブがブルブル震えているとき、異常音がするときは、血管内ボリュームが少なかったり、脱血カニューレが血管壁に当たっている場合や右房内構造物（キアリ網や右房内血栓など）に塞がれている場合が考えられる。
- そのときは輸液量を増やすなどの素早い対応が必要になるので、すぐにドクターコール！

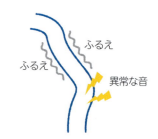

経皮的心肺補助法

# PCPSのウィーニング

- このようにPCPSを挿入中はあらゆる合併症が出現しやすく、できる限り速やかに離脱を試みる必要がある。
- 心不全の改善、呼吸状態の改善、十分な尿量の確保、不整脈の消失など、条件が整えば離脱を試みる。
- PCPSの流量を0.5～1.0L/minまで低下した状態で、血行動態に問題がなければ、さらにPCPSのOn/Offテスト（PCPSを2～3分間停止させて血行動態を観察する方法）を行い、離脱可能かどうか判断する。
- しかし、数日経過してもPCPS離脱が困難なことが予想される場合には、補助人工心臓（VAD）や心臓移植を検討する。

### アドバンストコラム

#### 左室補助人工心臓（LVAD）とは

　左室補助人工心臓には植込み型のものと体外設置型のものがありますが、PCPSとの大きな違いは、酸素供給ができない（呼吸補助は行えない）ことです。つまり、心機能のみが悪くて、呼吸機能（肺の機能）は保たれている患者さんに適応があります。また、植込み型のものは将来、心臓移植手術を行う予定である患者さんのみが適応となります。PCPSと違って年単位での補助が可能ですが、やはり感染症や血栓形成、抗凝固薬使用による出血などのリスクがあります。

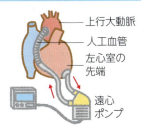
体外設置型左室補助人工心臓の仕組み

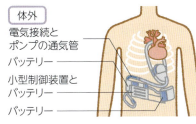
植込み型左室補助人工心臓の仕組み

#### Impella（インペラ）とは？

　近年、IABPをしのぐ心臓補助能力のあるデバイスのインペラが注目されています。これは重度の心機能低下患者さんに対して図のように左室内にインペラカテーテルを留置することで、左心室から血液をくみ上げ、大動脈内に血液を送り出すことのできるデバイスです。しかし、使用できる施設が限られていることや、IABPよりも太い径のカテーテルを大腿動脈から挿入しなければならず抜去後の止血がやや困難であることなどが問題点です。施設基準が緩和されれば、もっと一般病院に普及するかもしれません。

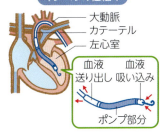
インペラの仕組み

# デバイス治療
（ペースメーカ・ICD・CRT）

> **ひとこと**で言うと… 徐脈性不整脈の治療として始まったペースメーカ治療は、**心筋に刺激を与え、脈拍を補助する治療法**。最近はデバイス治療と呼ばれるようになって、さまざまな種類が生まれ、たくさんの疾患に対応するようになった。

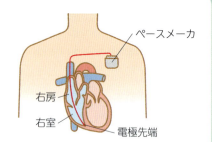

## ◉ 植込み型デバイスは、以下の4種類に分けることができる。

### ● ペースメーカ (PM)
徐脈性不整脈に対して、ペーシングによって脈を助けるシンプルなデバイス。

### ● 植込み型除細動器 (ICD)
心室細動や心室頻拍に対して、電気ショック治療を行う（＋徐脈に対するペーシングも行える）。

### ● 心臓再同期療法ペースメーカ (CRT-P)
左室収縮不全による心不全に対して、両室のペーシングを行う（＋徐脈に対するペーシングも可能）。

### ● 両室ペーシング機能付き植込み型除細動器 (CRT-D)
CRT-P に ICD の機能も兼ね備えており、電気ショック治療、両室ペーシング、徐脈ペーシングの全てを行える。

*わが国では1974年には最初のペースメーカが承認され、1996年に ICD、2004年に CRT-P、2006年には CRT-D が承認された。
*高齢化や重症心不全の治療が進んできた最近は、これらデバイス治療の件数が増えてきている。

---

**英略語・単語**

**ICD**：implantable cardioverter defibrillator 植込み型除細動器
**CRT**：cardiac resynchronization therapy 心臓再同期療法
**CRT-P** (pacemaker)：心臓再同期療法ペースメーカ
**CRT-D** (defibrillator)：両室ペーシング機能付き植込み型除細動器

# ペースメーカ

## ● ペースメーカのしくみと名称

本体 = ジェネレーター
→「電池」みたいなもの。
　ケースに包まれた缶なので、「缶（かん）」と呼ぶドクターも。

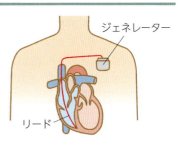

- ジェネレーターには電池の機能と制御機能があり、植え込み後も体外からプログラマーを利用して設定変更や電池やリードの評価を行える。

管 = リード
→「電線」みたいなもの。

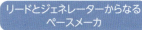
リードとジェネレーターからなるペースメーカ

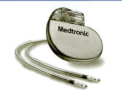
（提供：日本メドトロニック株式会社）

- 固定（留置）部位や年齢によって使い分ける。
  - **タインドリード**：心筋の肉柱に引っ掛けるもっとも一般的なリード。
  - **スクリューインリード**：固定性がよいが、穿孔の可能性が高まるリード。
  - **ショックリード**：ICD/CRT-Dで右室へ留置するショック用のコイル付きリード。

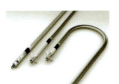
スクリューリードとタインドリード

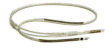
リード部分にコイルが巻きついたショックリード

（提供：日本メドトロニック株式会社）

## ● リードとジェネレーターにできることは、この2つ！

ペーシング = 刺激：設定された心拍数で、心筋に刺激を与える。
センシング = 感知：心臓の刺激を感知する（P波やQRS波を感知する）。

- ジェネレーターの寿命は5～10年程度。
- ペースメーカの刺激する回数（ペーシング頻度）が少なければ10年以上の寿命も期待できるが、ペーシングを続けている（いわゆるオールペーシング）症例やCRT症例では短くなる。
- ICDおよびCRT-Dは電気ショックを行うと電池寿命が短くなるので、植え込み後も電気ショックを起こさせない内服治療が重要。

12章　代表的な手術

> **条件付きMRI対応心臓植込み型デバイス**
> - 2012年から条件付きMRI対応ペースメーカが承認され、最新のペースメーカはほぼ条件付きMRI対応となっている。
> - ペースメーカカードを確認し、MRI検査対応病院のみ実施が可能。
>   ＊どこの病院でもMRIを撮っていいわけではないので注意。
>
> MRI対応ペースメーカカード
>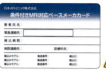
> （提供：日本メドトロニック株式会社）

ペースメーカ手術直後の患者さんだけでなく、すでにペースメーカなどのデバイスを植え込まれた患者さんの胸部X線画像を見る機会は、たくさんありますね。

胸部X線画像で、
**リード**が「何本？」「太さは？」「どの部位に入っているか？」を見れば、
ペースメーカの設定や基礎疾患を予想できます！

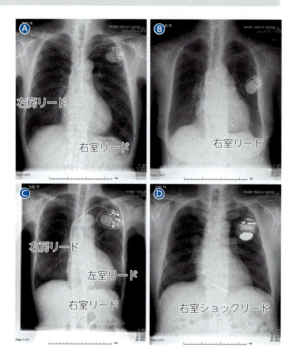

### 【例】こんな予想ができる！

- Ⓐ 右心房と右心室の両方にリードが入っている ➡ 房室ブロックや洞不全症候群
- Ⓑ 右心室のみにリードがある ➡ 徐脈性の心房細動
- Ⓒ 左心室にリードがある ➡ 心機能低下症例
- Ⓓ コイルの巻きついたショックリード ➡ 心室頻拍や心室細動の既往か、これらのリスクのある心疾患

デバイス治療（ペースメーカ・ICD・CRT）

### リードレスペースメーカ

- 2017年から承認された。
- 傷もわからないため、X線でないと確認が難しい。
- 今後、高齢者には増えると思われる。
- リードやジェネレーターがないので感染リスクが低い。
- スムーズに終了すれば手技時間も短い。
- VVIの設定しかない（2019年8月時点）。

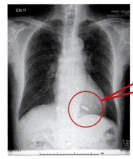

（提供：日本メドトロニック株式会社）

## ● ペーシングモードとは

○○○○モード

| 1文字目 どこを刺激（ペーシング）するか？ | 2文字目 どこを感知（センシング）するか？ | 3文字目 自己脈を感知したときの反応 | 4文字目 心拍応答機能 |
|---|---|---|---|
| 0：なし<br>A：Atrium（**心房**）<br>V：Ventricule（**心室**）<br>D：Dual（心房と心室の**両方、A&V**） | 0：なし<br>A：Atrium（**心房**）<br>V：Ventricule（**心室**）<br>D：Dual（心房と心室の**両方、A&V**） | 0：なし（固定）<br>I：Inhibit（**抑制**）<br>T：Triggered（**同期**）<br>D：Dual（抑制と同期の**両方、I&T**） | （0：心拍応答なし）<br>R：Rate response（**心拍応答あり**）<br><br>※オプション機能 |

ペースメーカのモードは、アルファベット3文字（時に4文字目にRがある）で表記される。現在、VVIとDDD設定が主流！

### AAI

- **心房**にリードが**1本**挿入されている。
- 自己の心房収縮（P波）があれば、ペースメーカ刺激は抑制される。
  設定の心拍数以内に自己脈（P波）がなければ、心房をペーシングする。
- **洞不全症候群**で使用されるが、将来完全房室ブロックとなることもあるので、一般的にはDDDペースメーカを留置して、AAIで作動をさせる。

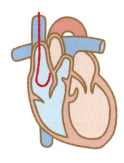

### VVI

- **心室**にリードが**1本**挿入されている。
- 自己の心室収縮（QRS波）があれば、ペースメーカ刺激は抑制される。設定の心拍数以内に自己脈（QRS波）がなければ、心室をペーシングする。
- **徐脈性の心房細動**で使用される。
- 緊急時の一時ペーシング、リードレスペースメーカも現在はこの設定のみ。
  ➡ p.404 Ⓑ

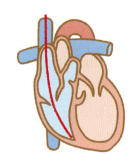

### DDD

- **心房と心室**にリードが**2本**挿入されている。
- 心房・心室共にセンシングとペーシングが可能。
- まずは心房で自己の心房収縮（P波）があれば、ペースメーカ刺激は抑制される。設定の心拍数以内に自己脈（P波）がなければ、心房をペーシングする。
- 続いて自己の心室収縮（QRS波）があれば、ペースメーカ刺激は抑制される。
  設定の **AV delay** 以内に自己脈（QRS波）がなければ、心室をペーシングする。
  ➡ p.404 Ⓐ

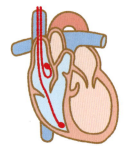

---

#### AV delay とは…

心房センシング（もしくはペーシング）から、心室をペーシングするまでの時間。
通常のPQ時間は0.2秒未満（これ以上が1度房室ブロック）。
できるだけ、自己心拍（自己脈）を優先するが、遅すぎると心拍出量が低下する。

---

#### そのほかの設定

**VDD**：DDDに近い機能を1本のリードで行えるが、P波のセンシング感度が低下したり、リードが太いために損傷リスクがあることなどから、最近は植え込み頻度が減少している。

**AOO/VOO**：電気メスを使う手術や条件付きMRI撮影時に影響を受けないように、プログラマーを利用して一時的に設定変更をしたりする。

**VVIR/DDDR**：運動した後などに心拍数が速くなる生理現象により近付けるために、ペースメーカが体動を感知して、脈拍数を上昇させる機能（心拍応答）。

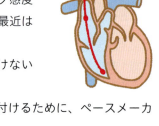

デバイス治療（ペースメーカ・ICD・CRT）

## ◉ ペースメーカの心電図

### ● スパイクとは何か？

スパイク（スパイク波・ペーシングスパイク）
= 心電図で確認できる、縦の直線
= ペースメーカによる電気刺激

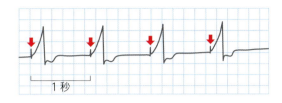

- ペースメーカの出力や設定でこのスパイクの高さは異なる。
- このスパイクの後に続いてP波やQRS波が続く。

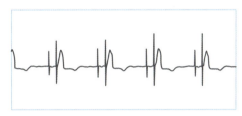

たとえば……
- DDDペースメーカであれば、心房と心室の両方をペーシングするので、二種類のスパイクが確認できる。
- ただし、自己のP波やQRS波があれば自己波を優先させたほうが心機能としては生理的なので、必ずしもペーシングが作動していない場合もある。

→ 必ず、心電図の脈拍数とペースメーカの設定脈拍数を確認する！

## ◉ ペーシング不全（ペーシングフェイラー）

ペーシング不全 とは？
=「機械がペーシングしているのに、QRS波形がでない、心筋が反応していない状況」

- ペーシングスパイクを認めるのに、QRSが反応していないことがほとんど。
- 「リードの位置がずれている」「出力が足りない」「心筋が反応しない」などが原因。
- ペーシングスパイクが出現しない機器トラブルもあるが、次のオーバーセンスと鑑別が必要となる。
- ペースメーカを入れた患者さんが亡くなるとき、最後はペーシングスパイクのみとなる。

ペーシングスパイクが出ても心室が反応しない

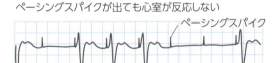

ペーシングスパイクが出ないので補充調律が出ている

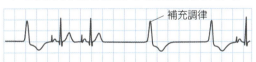

＊これは、心筋が反応しなくなって心停止となる過程。
（広い意味では、ペーシングが反応しないペーシング不全ともいえるかも）

## ◉ センシング不全（センシングフェイラー）

**アンダーセンス** とは？
＝「機械が自己心拍を感知できない、感知能力が低下している状況」

- 自己心拍を感知できないので、ペーシングスパイクが関係ないタイミングで認められる。
- 心電図のT波と同時にスパイクが入ると、心室細動になる危険性があるので速やかに設定調整が必要。

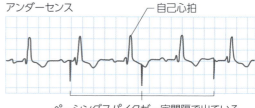

**オーバーセンス** とは？
＝「機械が自己心拍以外も感知している、感知能力が上昇しすぎの状況」

- 本来のQRS波形以外を感知してしまい、本来のタイミングでペーシングスパイクが出現せずに徐脈となる。
- 速やかに設定調整が必要。

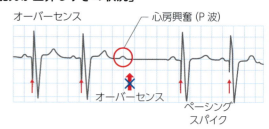

【まとめ】
- これらのペースメーカ不全は、植え込み直後や一時ペーシングの患者さんで認めることが多いので、急性期の症例では注意が必要。
- 慢性期では、プログラマーでのペースメーカチェックで見つかることがある（入院せずに外来で調整されることがほとんど）。
- 設定調整ができないときは、植え込みの再手術となる。

# CRT ペーシング

- 心臓再同期療法（CRT）という治療で、両室の収縮を同期させるペースメーカ。

## ◉ どんなときに必要になる？

- 通常の右室でペーシングすると、電気の流れが右室心尖部から発生するので、QRS波形は幅の広い左脚ブロックに近い形になる。
- 心臓はポンプの働きをするが、特に左脚ブロックでは左室の収縮において中隔と側壁に伝導の時間差ができ、カクカクした動き→非同期になり、心拍出が低下する。

デバイス治療（ペースメーカ・ICD・CRT）

### ◉ CRT のしくみと効果

- そのため、**右房→冠状静脈から左室側壁へリードを挿入**して、**同時にペーシング**をする（自己波に左室ペーシングを同期させるときも）ことで、**QRS の波形を幅の狭い形にして、左室の収縮を再同期させて心拍出量を増加**させる。
- 全例に効果があるわけではないが、重症の左室収縮不全ではこの治療が検討される。
- 奏功すれば、心電図と合わせて心機能も改善する。
- 徐脈が適応ではなく、左室収縮不全が適応となるデバイス治療。

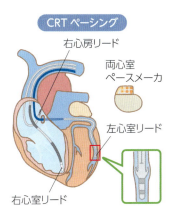

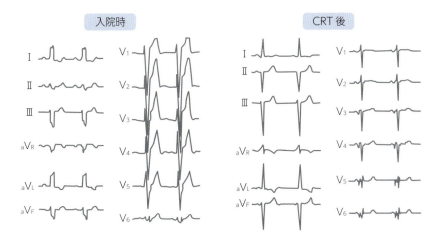

# 一時ペーシング

植え込みを行うペースメーカを恒久的ペースメーカ（パーマネントペースメーカとも）というのに対し、**緊急時や周術期に行う体外に本体を置いて利用するペースメーカ**を「一時ペーシング・体外式ペーシング（テンポラリーペーシング）」と呼ぶ。

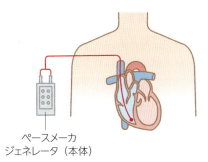

- 対象は徐脈性不整脈（洞不全症候群、完全房室ブロック、徐脈性心房細動）で、めまい・失神などの脳虚血所見や心不全がある症例。
- また、心カテのときも一時ペーシングを利用する場合がある。
- 留置部位は施設によって異なるが、「カテ中などのごく短時間→大腿静脈」「植え込みや回復まで

12章　代表的な手術

の数日→内頚静脈」「長期留置で感染に留意したい→鎖骨下静脈」などが基準の目安。
- 患者さんの背景・術者・施設によって、留置部位は使い分けられる。

★一時ペーシングが最もペーシング不全・センシング不全が起こりやすいのでモニター波形・自己脈・ペースメーカの設定に注意！

# ICD ペースメーカ

植込み型除細動器（ICD）は、電気ショックで心室頻拍・心室細動を停止させる装置。

- 本人の意思と関係なく、設定した心拍数以上の不整脈を検出すると作動する。
- 毎回、電気ショックをかけてしまうと電池の寿命が減ってしまう。
  ➡ そのため、心室頻拍と診断したときは「抗頻拍ペーシング」といった、不整脈よりも速いペーシングをして不整脈を止める設定もあるが、これが無効であればショックを行う。
- 不整脈を判断する設定を適切に行わないと、必要時にショックが起きない・不必要時にショックが起こることがある。
  ➡ これらを「適切作動」「不適切作動」と呼ぶ。不適切作動がないように調整をすることが重要！
- 適切作動があっても、入院することが一般的。
- 心室頻拍などは繰り返し起きるので、入院して安静。
- 心不全・電解質の評価などショックを起こさせない薬剤調整が必要になる。

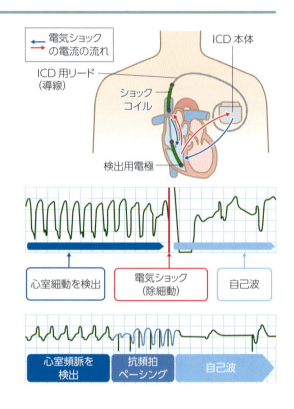

デバイス治療（ペースメーカ・ICD・CRT）

# デバイス治療の周術期チェックポイント

## ◉ 術　前
### ☑ モニター心電図の電極の貼付位置
- 創部となる左前胸部（もしくは右前胸部）にモニター心電図の電極を貼っていると、皮膚のかぶれや皮膚炎などを起こして手術時に困るかも。
  - ➡ ペースメーカなどの手術予定では、電極の位置に注意！　肩などに貼るのがおすすめ。

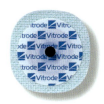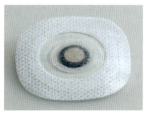

（提供：日本光電工業株式会社）

### ☑ 抗血栓療法の影響
- 高齢者が多く、抗血小板薬や抗凝固薬を内服中の患者さんも多い。
- 術後創部に血腫を形成することも少なからずあるので、術前に休薬が可能かどうか・休薬を行うかどうかを確認する。

## ◉ 術　後
### ☑ 気胸に注意
- 最近は胸郭外穿刺法といった術式で気胸の合併頻度は減少しているが、起こる可能性のある合併症。
- 術後の$SpO_2$や呼吸音には注意をして、X線画像も確認。

### ☑ 感染予防（抗菌薬投与）
- デバイス植え込み後の感染は致命的で、再手術・デバイス抜去となることもあり得る。
- 医療資源的にも非常に問題となるので、術後の創部確認・抗菌薬投与は重要！

### ☑ 安静度・上肢挙上
- クリニカルパスが導入されていることが多く、パスに沿って安静度を上げていく。
- 術直後の患肢の挙上ではリードの位置がずれるリスクがあるが、長時間安静にすると肩関節周囲炎などの安静に伴う疼痛が起こることもあるので、注意！

## ◉ 退院時
### ☑ ペースメーカ設定の最終確認
- 術直後はペーシングの状態をみるために、脈拍や出力が高めに設定されている。
- 退院前の再チェックで、脈拍数やモード設定の変更を行うので、退院時は設定の変更を確認！

> **遠隔モニタリングの利用**
> - 最近のデバイスは自宅での遠隔モニタリングが可能となり、デバイスの不具合や不整脈発作などを確認することができるように。
> - 遠隔モニタリングを実施している施設であれば、異常の早期発見が可能になっている。

☑ **体脂肪計など、日常で身近なものに注意**
- デバイス植え込み後は生活で注意すべきことがあり、ペースメーカ手帳などに記載されているので指導する。
- 心不全患者さんに体重測定を指導するが、微弱電流がペースメーカに影響を及ぼすので、体脂肪計付き体重計は使わないように指導する。

これらはペースメーカに影響を及ぼす可能性があるので、使用したり近付いたりしないようにしましょう。（条件付きで使用可能な場合あり）

| 家庭・生活 |
|---|
| ・体脂肪計<br>・電気毛布<br>・電気自動車の急速充電器<br>・アマチュア無線<br>・EAS（電子商品監視機器）<br>・金属探知機<br>・マッサージチェア<br>・家庭用電気治療器<br>・全自動麻雀卓 |

ペースメーカなどのデバイス治療を行うときには、高額医療でもあり、身体障害の申請を併せて行います。患者さんから質問されることも多いので、事務方やソーシャルワーカーさんとも協力して説明しましょう。

# アブレーション治療

> **ひとことで言うと…**
> 不整脈の原因になっているところをカテーテルで焼いて治す方法。
> 根治性と安全性が高く、ほとんどの頻脈性（速いタイプ）の不整脈が治療対象になる。
> 高齢化によって心房細動のアブレーション治療が増加している。

## アブレーション治療の仕組み

カテーテルをどのように心臓に入れ、どうやって心筋を焼灼するのか？

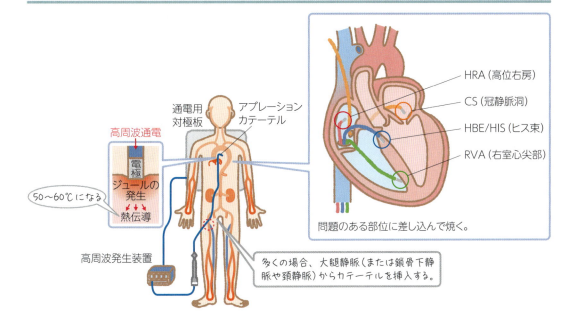

- 治療用のカテーテルは高周波電流を流すことができる。
- 背中に対極板を貼ると、カテーテルと対極板との間に電流を生じる。
- カテーテル先端は小さく、エネルギーが集約し熱が発生するため、心筋を焼灼することができる。
- 対極板は大きいためエネルギーが拡散し、発生する熱はわずかに留まる。

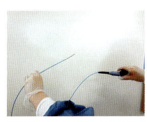

実際のカテーテルは、こんなサイズ感。

12章　代表的な手術

# 焼灼部位の決定方法

では、どうやって問題のある部位を見つけ出すのでしょうか？

例えば……
心房粗動は、異常な回路を作って回るタイプ（リエントリー性）だが……

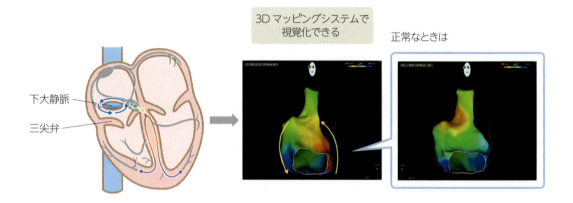

不整脈は難しい？　なぜでしょうか？　それは、イメージしにくいから！
でも、不整脈を三次元化できる機械（＝3Dマッピングシステム）によって、見た目でわかるようになりました。つまり、治療もしやすくなったのです。

つまり……
- カテーテルは心内に当たった部位の興奮を検出できる。
- これを心内にまんべんなく行い、複数の点（白い点）を取ると自動的に興奮の順序がカラー化される（赤⇒黄⇒緑⇒青⇒紫の順に興奮する）。

➡三尖弁の周りを回路にして回っているのがわかる。

◯ というわけで、ここを焼灼！
回路の一番短いところを、カテーテルで線を引くように焼いていけば、回路が切れて回らなくなる。

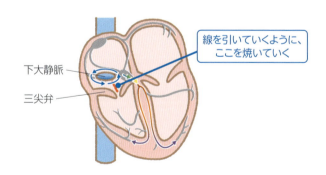

# 適応となる頻脈性不整脈

## ● リエントリー性（異常な回路を作って回るタイプ）

**発作性上室頻拍**

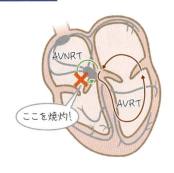

**心房粗動**

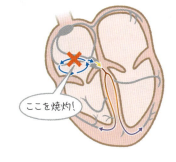

**房室結節リエントリー性頻拍（AVNRT）：**
房室結節内に二重に伝導路があり回路形成

**房室回帰性頻拍（AVRT）：**
副伝導路と房室結節で回路形成

器質心疾患に伴う心室頻拍、開心術後の心房頻拍（リエントリー性のタイプ）も適応となる。頻度は少ない。

## ● 異常自動能・撃発活動（本来興奮しないところが興奮して放射状に広がるタイプ）

**特発性心室期外収縮・心室頻拍**

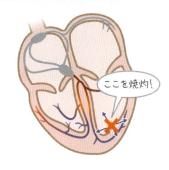

**心房頻拍（AT）**（単源性のタイプ）

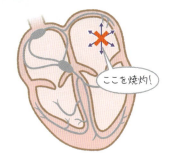

**心房細動**：最も頻度が高い！

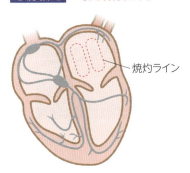

焼灼ライン

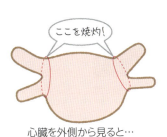

心臓を外側から見ると…

肺静脈を起源とする異常自動能。多源性・多発性のため、出口である肺静脈周囲を線状に焼灼する。

12章　代表的な手術

# アブレーション治療の実際

実際どのような場所で行われているか、みてみましょう。

**カテ室の様子**

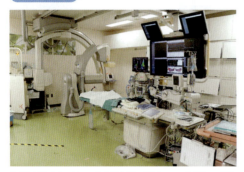

頭側（写真左奥）に撮影装置が見える。足側の壁際に、解析装置が配置されている（普段、撮影装置は頭側の壁際に収納されている）。

**カテ室ナース配置位置から見たカテ室**

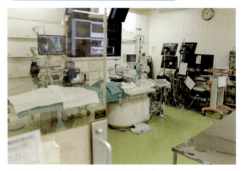

壁際（写真右奥）には解析装置が見えている。放射線防護板の後ろで記録業務、バイタルサインのモニターを行う。

**ナースから見た治療の様子**

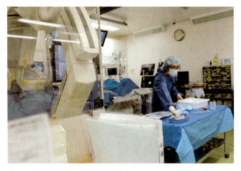

ナースから見た治療の様子。

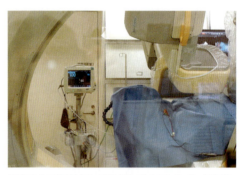

板を挟んで患者さんの動きやバイタルサインを確認。

**治療の様子**

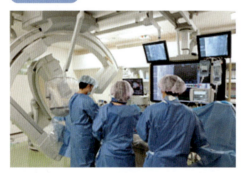

撮影装置が患者さんの心臓の位置に入り、治療を開始したところ。

**3Dマッピング画面**

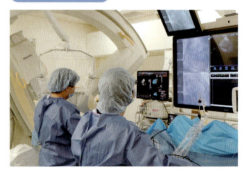

3Dマッピングは前方のモニターに表示される。

アブレーション治療

# アブレーション治療前～後のケア

> アブレーション治療の担当となったときに確認するポイントをおさえましょう。
> 安全に治療を受けられる状態かどうか（全ての治療のキホン）をチェックします。

## ◉ アブレーション治療前

①患者の体調
- ☑ 発熱や感冒症状がないか。

②患者の病気や治療に対する理解度・不安感
- ☑ わかりやすく説明し、不安を取り除く。

③不整脈発作への対応
- ☑ 経過観察でよいか、抗不整脈薬などの薬物治療を行うか（内服 or 静注）、電気ショックまで必要か。

経食道心エコー検査

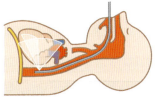

④入院時検査
- ☑ 血液検査では肝腎機能や BNP 値の異常がないか。
- ☑ 心電図、心エコー、胸部 X 線に異常所見（不整脈や心不全）はないか。
- ☑ 特に心房細動では、経食道心エコーで心腔内（主に左心耳）に血栓がないかを確認。

⑤中止薬の有無（主に心房細動）
- ☑ 抗凝固薬・抗不整脈薬の休薬の有無を確認する。
    - ➡ 施設ごとに方針が異なるが、抗不整脈薬は休薬することが多い。
    - ➡ 抗凝固薬は継続のまま行う施設が増えているが、一般的には治療当日の朝は休薬することが多い。

⑥基礎心疾患の有無 ☑
- ➡ 基礎心疾患がなく不整脈のみであれば、治療の成功率・安全性とも高い。
- ➡ 弁膜症などの基礎心疾患がある場合は、再発率や治療に伴うリスクが高くなる。

## ◉ アブレーション治療中

①患者本人であることの確認 ☑

②治療の流れを把握 ☑

入室 ⇒ 鎮静・呼吸管理 ⇒ 抑制 ⇒ 消毒 ⇒ 穿刺（シース挿入）⇒ カテーテル配置 ⇒ EPS ⇒ アブレーション ⇒ シース抜去 ⇒ 止血 ⇒ 退室

③ヘパリン化
- ☑ 心房細動では ACT モニタリングを行い、300 秒以上に保つ。
    - ＊左心系の治療であり、焼灼範囲も広いため、血栓塞栓症リスクが高くなる。

④呼吸管理
- ☑ SpO₂（正常値 98 ～ 100％）低下時は投与酸素濃度を上げる。
    - ＊原因として、鎮静薬による呼吸抑制が強い場合が多い。心不全増悪によるうっ血もあり得る。

⑤鎮静度 ☑
- ➡ 穿刺やアブレーション時に体動があれば、鎮静が弱い。

➡ 体動が強いと 3D がずれてしまい、治療の妨げになる。
＊意識状態をモニターしていることもある（通常 BIS モニターで 40 ～ 60）。

⑥ 心タンポナーデのサインを見逃さない ☑
➡ アブレーションで最も怖い合併症。
血圧が急速に低下し、対処が遅れると心停止することもある。
☑ 血圧低下、透視で左室側壁の動きの低下、心エコーでの心嚢水貯留
➡ 心嚢ドレナージで心嚢内の血液を除去すればほとんどは回復するが、心停止して人工心肺が必要になる場合や、出血が止まらずに開胸手術となる場合もある。

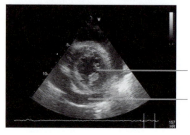

心エコー検査により判明した心タンポナーデ

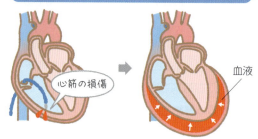

アブレーション治療の合併症としての心タンポナーデ

## ◉ アブレーション治療後

① 治療に鎮静薬を使用した場合、覚醒度・呼吸状態を確認する ☑
② 再開する薬を確認する（特に心房細動）☑
抗凝固薬をいつから再開するか確認する。抗不整脈薬をしばらく続ける場合もある。
③ 心電図モニターを確認する
☑ 不整脈の再発がないか。
④ 術後に起こる合併症を理解しておく：サインに気付き、適切に対処する ☑

☑ **心タンポナーデ**
● じわじわと出血が続き、夜間に血圧が低下する場合もある。バイタルサインに注意。
● 抗凝固薬、抗血小板薬使用中の患者さんは要注意（特に併用している場合）。

☑ **脳梗塞**：焼灼したところに血栓を生じることで起こる。
● **視野異常や構音障害、四肢麻痺**などを認めた場合は、頭部 MRI で診断し、可能なら治療する。

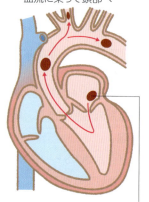

血栓による脳梗塞発症の機序

アブレーション治療

- ☑ **穿刺部の血管損傷（出血・血腫・動静脈瘻・後腹膜血腫）**
  - 最も多い合併症。
  - 基本的には静脈（大腿静脈）を使用する治療だが、となりには動脈（大腿動脈）が走っており、その枝が静脈をまたいでいることもある。
  - 圧迫で治る場合が多いが、外科的な処置を要することもある。
  - 後腹膜血腫は見た目にはわからず、徐々に血圧が下がりショックをきたすこともある。

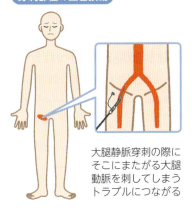

大腿静脈穿刺の際にそこにまたがる大腿動脈を刺してしまうトラブルにつながる

- ☑ **房室ブロック、洞不全**
  - 房室結節の近くを焼灼した場合は房室ブロック、洞結節付近を焼灼した場合は洞不全が起こり得る。
  - 遅発性はまれで、術中にその徴候がみられる場合がほとんど。

- ☑ **気胸・血胸**
  - まれだが内頸静脈穿刺する場合は起こり得る。
  - $SpO_2$ が低下する。

- ☑ **感　染**
  - 菌血症により数日高熱を出す場合があるが、通常は抗菌薬で軽快する。

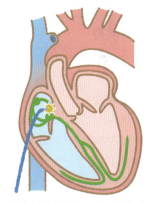

図のように房室結節近くを誤って焼灼してしまうと房室ブロックが起こり得る

- ☑ **横隔神経麻痺**
  - 心房細動の治療の際に起こり得る。
  - 症状がないことがほとんどで数カ月単位で回復する。

- ☑ **食道傷害**
  - 心房細動の治療の際に起こり得る。
  - 心房細動で治療する左心房は食道と接している。食道を走っている迷走神経を傷害し、胃の蠕動運動が低下することがある。
  - 通常一過性であり、数週間で改善するが、絶食や流動食での対応が必要な場合や、動きが戻らず胃を摘出しなければいけないこともある。食べてすぐ嘔吐したり、胃部の膨満感を訴える。
  - 食道全面の焼灼が強いと穴が開いて左房と食道がつながり（左房食道瘻）、手術を要する。直後には発生せず、1〜2週間後に生じる。胸痛・胸部不快が続き、高熱や脳梗塞所見を認める場合もある。
  - 極めてまれだが、命に関わるため重要。

# 心房細動に対するアブレーション治療

最も頻度が多い「心房細動」の治療について、くわしく知っておきましょう。周術期の注意点もたくさんあります。

## ◉ 肺静脈隔離術（PVI）が基本治療
- 高周波電流で一点ずつ焼灼し、肺静脈の出口を一周する。
  - ➡ 動いている心臓を一点一点確実に焼灼するには、技術や経験が必要のため、術者や施設間で差があるのが問題。そのことが治療の普及を妨げている。

## ◉ バルーンアブレーション
- 簡便で術者や施設での差が小さくなった。➡ 多くの心房細動の患者さんを治療できるようになった。
- エネルギーは、高周波（ホットバルーン）、冷凍凝固（クライオバルーン）、レーザー（レーザーバルーン）の3種類ある。

## ◉ 術前検査
- 一般的には術前に造影 CT を行って解剖を把握し、経食道心エコーで血栓がないことを確認する。

## ◉ 薬物治療
- 血栓ができないように術前まで抗凝固薬を内服し、術当日の朝は休薬、術後に再開する場合が多い。治療中の出血の危険性が低下し、休薬しない施設も出てきている。
- 術後2～3カ月は抗不整脈薬を継続する場合が多い（治療後も2～3カ月は心房細動が出やすい）。
- 合併症：横隔神経麻痺や食道傷害などの左房を焼灼することによる特有の合併症がある。左房を広範囲に焼灼するため心タンポナーデが生じやすく、脳梗塞リスクも高い。
  ＊バルーンアブレーションは心タンポナーデのリスクが低い。

### 心房細動に対するカテーテル治療

| 従来のカテーテルアブレーション | クライオバルーンを用いたアブレーション |
|---|---|

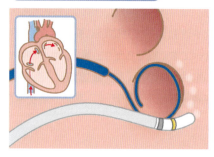
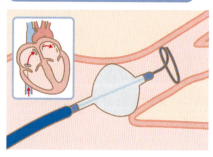

従来のカテーテル治療（左）とバルーンカテーテルを用いた治療（右）。

アブレーション治療

 **患者さんからのよくある質問**

Q. そもそもなぜ治療が必要なの？
- ➡ 治療対象となる不整脈は、自然に出なくなることはほとんどなく、むしろ頻度は増加することが多い。アブレーション治療は、根治性と安全性が高く、まず試みるべき治療法になっている。
- ➡ 薬では根本的に治すことはできないし、副作用もある。ずっと飲み続けるのは大変。

Q. どんなことをするの？
- ➡ カテーテルという細い管を足の付け根や首の血管から挿入し、心臓の内側に持っていく。
カテーテルで心臓に刺激を加えて、不整脈を誘発して、診断をつける（＝EPS）。
不整脈の原因となっている部位をカテーテルで焼く（＝カテーテルアブレーション）。

Q. 時間はどれくらいかかるの？ 危険性はどのくらい？
- ➡ 不整脈の種類にもよるが、平均して3時間ほど。
- ➡ 危険性は1％ほどで、ほとんどが軽傷で軽快する。重篤なものもあるが予防法や対処法はわかっているので、それらに対する備えは十分している。

Q. 痛みはあるの？
- ➡ 長時間かかる治療のため、できるだけ本人の苦痛がないように鎮痛薬や鎮静薬を使用する。
- ➡ 覚醒下で行う場合は、痛みがないようにカテーテルを入れる部位（鼠径部など）にしっかり局所麻酔をする。焼灼時は痛みを生じる場合があるため、鎮痛薬を使用する。
- ➡ 鎮静薬を使用して意識がない状態で行う場合は、本人は痛みを感じない。

Q. 本人が気を付けることはあるの？
- ➡ 術後2〜3カ月ほど炎症が続くため、胸の違和感などの症状が出ることがあるが、経過観察でよい。治療後に日常生活に気を付ける点はほとんどない。不整脈の誘因となっている生活習慣の改善は必要。

Q. 薬はやめられるの？
- ➡ 不整脈によって異なる。治療が成功した場合には中止できることが多い。少なくとも減る。心房細動や特殊な不整脈は、患者さんごとに異なるが、続けなければいけない場合が多い（抗凝固薬や抗不整脈薬など）。

# 13章 循環器で知っておきたい薬剤

# 循環器で知っておきたい薬剤

循環器疾患では薬剤の理解も重要となりますが、たくさんの種類があって覚えるのも大変です。
しかし実は、疾患や病態に応じて使われる薬剤は、大体、決まっています。疾患に応じたキードッラグをおさえるようにしてみましょう。
「病気の病態を理解すること」は「治療方法・治療薬剤が選択できること」につながりますし、薬の内容から、逆に病名を推測することもできるようになります。

● 大きく4つの病態に分類して考えていく

| ❶ 心不全の治療 | ❷ 狭心症の治療 |
|---|---|
| 弁膜症・心筋症・先天性心疾患もこの範疇 | 虚血性心疾患が中心 |

| ❸ 不整脈の治療 | ❹ 高血圧の治療 |
|---|---|
| 心筋症もここが重要 | 動脈疾患、虚血性心疾患 |

※以下、薬剤の商品名は、代表的と思われるもののみ、挙げています。

## ❶ 心不全の治療に使用する薬

心臓は全身に必要な血液を送るポンプの働きをしています。心不全とは何らかの原因で、心臓に負担がかかりすぎた結果、心臓がポンプとして機能しなくなり、全身の臓器に必要な血液や酸素が十分に行きわたらない状態のことです。
その治療で大切なのは、心負荷をとることで、症状だけでなく予後を改善することです。
ですから、治療でキーとなる薬剤は以下の4種類になります。

心負荷をとる
原因疾患の治療　増悪因子の除去
神経体液性因子の改善　血行動態の改善
→ 予後の改善　症状の改善

"心不全"の治療で、キーとなる薬剤
Ⓐ 利尿薬：胸水やうっ血、むくみを治療する。
Ⓑ 血管拡張薬：心臓から血液を送りやすくする。　｝心不全の症状を改善する。
Ⓒ 強心薬・昇圧薬：心機能低下時にサポートする。
Ⓓ 心保護薬：長期的な心機能の改善を目指す。　── 予後を改善する。

循環器で知っておきたい薬剤

### A 利尿薬

＼ひとことで言うと…／
「胸水やうっ血、むくみを治療する薬」

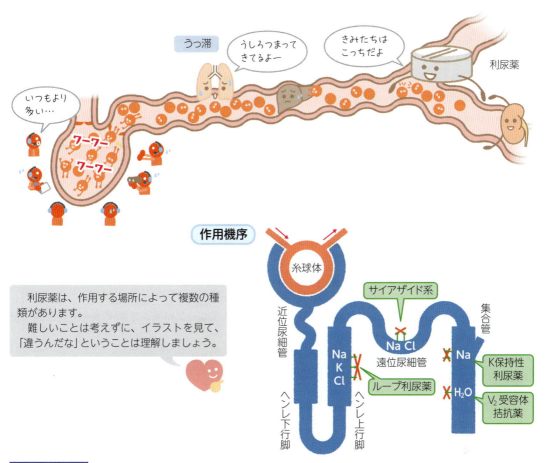

利尿薬は、作用する場所によって複数の種類があります。
難しいことは考えずに、イラストを見て、「違うんだな」ということは理解しましょう。

#### ループ利尿薬

フロセミド（ラシックス®）
アゾセミド（ダイアート®）

- ループ利尿薬は**最も頻用される薬剤**で、心不全のみならず、肝不全や、ちょっと足が腫れたときなど、一般診療で処方されていることが多い薬剤。
- **フロセミド**は速効性で、内服薬と注射薬がある。急性期や入院中は注射で使用し、落ち着けば内服へ変更。外来では内服で処方される。血圧はあまり下げないが、量が増えると Na・K 値が低下し（作用機序の図参照）、Cr 値も悪化する（しかし、重症の心不全・心機能低下であれば、多少 Cr が上昇してもループ利尿薬を必要とすることが多い）。
- ループ利尿薬はレニン‐アンジオテンシン‐アルドステロン（RAA）系を亢進させ、長期的にはよくないともいわれており、最近は速効性の強くない**アゾセミド**を選択する症例が増えている。

13章　循環器で知っておきたい薬剤

## K 保持性利尿薬（ミネラルコルチコイド受容体拮抗薬）

スピロノラクトン（アルダクトンA®）
エプレレノン（セララ®）
エサキセレノン（ミネブロ®）

- K 保持性利尿薬は、最近では「ミネラルコルチコイド受容体拮抗薬」といわれるようになった。
- ループ利尿薬を使用すると K 値が低下するので、K 値低下を抑える目的や多少の降圧効果を期待して、**スピロノラクトン**を使用するケースがある。
- スピロノラクトンは女性化乳房を副作用として認めやすいが、選択的にアルドステロン受容体に拮抗する**エプレレノン**や**エサキセレノン**はその副作用が少ない。また最近、心肥大に関わるアルドステロンの働きを抑えるため、慢性心不全の治療薬・心保護薬としても認識されている。

## サイアザイド系利尿薬

トリクロルメチアジド（フルイトラン®）
インダパミド（ナトリックス®）
ヒドロクロロチアジド（ヒドロクロロチアジド）

- サイアザイド系利尿薬は**単剤では利尿効果は強くない**が、ループ利尿薬で効果不十分な症例で追加すると良好な利尿が得られやすい。
- **塩分摂取が多い患者さん**や **Na 値の高い患者さん**など、塩分感受性が高い高血圧患者さんには降圧効果が特に期待できる。
- 利尿薬としての使用量と違い、**降圧薬として使うときは少量から**使用する。
- **ヒドロクロロチアジド**は高血圧の利尿薬配合剤でよく使われ、**トリクロルメチアジド**は内服で使われる。

## バソプレシン V₂ 受容体拮抗薬

トルバプタン（サムスカ®）

- トルバプタンは、電解質排泄をしない"水利尿薬"。ループ利尿薬以上の**最も強力な利尿作用**を持つが、利尿が効きすぎることもある（高 Na となることも）。**原則、入院での投与開始**が必要。
- **内服薬**であり、心不全急性期の第一選択として初期から短期間使用する施設もある（重症のケースでも点滴をせずに心不全治療ができる）。

その他：　カルペリチド（ハンプ®）

- カルペリチドは、**点滴**で使用する**血管拡張薬**ではあるが、利尿作用もある。
- **心不全急性期のみ**の使用がほとんどである。

循環器で知っておきたい薬剤

## Ⓑ 血管拡張薬

| カルペリチド (ハンプ®) |
| 硝酸薬：ニトログリセリン (ミオコール®) |
| 　　　　イソソルビド (ニトロール®) |
| その他：ニコランジル (シグマート®) |

広い意味では、高血圧の薬や肺高血圧・閉塞性動脈硬化症 (ASO) の治療薬も「血管拡張薬」とも考えられますが、**心不全の急性期では主に点滴で血管拡張薬を使用**します。

- **心不全急性期**は血圧が高く、左心室から血液を送り出すのを容易にするために前負荷を軽減させる必要がある。そのために**点滴**で使用する薬剤が、血管拡張薬。
- 施設によって使い分けがあると思うが、日本で最も使用されている薬剤は**カルペリチド**ではないだろうか。利尿作用も期待できる薬剤である。
- また、**ニトログリセリン**も速効性がある血管拡張薬であり、狭心症治療だけではなく心不全急性期にも使用可能。
- **ニコランジル**も狭心症などの治療薬と思われがちだが、点滴として使用することでほかの薬剤より血圧が下がりにくい血管拡張薬として使用することができる。

ひとことで言うと…
「心臓から血液を送り出しやすくする薬」

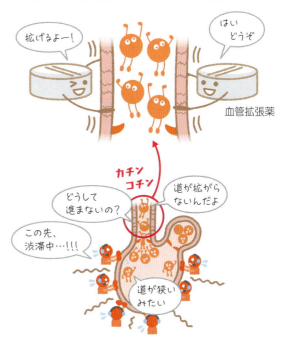

## Ⓒ 強心薬・昇圧薬

| カテコールアミン：ドブタミン (ドブトレックス®、ドブポン®) |
| 　　　　　　　　　ドパミン (イノバン®、カタボン®) |
| 　　　　　　　　　ノルアドレナリン (ノルアドリナリン®) |
| ジギタリス製剤 |
| その他：ミルリノン (ミルリーラ®) |
| 　　　　ピモベンダン (アカルディ®) |

- 心不全症例で、心機能低下・心原性ショックを伴っていれば、**強心薬の第一選択はドブタミン**が一般的である。しかし、強心薬は心室頻拍などの不整脈を増加させるので、使用時にはモニター管理が重要。
- 循環器疾患以外の**ショック症例**では、**ドパミン**や**ノルアドレナリン**が使われやすい傾向がある。
- **ノルアドレナリン**は、**昇圧作用がメイン**で、強心薬作用は少ない。

13章 循環器で知っておきたい薬剤

- ミルリノンは、強心薬作用と血管拡張作用を併せ持つ薬剤。上手に使う必要があり、ドブタミンとの使い分けができる施設で使用される。
- ピモベンダンは、内服の強心薬。心機能低下による心不全を繰り返す症例で、カテコールアミンからの離脱が困難な症例や、短期から中期のQOL改善目的で導入される。
- ジギタリス製剤は、最近は強心薬として使用されることはない。

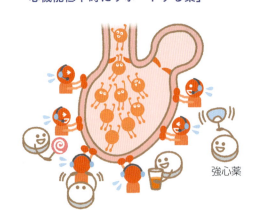

「心機能低下時にサポートする薬」

強心薬

## Ⓓ 心保護薬としての降圧薬

| β遮断薬 | : カルベジロール（アーチスト®）<br>ビソプロロール（メインテート®） |
|---|---|
| ACE阻害薬/ARB | : エナラプリル（レニベース®） |
| K保持性利尿薬<br>（ミネラルコルチコイド受容体拮抗薬） | : エプレレノン（セララ®）<br>エサキセレノン（ミネブロ®） |

- 左室収縮不全症例に対して、心保護薬として降圧薬が処方される。慢性心不全に適応があり、頻用される薬剤である。
- ビソプロロールは脈を遅くする効果が強く、頻脈が問題となる症例や、喘息症例でも$β_1$選択性が高い（気管支拡張に関わる$β_2$に影響しにくい）ために好まれる。
- 処方としては、ビソプロロールが分1、カルベジロールが分2となり、アドヒアランスを考慮しなくてはいけない。
- 用量依存性に効果があり、高用量使用したいときは、最大用量が20mgのカルベジロールが好まれる。
- 慢性心不全のエビデンスが豊富であるのはエナラプリルであるが、降圧効果や咳の副作用の少ないアンジオテンシン受容体拮抗薬（ARB）を使用する症例もある。
- 左室駆出率（LVEF）の低下した有症状の症例には、ミネラルコルチコイド受容体拮抗薬の投与が推奨される。

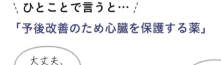

「予後改善のため心臓を保護する薬」

# ❷狭心症の治療に使用する薬（虚血性心疾患を中心に）

冠動脈が動脈硬化でつまりそうになる・つまってしまうことで、狭心症・心筋梗塞を発症します。
　急性期を乗り切った後は、再発防止・心機能低下を防ぐための治療が必要になります。
　治療でキーとなる薬剤は以下の4種類になります。

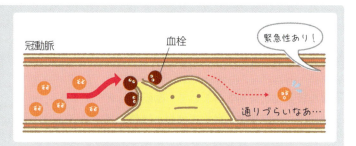

**"狭心症"の治療で、キーとなる薬剤**
- Ⓐ **硝酸薬**：冠動脈を拡張させる。
- Ⓑ **抗血小板薬**：閉塞しないようにする。
- Ⓒ **降圧薬**：冠動脈拡張作用や心保護効果。
- Ⓓ **スタチン**：動脈硬化予防。

## Ⓐ 硝酸薬

| |
|---|
| ニトログリセリン：ニトロペン®（舌下錠）<br>　　　　　　　　　ミオコール®（スプレー、点滴薬）<br>　　　　　　　　　ニトロダームTTS®（貼付剤）ほか、注射薬 |
| 硝酸イソソルビド：ニトロール®（スプレー、内服・注射・点滴薬）<br>　　　　　　　　　フランドル®（内服薬、テープ）ほか、注射薬 |
| 一硝酸イソソルビド：アイトロール®（内服薬） |
| ニコランジル：シグマート®（注射・内服薬） |

- 硝酸薬は施設によって採用となっている薬剤が異なるので、使い分けが必要。一般名を知っておくこと。
- 副作用として頭痛や血圧低下がある。
- スプレー製剤は、クリニカルシナリオ（CS）1の心不全患者さんの外来処置でも利用できる。

＼ひとことで言うと…／
**「冠動脈を拡げて血流をよくする薬」**

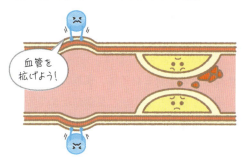

虚血性心疾患 → 3章 p.72

## ❸ 抗血小板薬

> アスピリン（アスピリン）
> クロピドグレル（プラビックス®）
> プラスグレル（エフィエント®）
> シロスタゾール（プレタール®）

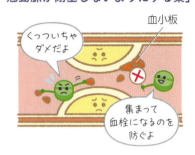

**ひとことで言うと…**
「血栓ができるのを防ぎ、冠動脈が閉塞しないようにする薬」

- 血小板凝集を抑制することで、動脈硬化を予防する。
- 狭心症・心筋梗塞に対する抗血小板薬の**第一選択**は**アスピリン**であり、最も頻用される薬剤である。アスピリン喘息や消化管潰瘍に注意が必要で、よく **PPI（プロトンポンプ阻害薬）が併用**される。
- **クロピドグレル**や**プラスグレル**は、**ステント治療**に際して、**アスピリン**と併用して **DAPT**（ダプト。抗血小板薬2剤併用療法）として使用される。以前はアスピリンを継続することが主流であったが、最近は治療後にアスピリンを中止して、これらを単剤で内服する症例が増えている。
- **シロスタゾール**は、ASO の患者さんの間欠性跛行の症状緩和に効果がある。脈拍が増加したり不整脈が出現しやすいので注意が必要。
- 脳外科領域では、最近はクロピドグレルかシロスタゾールが頻用されている。

## ❹ 降圧薬

> **Ca拮抗薬**：ベニジピン（コニール®）
> ジルチアゼム（ヘルベッサー®）
> **ACE阻害薬/ARB**
> **β遮断薬**

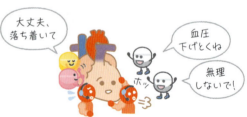

**ひとことで言うと…**
「狭心症の発作を防ぐ薬」

- Ca拮抗薬は狭心症治療において、日本人に多い冠攣縮に対して使用するケースがある。
- どのCa拮抗薬でも効果はあるが、なかでも効果が高いとされるのが**ベニジピン**である。次いで、血圧が下がりにくい**ジルチアゼム**が使われる頻度が多い。
- β遮断薬は脈拍上昇を抑えることで、運動時の脈拍を抑えて労作性狭心症での症状を軽減させる（脈が速くならなければ、発作が起こりにくい）ので、狭心症や心筋梗塞治療の基本薬となり得る。
- 高血圧の治療としては、複数の降圧薬を併用して血圧調整を行う。降圧に関してはどの薬剤を使用しても構わないが、至適血圧まで下げることが動脈硬化を抑制するために必要。
- 心筋梗塞で、左室収縮不全がある症例では、心不全症例と同様に ACE阻害薬や ARB、β遮断薬が同じ要領で使用される。

## Ⓓ スタチンを含む脂質治療薬

スタチン：アトルバスタチン
（リピトール®）
ロスバスタチン
（クレストール®）
ピタバスタチン
（リバロ®）

スタチン以外：エゼチミブ
（ゼチーア®）

\ひとことで言うと…/
「血中コレステロールを減らしてプラークを作りにくくし、虚血性心疾患の発症や動脈硬化を予防する薬」

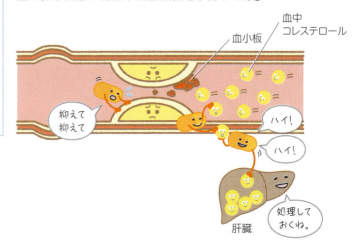

- 虚血性心疾患の既往患者さんはガイドラインでLDLコレステロール値 100mg/dL 未満が目標となっており、急性冠症候群（ACS）や糖尿病（DM）合併ハイリスクおよび家族性高コレステロール血症の患者さんの目標値はLDL 70mg/dL 未満となっている。
- 最近は**積極的脂質降下療法**が重要視されており、**ストロングスタチン**とされる上記3剤が頻用されている。
- また、スタチン使用による消化管からのLDL再吸収が亢進されるのをブロックする**エゼチミブ**も、LDL降下療法として併用されることが多い。

# ❸ 不整脈の治療に使用する薬

不整脈とは、心臓の正常な電気の流れに異常が起きている状態です。薬剤で治療できる場合は、できるだけ薬で治したい病態であり、不整脈による合併症が起こるならば、それを薬剤で予防することも大切です。
ですから、治療でキーとなる薬剤は以下です。

"不整脈"の治療で、キーとなる薬剤
Ⓐ 抗不整脈薬：不整脈の出現を抑える。
Ⓑ 抗凝固療法：心臓内にできる血栓を予防する。

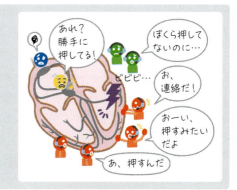

不整脈 ➡ 5章 p.176

## A 抗不整脈薬

\ ひとことで言うと… /
「不整脈にならないよう、
脈のリズムや拍数をコントロールする薬」

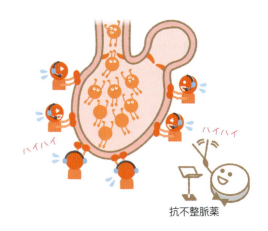

抗不整脈薬

ボーン・ウィリアムズ分類より抜粋

| 分類 | | 主作用機序 | 活動電位持続時間 | Naチャネルとの結合・解離速度 | 主な薬剤（一般名・商品名） |
|---|---|---|---|---|---|
| I | a | Naチャネル抑制作用 | 延長 | 遅い (slow) | ジソピラミド（リスモダン®）<br>シベンゾリン（シベノール®） |
| | b | | 短縮 | 速い (fast) | |
| | c | | 不変 | 遅い (slow) | ピルシカイニド（サンリズム®） |
| II | | 交感神経β受容体遮断作用 | | | カルベジロール（アーチスト®）<br>ビソプロロール（メインテート®）<br>ランジオロール（オノアクト®） |
| III | | Kチャネル抑制作用（活動電位持続時間延長） | | | アミオダロン（アンカロン®） |
| IV | | Caチャネル抑制作用 | | | ベラパミル（ワソラン®）<br>ジルチアゼム（ヘルベッサー®） |

これに加えて、 ジギタリス製剤

 抗不整脈薬は、このような表で整理して考えます。

- 抗不整脈薬の定義を「不整脈に用いる治療薬」とした場合、β遮断薬やCa拮抗薬も合わせて考える。
- **カルベジロールやビソプロロール**は、脈拍を抑えることで不整脈の発生を予防する。
- **ベラパミル**もCa拮抗薬だが、降圧効果は強くなく、脈拍を抑制する作用がある。一般内科のドクターでも使いやすい薬剤だが、心機能低下症例に使うときは注意が必要。
- **ジソピラミド、シベンゾリン、ピルシカイニド**は、心房細動に対して使われる頻度の高い抗不整脈薬となるが、それぞれに催不整脈作用（心室頻拍になりやすい、徐脈になって洞停止が出現）がある。そのため、腎機能や血中濃度・心電図での変化を評価することが定期的に必要となります。
- **アミオダロン**は抗不整脈薬としては、万能である。心房細動の治療にも、心室頻拍や心室細動の予防にも使われるが、甲状腺機能や間質性肺炎などの合併症に注意して使用を継続する必要がある。

# 循環器で知っておきたい薬剤

## B 抗凝固療法

**ワルファリン**を使った抗凝固療法
- ワルファリン（ワーファリン®）

**DOAC（直接経口抗凝固薬）**を使った抗凝固療法
- リバーロキサバン（イグザレルト®）
- ダビガトラン（プラザキサ®）
- アピキサバン（エリキュース®）
- エドキサバン（リクシアナ®）

ひとことで言うと…
「脳梗塞や全身塞栓症を予防するため、心臓に血栓をつくりにくくするための薬」

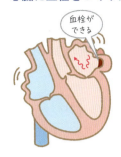

心房細動で両心房が痙攣すると、血液が心室に流れていかずに心房内でよどみ、そのために血栓ができやすくなります。

- DOACは現在、上記の4種類を使用可能。

| | リバーロキサバン | | ダビガトラン | | アピキサバン | | エドキサバン | | |
|---|---|---|---|---|---|---|---|---|---|
| | 10mg | 15mg | 75mg | 110mg | 2.5mg | 5mg | 15mg | 30mg | 60mg |
| 投与回数 | 1日1回 | | 1日2回 | | 1日2回 | | 1日1回 | | |

＊それぞれに特徴があるが、選ぶドクターの好みもある。
＊1日1回と2回のものが各2種類あるので、薬の名前と飲み方はセットで忘れないようにする。
＊腎機能が悪すぎる人は使えない。

### ● $CHADS_2$スコアは日本で使用される心房細動患者さんへの抗凝固薬導入を考える指標

- 脳梗塞のリスクが高い心房細動患者さんの脳梗塞発症リスクを評価するツールとして、$CHADS_2$[1)]スコアがある。

- 心房細動患者さんへの抗凝固薬導入を考えるにあたって、日本では$CHADS_2$スコアを用いた「心房細動治療（薬物）ガイドライン」[2)]がその指標として広く使われている。
$CHADS_2$スコア別に推奨される抗凝固薬は、以下の通り。

$CHADS_2$スコア

| 心不全 | 1点 |
|---|---|
| 高血圧 | 1点 |
| 75歳以上 | 1点 |
| 糖尿病 | 1点 |
| 脳卒中（脳梗塞、TIA）の既往 | 2点 |

  - $CHADS_2$スコア2点以上では、ダビガトラン、リバーロキサバン、アピキサバン、エドキサバン、ワルファリン（70歳未満：INR2.0〜3.0、70歳以上：INR1.6〜2.6）が推奨される。

  - $CHADS_2$スコア1点では、ダビガトラン、アピキサバンが推奨され、リバーロキサバン、エドキサバン、ワルファリン（70歳未満：INR2.0〜3.0、70歳以上：INR1.6〜2.6）も考慮可能。
    ＊同等レベルの適応がある場合、直接経口抗凝固薬がワルファリンよりも望ましいとされる。

➡ 脳梗塞の発症リスクを評価して、1点以上なら抗凝固療法を考慮する。

➡ では、ワルファリンは誰が使うの？
  - DOACの適応外の患者さん。つまり、**僧帽弁狭窄症**、**人工弁**、**高度腎機能障害**や**透析**などの患者さん。
  - 以前から**ワルファリンで上手にコントロールしている**患者さんは、ワルファリンのままでOK！

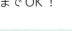

# ❹ 高血圧の治療に使用する薬

血圧とは、心臓から拍出された血液が血管を押す力のことです。その力が、いろいろな要素で増強している状態が高血圧で、治療ではそうした要素を改善させることを目指します。
　高血圧の因子は多岐にわたるので、**治療でキーとなる薬剤はなく**、患者さんの病態と使い慣れた薬剤を組み合わせていくことが重要となります。薬剤の種類に関係なく、降圧目標値にすることが大事です。

- 薬物療法は、ガイドラインに基づき、生活習慣の改善と目標血圧を説明して開始する。
- 処方の第一選択は、**Ca 拮抗薬**、**ACE 阻害薬 /ARB**、**利尿薬**。
    - ＊多くは、**Ca 拮抗薬 → ACE 阻害薬 /ARB**、もしくは **ACE 阻害薬 /ARB → Ca 拮抗薬**の順で処方されている。
    - ＊食塩感受性高血圧（塩分摂取が多い）には、**利尿薬**は効果的。
    - ＊循環器の基礎疾患があれば、**β 遮断薬**が早期から選択されて、併用療法を行うことが多い。
    - ＊決まった順番はなく、医師が使い慣れた薬剤から開始することも多い。

### 主要降圧薬の積極的適応

| | Ca拮抗薬 | ARB/ACE阻害薬 | サイアザイド系利尿薬 | β遮断薬 |
|---|---|---|---|---|
| 左室肥大 | ● | ● | | |
| LVEFの低下した心不全 | | ●＊1 | ● | ●＊1 |
| 頻脈 | ●（非ジヒドロピリジン系） | | | ● |
| 狭心症 | ● | | | ●＊2 |
| 心筋梗塞後 | | ● | | ● |
| 蛋白尿／微量アルブミン尿を有するCKD | | ● | | |

＊1　少量から開始し、注意深く漸増する
＊2　冠攣縮には注意

日本高血圧学会高血圧治療ガイドライン作成委員会編. 高血圧治療ガイドライン2019. 77. より転載

### 降圧目標を達成するための降圧薬の使い方

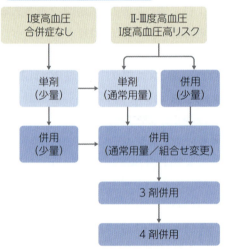

▶用語解説
高血圧 → 11章 p.360

## ● Ca 拮抗薬

アムロジピン（ノルバスク®）、ニフェジピン（アダラート®）、
アゼルニジピン（カルブロック®）、
シルニジピン（アテレック®）、ベラパミル（ワソラン®）、
ベニジピン（コニール®）、ジルチアゼム（ヘルベッサー®）

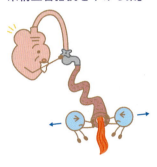

\ ひとことで言うと… /
「血管を拡げ、
末梢血管抵抗を下げる薬」

- 第一選択で使いやすい。
- 腎機能を気にしなくてよい。
- 下腿浮腫や歯肉浮腫に注意。
- アムロジピン・ニフェジピン・アゼルニジピン・シルニジピンが降圧薬として使用される。
- 脈拍低下目的でベラパミルが使用される。
- 冠攣縮では、ベニジピン・ジルチアゼムがよく使われる。

## ● ACE 阻害薬

エナラプリル（レニベース®）（慢性心不全に適応あり）、
イミダプリル（タナトリル®）（空咳が少ない）

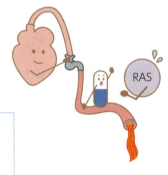

\ ひとことで言うと… /
「血管を収縮させる
神経体液性因子を抑制して、
末梢血管抵抗を下げる薬」

- 心保護のエビデンスあり。
- ARB より降圧作用が弱い。
- 空咳になりやすい。イミダプリルでは、空咳が少ない。
- 腎機能に注意が必要。
- エナラプリルは、慢性心不全に適応あり。

## ● ARB

カンデサルタン（ブロプレス®）、ロサルタン（ニューロタン®）、
バルサルタン（ディオバン®）、テルミサルタン（ミカルディス®）、
オルメサルタン（オルメテック®）、アジルサルタン（アジルバ®）、
イルベサルタン（イルベタン®）

- 心保護効果が期待できる。
- ACE 阻害薬より降圧作用が強い。
- 腎機能に注意が必要。

## ◉ 利尿薬

| ループ利尿薬 | ：フロセミド（ラシックス®） |
|---|---|
|  | アゾセミド（ダイアート®） |
| サイアザイド系 | ：トリクロルメチアジド（フルイトラン®） |
|  | インダパミド（ナトリックス®） |
|  | ヒドロクロロチアジド（ヒドロクロロチアジド） |

- 降圧を期待して使用するときは主にサイアザイド系で、腎機能悪化症例ではループ利尿薬を使用。
- 腎機能や電解質異常に注意する。塩分感受性高血圧にはサイアザイドは著効する。

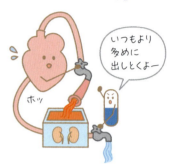

ひとことで言うと…
「排尿を促し、循環血液量を減らす薬」

## ◉ β遮断薬

カルベジロール（アーチスト®）、ビソプロロール（メインテート®）、
アテノロール（テノーミン®）、メトプロロール（ロプレソール®、セロケン®）

- 脈拍低下・徐脈に注意する。
- カルベジロール・ビソプロロールが、心保護効果や頻脈予防などからも最近は降圧薬としても主流となっている
- 以前から内服しているケースでは、アテノロールやメトプロロールを内服している場合も。

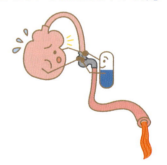

ひとことで言うと…
「心拍数を増やしたり収縮する力を強めたりするβ刺激作用を抑制し、心拍出量を下げる薬」

## 循環器薬剤　逆引き辞典

最初にも説明しましたが、循環器は病態に応じて薬が決まっているので、薬の内容から逆に病名を推測することもできるようになります。
ここでは、代表的な薬剤と、そこから考えられる診断名を考える過程を、大まかに説明します。

① フロセミド（ラシックス®）
- どんな薬？ 最も一般的な利尿薬。
- 考えられる疾患は？ 心不全の既往がある・むくみの既往があるかも。

② アゾセミド（ダイアート®）
- どんな薬？ ループ利尿薬だが、最近使用頻度が増加。
- 考えられる疾患は？ 心不全の既往があるか、または最近追加された？　循環器にくわしいドクターが追加をしたかも。

③ トルバプタン（サムスカ®）
- どんな薬？ 強力な利尿薬。
- 考えられる疾患は？ 通常の利尿薬では効かない心不全の、繰り返しの入院歴があるか、心機能低下があるかも。

④ トリクロルメチアジド（フルイトラン®）
- どんな薬？ サイアザイド系利尿薬。
- 考えられる疾患は？ 血圧が高く、塩分摂取が多い患者さんなのかもしれない。

⑤ ピモベンダン（アカルディ®）
- どんな薬？ 内服の強心薬。
- 考えられる疾患は？ 重症の心機能低下があり、心不全入院歴は必ずあるでしょう。

⑥ アミオダロン（アンカロン®）
- どんな薬？ 強力な抗不整脈薬。
- 考えられる疾患は？ 難治性の心房細動があるか、心室頻拍や心室細動などの致死性不整脈の既往があるか、重症の心機能低下があるかも。

⑦ ワルファリン（ワーファリン）
- どんな薬？ 抗凝固薬。
- 考えられる疾患は？ かなり昔からの心房細動の既往／機械弁が入っている／DOACが使えない腎機能低下など（今の主流はDOACとなっているので）が考えられる。

⑧ DOAC
- どんな薬？ 抗凝固薬。
- 考えられる疾患は？ 心房細動・肺血栓塞栓症・下肢静脈血栓症の既往があるはず。

⑨ カルベジロール（アーチスト®）が分2で処方
- どんな薬物療法？ β遮断薬で降圧薬だが、分2は心保護効果。
- 考えられる疾患は？ 心不全の既往や心機能低下があり、心保護薬として処方。

⑩ ビソプロロール（メインテート®）
- どんな薬？ β遮断薬で降圧薬だが、心保護・脈拍低下作用あり。
- 考えられる疾患は？ 心房細動や心室頻拍などの不整脈があったか、心機能低下があり、心保護薬として処方。

⑪ エナラプリル（レニベース®）
- どんな薬？ ACE阻害薬で、降圧・心不全に適応あり。
- 考えられる疾患は？ 心機能低下があって、心保護薬として処方されたのかも。

⑫ プラスグレル（エフィエント®）
- どんな薬？ 抗血小板薬。
- 考えられる疾患は？ 冠動脈ステント治療後に使用されることが一般的。虚血性心疾患既往がありそう。

⑬ シロスタゾール（プレタール®）
- どんな薬？ 抗血小板薬。
- 考えられる疾患は？ 脳梗塞と末梢動脈疾患（PAD）で頻用されるので、どちらかの既往がありそう。

⑭ ニフェジピン（アダラート®）
- どんな薬？ Ca拮抗薬。
- 考えられる疾患は？ Ca拮抗薬の第一選択はアムロジピンが多い。ニフェジピンはそれよりも降圧効果が強いので、血圧がそれなりに高いか、高かった可能性があるかも。

⑮ ベニジピン（コニール®）
- どんな薬？ Ca拮抗薬。冠攣縮性狭心症で好まれる。
- 考えられる疾患は？ 冠攣縮の患者さんかも。

⑯ スタチン＋エゼチミブ（ゼチーア®）
- どんな薬物療法？ 積極的脂質降下療法。
- 考えられる疾患は？ 虚血性心疾患の既往があって、積極的に治療中かも。

⑰ シベンゾリン（シベノール®）の高用量＋β遮断薬内服
- どんな薬物療法？ 左室流出路狭窄を軽減する薬剤として使用。
- 考えられる疾患は？ 閉塞性肥大型心筋症の可能性大。

⑱ ベラパミル＋ピルシカイニド処方・頓用
- どんな薬物療法？ 一般内科のドクターが頓用として処方するケースが多い。
- 考えられる疾患は？ 発作性心房細動の可能性あり。

⑲ アスピリン＋クロピドグレル／プラスグレル
- どんな薬物療法？ 抗血小板薬2剤併用療法、通称DAPT（ダプト）。
- 考えられる疾患は？ ステント留置から数カ月〜半年以内、もしくは第一世代といわれる薬物溶出性ステントが留置されているかも。

# 引用・参考文献

## 1章　循環器疾患のキホン

**循環器の身体診察のキホン**

1) Marcus, G.M. The utility of gestures in patients with chest discomfort. Am J Med. 120(1), 2007, 83-9.

p3 イラスト：ilusmedical/Shutterstock.com

## 2章　心不全

1) Tsuchihashi, M. Clinical characteristics and prognosis of hospitalized patients with congestive heart failure--a study in Fukuoka, Japan. Jpn Circ J. 64(12), 2000, 953-9.
2) 佐藤幸人ほか．CQ8 心不全患者では太っているほうが予後良好なのか？　CORE Journal 循環器．3，2013，66-74.
3) Gheorghiade, M. et al. Systolic blood pressure at admission, clinical characteristics, and outcomes in patients hospitalized with acute heart failure. JAMA. 296(18), 2006, 2217-26.
4) 厚生労働省 脳卒中，心臓病その他の循環器病に係る診療提供体制の在り方に関する検討会．脳卒中，心臓病その他の循環器病に係る診療提供体制の在り方について．2017.(https://www.mhlw.go.jp/file/05-Shingikai-10901000-Kenkoukyoku-Soumuka/0000173149.pdf)（2019 年 7 月 30 日閲覧）
5) 日本心不全学会予防委員会．血中 BNP や NT-proBNP 値を用いた心不全診療の留意点について．http://www.asas.or.jp/jhfs/topics/bnp201300403.html（2019 年 7 月 30 日閲覧）

## 3章　虚血性心疾患

**総論**

1) 上妻謙監．"虚血性心疾患"．病気がみえる Vol.2 循環器．第 4 版．医療情報科学研究所編．東京，メディックメディア，2017，56-71.
2) 大八木秀和．"虚血性心疾患"．まるごと図解 循環器疾患．東京，照林社，2013，21-46.

**ST 上昇型急性心筋梗塞**

1) Ibanez, B. et al. 2017 ESC Guidelines for the management of acute myocardial infarction in patients presenting with ST-segment elevation. Eur Heart J. 39(2), 2018, 119-77.

**非 ST 上昇型急性心筋梗塞**

1) Antman, E.M. et al. The TIMI risk score for unstable angina/non-ST elevation MI：A method for prognostication and therapeutic decision making. JAMA. 284(7), 2000, 835-42.

## 4章　弁膜症

**総論**

1) 萩原誠久監．"循環器総論 解剖"．病気がみえる Vol.2 循環器．第 3 版．医療情報科学研究所編．東京，メディックメディア，2010，2-6.
2) 大八木秀和．"弁膜症"．まるごと図解 循環器疾患．東京，照林社，2013，81-98.

## 僧帽弁狭窄症

1）Bonow, R.O. et al. ACC/AHA 2006 guidelines for the management of patients with valvular heart disease: a report of the American College of Cardiology/ American Heart Association Task Force on Practice Guidelines (writing Committee to Revise the 1998 guidelines for the management of patients with valvular heart disease) developed in collaboration with the Society of Cardiovascular Anesthesiologists endorsed by the Society for Cardiovascular Angiography and Interventions and the Society of Thoracic Surgeons. J Am Coll Cardiol. 48, 2006, e1-148.

2）増山理.“僧帽弁狭窄症”. スタートアップ心エコーマニュアル. 第2版. 東京, 南江堂, 2007, 57-62.

3）Nishimura, R.A. et al. 2014 AHA/ACC guideline for the management of patients with valvular heart disease: a report of the American College of Cardiology/American Heart Association Task Force on Practice Guidelines. J Am Coll Cardiol. 63（22）, 2014, e57-185.

## 僧帽弁閉鎖不全症（逆流症）

1）Nishimura, R.A. et al. 2014 AHA/ACC guideline for the management of patients with valvular heart disease: a report of the American College of Cardiology/American Heart Association Task Force on Practice Guidelines. J Am Coll Cardiol. 63（22）, 2014, e57-185.

2）増山理.“僧帽弁逆流症”. スタートアップ心エコーマニュアル. 第2版. 東京, 南江堂, 2007, 63-9.

## 大動脈弁狭窄症

1）増山理.“大動脈弁狭窄症”. スタートアップ心エコーマニュアル. 第2版. 東京, 南江堂, 2007, 73-8.

2）Nishimura, R.A. et al. 2014 AHA/ACC Guideline for the Management of Patients With Valvular Heart Disease: a report of the American College of Cardiology/American Heart Association Task Force on Practice Guidelines. Circulation. 129（23）, 2014, e521-643.

## 大動脈弁閉鎖不全症（逆流症）

1）増山理.“大動脈弁逆流症”. スタートアップ心エコーマニュアル. 第2版. 東京, 南江堂, 2007, 79-83.

2）Nishimura, R.A. et al. 2014 AHA/ACC Guideline for the Management of Patients With Valvular Heart Disease: executive summary: a report of the American College of Cardiology/American Heart Association Task Force on Practice Guidelines. J Am Coll Cardiol. 63（22）, 2014, 2438-88.

3）Nishimura, R.A. et al. 2014 AHA/ACC Guideline for the Management of Patients With Valvular Heart Disease: executive summary: a report of the American College of Cardiology/American Heart Association Task Force on Practice Guidelines.Circulation. 129（23）, 2014, 2440-92.

## 感染性心内膜炎

1）Durante-Mangoni, E. et al. Current features of infective endocarditis in elderly patients: results of the International Collaboration on Endocarditis Prospective Cohort Study. Arch Intern Med. 168（19）, 2008, 2095-103.

2）Thuny, F. et al. Risk of embolism and death in infective endocarditis: prognostic value of echocardiography: a prospective multicenter study. Circulation. 112（1）, 2005, 69-75.

3）Cruz, J.M. et al. Infective endocarditis in elderly. An Med Interna. 20. 569-74, 2003.

## 5章　不整脈

## 総論

1）Gage, B.F. et al. Validation of clinical classification schemes for predicting stroke: results from the National Registry of Atrial Fibrillation. JAMA. 285（22）, 2001, 2864-70.

2）循環器病の診断と治療に関するガイドライン（2012年度合同研究班報告）：心房細動治療（薬物）ガイドライン（2013年改訂版）. 2013, 21. http://www.j-circ.or.jp/guideline/pdf/

JCS2013_inoue_h.pdf（2019 年 7 月 30 日，日本循環器学会 HP 閲覧，最新情報は http://www.j-circ.or.jp/guideline/ をご確認下さい）．
3）大八木秀和．"不整脈"．まるごと図解 循環器疾患．東京，照林社，2013，47-68.

### 発作性上室頻拍
1）日本循環器学会 / 日本不整脈心電学会合同ガイドライン．不整脈非薬物治療ガイドライン（2018 年改訂版）．2019，72．http://www.j-circ.or.jp/guideline/pdf/JCS2018_kurita_nogami.pdf（2019 年 7 月 30 日，日本循環器学会 HP 閲覧，最新情報は http://www.j-circ.or.jp/guideline/ をご確認下さい）．

### 心室細動
1）米国心臓協会．心肺蘇生と救急心血管治療のための国際ガイドライン．2000．

# 6章 心筋症

### 総論
1）日本循環器学会・日本心不全学会合同ガイドライン．心筋症診療ガイドライン（2018 年改訂版）．2019, 12．http://www.j-circ.or.jp/guideline/pdf/JCS2018_tsutsui_kitaoka.pdf（2019 年 7 月 30 日，日本循環器学会 HP 閲覧，最新情報は http://www.j-circ.or.jp/guideline/ をご確認下さい）．
2）Miura, K. et al. Epidemiology of idiopathic cardiomyopathy in Japan: results from a nationwide survey. Heart. 87, 2002, 126-30.
3）Miura, K. et al. Prognosis and prognostic factors in patients with idiopathic dilated cardiomyopathy in Japan. Circ J. 72, 2008, 343-8.
4）日本循環器学会 / 日本心不全学会合同ガイドライン．心筋症診療ガイドライン（2018 年改訂版）．2019, 62．http://www.j-circ.or.jp/guideline/pdf/JCS2018_tsutsui_kitaoka.pdf（2019 年 7 月 30 日，日本循環器学会 HP 閲覧，最新情報は http://www.j-circ.or.jp/guideline/ をご確認下さい）．
5）Richardson, P. et al. Report of the 1995 World Health Organization/International Society and Federation of Cardiology Task Force on the Definition and Classification of cardiomyopathies. Circulation. 93(5), 1996, 841-2.

### 肥大型心筋症
1）循環器病の診断と治療に関するガイドライン（2006 年度合同研究班報告）．肥大型心筋症の診療に関するガイドライン（2007 年改訂版）．2007，7．http://www.j-circ.or.jp/guideline/pdf/JCS2018_tsutsui_kitaoka.pdf（2019 年 7 月 30 日，日本循環器学会 HP 閲覧，最新情報は http://www.j-circ.or.jp/guideline/ をご確認下さい）．
2）Gage, B.F. et al. Validation of clinical classification schemes for predicting stroke: results from the National Registry of Atrial Fibrillation. JAMA. 285(22), 2001, 2864-70.
3）循環器病の診断と治療に関するガイドライン（2012 年度合同研究班報告）．心房細動治療（薬物）ガイドライン（2013 年改訂版），2013，21．http://www.j-circ.or.jp/guideline/pdf/JCS2013_inoue_h.pdf（2019 年 7 月 30 日，日本循環器学会 HP 閲覧，最新情報は http://www.j-circ.or.jp/guideline/ をご確認下さい）．

### たこつぼ型心筋症
1）河合祥雄．たこつぼ心筋障害，またはたこつぼ（Ampulla or Amphora）心筋症 本邦学会報告例の検討．呼吸と循環．48(12)，2000，1237-48.
2）Kosuge, M. et al. Simple and accurate electrocardiographic criteria to differentiate takotsubo cardiomyopathy from anterior acute myocardial infarction. J Am Coll Cardiol. 55(22), 2010, 2514-6.

### 心サルコイドーシス
1）2014 － 2015 年度活動．2016 年版 心臓サルコイドーシスの診療ガイドライン．2016，42．http://www.j-circ.or.jp/guideline/pdf/JCS2016_terasaki_h.pdf（2019 年 7 月 30 日，日本循環器学会 HP 閲覧，最新情報は http://www.j-circ.or.jp/guideline/ をご確認下さい）．

引用・参考文献

2）日本サルコイドーシス／肉芽腫性疾患学会．サルコイドーシスの診断基準と診断の手引き 2015. http://jssog.com/www/top/shindan/shindan2-1new.html（2019 年 7 月 30 日閲覧）

3）Yeh, E.T. et al. Cardiovascular complications of cancer therapy: incidence, pathogenesis, diagnosis, and management. J Am Coll Cardiol. 53(24), 2009, 2231-47.

### 心筋炎

1）循環器病の診断と治療に関するガイドライン（2008 年度合同研究班報告）．急性および慢性心筋炎の診断・治療に関するガイドライン（2009 年改訂版）．2009, 4. http://www.j-circ.or.jp/guideline/pdf/JCS2009_izumi_h.pdf（2019 年 7 月 30 日，日本循環器学会 HP 閲覧，最新情報は http://www.j-circ.or.jp/guideline/ をご確認下さい）．

2）神谷千津子ほか．わが国初の周産期心筋症の全国後方視的・前方視的症例調査に関する研究．（厚生労働省科学研究費補助金〈課題番号 H23- 難治 - 一般 -022〉）．2009.

## 8章　動脈疾患

### 大動脈解離

1）Hagan, P.G. et al. The International Registry of Acute Aortic Dissection (IRAD): new insights into an old disease. JAMA. 283(7), 2000, 897-903.

### 大動脈瘤

1）循環器病の診断と治療に関するガイドライン（2010 年度合同研究班報告）．大動脈瘤・大動脈解離診療ガイドライン（2011 年改訂版）．2011, 73. http://www.j-circ.or.jp/guideline/pdf/JCS2011_takamoto_h.pdf（2019 年 7 月 30 日，日本循環器学会 HP 閲覧，最新情報は http://www.j-circ.or.jp/guideline/ をご確認下さい）．

## 9章　肺血管・静脈疾患

### 総論

1）Simonneau, G. et al. Updated clinical classification of pulmonary hypertension. J Am Coll Cardiol. 62(25 Suppl), 2013, D34-41.

### 肺高血圧

1）Simonneau, G. et al. Updated clinical classification of pulmonary hypertension. J Am Coll Cardiol. 62(25 Suppl), 2013, D34-41.

2）Barst RJ, et al. 2004, Rich S. Primary pulmonary hypertension: exective.

3）アメリカスポーツ医学会編．運動処方の指針．第 7 版．東京，南江堂，2006.

### 肺血栓塞栓症

1）Stein, P.D. et al. Silent pulmonary embolism in patients with deep venous thrombosis: a systematic review. Am J Med. 123(5), 2010, 426-31.

2）Schouten, H.J. et al. Diagnostic accuracy of conventional or age adjusted D-dimer cut-off values in older patients with suspected venous thromboembolism: systematic review and meta-analysis. BMJ.346. 2013, f2492.

### 深部静脈血栓症

1）Meissner, M.H. The clinical presentation and natural history of acute deep venous thrombosis. In: Gloviczki P, Dalsing MC, Moneta GL, et al. editors. Handbook of Venous Disorders: Guidelines of the American Venous Forum 3rd edn. CPC Press, 2009, 195-220.

# 10章 先天性心疾患

### 総論

1) Gatzoulis. M.A. et al. Adult Congenital Heart Disease: A Growing Population. In: Gatzoulis MA, Webb GD, Daubeney PEF. Diagnosis and Management of Adult Congenital Heart Disease 2nd edn. Elsevier Saunders, 2011, 2–4.
2) Hoffman, J.I. Congenital heart disease: incidence and inheritance. Pediatr Clin North Am. 37. 1990, 25–43.
3) Allen, H.D. et al. Moss & Adams' Heart Disease in Infants, Children, and Adolescents, Including the Fetus and Young Adult. 9th ed. LWW. 2016, 55-86.
4) van der Linde, D. et al. Birth prevalence of congenital heart disease worldwide: a systematic review and meta-analysis. J Am Coll Cardiol. 58(21), 2011, 2241-7.
5) 日本小児循環器学会．CHDサーベイランス2015調査結果．JSPCCS NEWS LETTER 2017 No. 1. 9.
6) 松岡瑠美子ほか．先天性心血管疾患の疫学調査：1990年4月-1999年7月，2,654家系の報告．日本小児循環器学会雑誌．19(6), 2003, 606-21.

### 成人先天性心疾患

1) 日本循環器学会ほか編．2015－2016年度活動 成人先天性心疾患診療ガイドライン（2017年改訂版）．2018, 4．http://www.j-circ.or.jp/guideline/pdf/JCS2017_ichida_h.pdf（2019年7月30日，日本循環器学会HP閲覧，最新情報はhttp://www.j-circ.or.jp/guideline/ をご確認下さい）．
2) Nakatani, S. et al. Committee on Guideline for Prevention and Management of Infective Endocarditis, Japanese Circulation Society. Current characteristics of infective endocarditis in Japan: an analysis of 848 cases in 2000 and 2001. Circ J. 67, 2003, 901–5.
3) Knirsch, W. et al. Infective endocarditis in congenital heart disease. Eur J Pediatr. 170, 2011, 1111–27.
4) 循環器病の診断と治療に関するガイドライン（2001－2002年度合同研究班報告）．感染性心内膜炎の予防と治療に関するガイドライン．2003．http://www.j-circ.or.jp/guideline/pdf/JCS2003_miyatake_d.pdf（2019年7月30日，日本循環器学会HP閲覧，最新情報はhttp://www.j-circ.or.jp/guideline/ をご確認下さい）．
5) 村上智明．先天性心疾患と感染性心内膜炎：日本における共同研究からの知見とその後．日本成人先天性心疾患学会雑誌．8(2), 2019, 6-11.

### 心房中隔欠損症

1) 増山理．"心房中隔欠損症"．スタートアップ心エコーマニュアル．第2版．東京，南江堂，2007, 139-143.

# 11章 高血圧

### 総論

1) 日本高血圧学会高血圧治療ガイドライン作成委員会編．高血圧治療ガイドライン2019．東京，ライフサイエンス出版，2019, 6-7.
2) 前掲書1), 18.
3) 前掲書1), 50.
4) 前掲書1), 20.

### 本態性高血圧

1) 日本高血圧学会高血圧治療ガイドライン作成委員会編．高血圧治療ガイドライン2019．東京，ライフサイエンス出版，2019, 51.
2) 前掲書1), 53.
3) 前掲書1), 77.

# 索引（欧文・略語・数字）

## A

ABI（足関節上腕血圧比） 292, 313
ABPM（自由行動下血圧測定） 365
ACE 阻害薬 /ARB 38, 39, 66, 89, 426, 428, 433
ADHF（急性非代償性心不全） 52
AED（自動体外式除細動器） 189, 190
AF（心房細動） 192, 216
AFL（心房粗動） 198
AHA/ACC の心不全ステージ分類 40, 62, 70
AMI（急性心筋梗塞） 46, 76, 87, 92, 259
APC（心房期外収縮） 203
AR（大動脈弁閉鎖不全〈逆流症〉） 20, 125, 152
AS（大動脈弁狭窄症） 20, 47, 125, 146
ASD（心房中隔欠損症） 228, 343, 347, 355
ASO（閉塞性動脈硬化症） 291, 294, 311, 425
AT（心房頻拍） 178, 211, 212, 415
AVNRT（房室結節リエントリー性頻拍） 211, 415
AVR（大動脈弁置換術） 150, 151, 158
AVRT（房室回帰性頻拍） 211, 215, 415
AVSD（房室中隔欠損症） 355

## B

β遮断薬 38, 39, 66, 89, 426, 428, 434
BLS（一時救命措置） 229
BMS（ベアメタルステント） 386
BNP（B 型ナトリウム利尿ペプチド） 58
BPA（バルーン肺動脈形成術） 327
BVS（生体吸収性スキャフォールド） 387

## C

CABG（冠動脈バイパス術） 87, 90
CAG（冠動脈カテーテル造影検査） 86, 381
CI（心係数） 60, 381
CKD（慢性腎臓病） 285, 364, 374
CLI（重症下肢虚血） 312
CPAP（持続的陽圧換気療法） 69
CRT（心臓再同期療法） 249, 271
CRT-D（両心室ペーシング機能付き植込み型除細動器） 402
CRT-P（心臓再同期療法ペースメーカ） 402
CTEPH（慢性血栓塞栓性肺高血圧症） 323, 327
CTR（心胸郭比） 57, 128
CVP（中心静脈圧） 285

## D

DAPT（抗血小板薬 2 剤併用療法） 91, 428
DCA（方向性冠動脈粥腫切除術） 387
DCB（薬剤コーテッドバルーン） 385
DCM（拡張型心筋症） 47, 241, 246
DEB（薬剤溶出性バルーン） 385
DES（薬剤溶出性ステント） 90, 386
D-HCM（拡張相肥大型心筋症） 253
DIC（播種性血管内凝固症候群） 399
DOAC（直接経口抗凝固薬） 99, 188, 189, 320, 431
DVT（深部静脈血栓症） 162, 316, 317, 333

## E・F・H・I

EAP（労作性狭心症） 75, 76, 87, 111
EPS（電気生理学的検査） 185, 213, 216
EVT（血管内治療） 293, 294, 314
FFR（冠血流予備量比） 383
HFpEF 46, 57, 62
HFrEF 46, 57, 62
HIT（ヘパリン起因性血小板減少症） 399
HOCM（閉塞性肥大型心筋症） 251, 252
IABP（大動脈内バルーンパンピング） 68, 390
ICD（植込み型除細動器） 190, 402

## L

LAD（左前下行枝） 3, 6, 78, 81, 82, 83, 84, 86, 96, 97, 123
LAO（左前斜位） 384
LCA（左冠動脈） 3, 6, 78, 82, 86, 97, 123, 124
LCX（左回旋枝） 3, 6, 78, 81, 82, 83, 84, 86, 97, 123
LMT（左主幹部） 6, 86, 90, 105
LVAD（左心補助人工心臓） 68, 401
LVDd（左室拡張末期径） 157
LVDs（左室収縮末期径） 141, 157
LVEF（左室駆出率〈分画〉） 31, 62
LVG（左室造影） 384

## M・N・O

MR（僧帽弁閉鎖不全症〈逆流症〉） 47, 103, 125, 140, 224
MS（僧帽弁狭窄症） 125, 133
MVA（僧帽弁口面積） 137
MVR（僧帽置換術） 139
NOMI（非閉塞性腸管虚血） 310
NPPV（非侵襲的陽圧換気） 69
NSAIDs（非ステロイド性抗炎症薬） 280, 362, 377, 378
NSTE-ACS（非 ST 上昇型急性冠症候群） 87, 93
NSTEMI（非 ST 上昇型心筋梗塞） 77, 87, 104, 110

NT-ProBNP（N 末端プロ B 型
　ナトリウム利尿ペプチド）58
NYHA 心機能分類　　　　60
OMC（直視下僧帽弁交連切開
　術）　　　　　　　　139
OMI（陳旧性心筋梗塞）46, **76**
OPCAB（心拍動下バイパス術）
　　　　　　　　　　　91
OS（開放音→僧帽弁開放音）
　　　　　　　　　　　136

### P

PAD（末梢動脈疾患）　291,
　　　　　　294, **311**
PAWP（肺動脈楔入圧）　60,
　　　　　　　　　　381
PCI（経皮的冠動脈インターベ
　ンション）　87, 90, **385**
PCPS（経皮的心肺補助法〈装
　置〉）　　　　　68, **397**
PEA（肺動脈血栓内膜摘除術）
　　　　　　　　　　327
PEEP（呼気終末陽圧）399, 400
PHT（圧半減時間）　　156
PR（肺動脈弁閉鎖不全症〈逆流
　症〉）　　　　　125, **166**
PS（肺動脈弁狭窄症）125, **165**
PSG（睡眠ポリグラフィー）377
PSVT（発作性上室頻拍）179,
　　　191, **210**, 216, 415
PTE（肺血栓塞栓症）　162,
　　　　316, **328**, 333
PT-INR（プロトロンビン時間
　国際標準比）　　　189
PTMC（経皮的僧帽弁交連切開
　術）　　　　　137, **139**
PTSMA（経皮的中隔心筋焼灼
　術）　　　　　　　255
PVC（心室期外収縮）178, **206**

### Q・R・S

QT 延長症候群　　　237
RAA 系（レニン・アンジオテン
　シン・アルドステロン系）39
RAO（右前斜位）　　384
RAS 系（レニン・アンジオテン
　シン系）　　　　39, 66
RCA（右冠動脈）　3, 6, 78, 84,
　　　　86, 123, 124
RMI（亜急性心筋梗塞）　76

SAS（睡眠時無呼吸症候群）69,
　　　　　　　　　**100**
SAT（亜急性ステント血栓症）
　　　　　　　　　　101
S-ICD（皮下植込み型除細動器）
　　　　　　　　　　190
SMI（無症候性心筋虚血）　78
SSS（洞不全症候群）178, **217**
　　　　　　　　　　405
STE-ACS（ST 上昇型急性冠症
　候群）　　　　　87, **93**
STEMI（ST 上昇型心筋梗塞）
　　　　87, 92, 93, **94**

### T・U・V・W

TAO（閉塞性血栓血管炎）　314
TAVI（経カテーテル大動脈弁留
　置術）　　　　　　132
TIMI Score　　　　106
TIMI 分類　　　　　389
TR（三尖弁閉鎖不全症〈逆流
　症〉）　　　　　　159
TR-PG（三尖弁圧較差）　161,
　　　　　324, 330
TS（三尖弁狭窄症）　163
UAP（不安定狭心症）76, 87,
　　　92, 93, **107**
VF（心室細動）119, **229**, 253
VSD（心室中隔欠損症）　341,
　　　　343, **351**, 356
VT（心室頻拍）214, **232**, 415
VTE（静脈血栓塞栓症）　316,
　　　　　　　　　　328
WPW 症候群　　　214

### 数字

Ⅰ音　　　　　　　127
Ⅱ音　　　　　　　127
Ⅲ音　　　17, 45, 54, 127
Ⅳ音　　　　　54, 127
5P　→ショックの 5P　27
　　→急性動脈閉塞症の 5 つ
　　の症状（5P）　　308
12 誘導心電図　80, 81, 184

# 索　引（和文）

### あ

アイゼンメンジャー化　**342**,
　　　　　348, 352
亜急性心筋梗塞（RMI）　76
亜急性ステント血栓症（SAT）
　　　　　　　　　　101
アシドーシス　　23, 308
アダムキュービッツ動脈8, 290
アダムス・ストークス症候群
　（発作）　　　**182**, 232
アテローム（粥腫）　308, 387
アテレクトミー（粥腫切除術）
　　　　　　　　　　387
アドバンス・ケア・プランニン
　グ　　　　　　　　70
アブレーション 190, 197, **413**
アンジオテンシンⅠ　　377
アンジオテンシンⅡ　39, 377
アンジオテンシン変換酵素
　（ACE）　　　　　377

### い

異型狭心症　　　　118
異常自動能　　　　178
イリアック・コンプレッション
　　　　　　　　　　338

### う

ウィルヒョウ（Virchow）の 3 徴
　　　　　　　　　　334
植込み型除細動器（ICD）190,
　　　　　　　　　　402
植込み型心電計　　185
ウェンケバッハ型　**223**,
　　　　　　　　　224
右脚ブロック　179, **225**, 236
右心室　　　　　　　4
右心不全　44, **45**, 53, **55**
右心房　　　　　　　4
運動負荷心エコー法　85
運動負荷心電図　82, 112

### え

エルゴメータ法　82, 85, 112
遠心性左室肥大　　　38
塩分摂取　　　　　　51

# 索 引

## お

| | |
|---|---|
| オーグメンテーション圧 | 391 |
| オスラー結節 | 169 |

## か

| | |
|---|---|
| ガイドワイヤー | 383, 385 |
| 外膜 | 73, 77, 80, 297 |
| 解離性大動脈瘤 | 302 |
| 拡張型心筋症（DCM） | 47, 241, **246** |
| 拡張期雑音 | 136, 300 |
| 拡張相肥大型心筋症（D-HCM） | 253 |
| 拡張能低下 | 32 |
| 下行大動脈 | 3, 298 |
| ガス交換 | 69 |
| 下大静脈 | 3, 317 |
| 活動電位 | 186 |
| 家庭血圧 | 363, 365, 372 |
| 仮面高血圧 | 363, 365 |
| カリウム（K）保持性利尿薬 | 424 |
| カルシウム（Ca）拮抗薬 | 89, 428, 433 |
| カルディオバージョン | 189 |
| 間欠性跛行 | 312 |
| 冠血流予備比（FFR） | 383 |
| 冠静脈洞 | 123, 413 |
| 感染性心内膜炎（IE） | 167, 345, 346 |
| 完全房室ブロック | 34, **221**, 263 |
| 冠動脈カテーテル造影検査（CAG） | 86, **381** |
| 冠動脈バイパス術（CAGB） | 87, **90** |
| 貫壁性心筋梗塞 | 77 |
| 冠攣縮性狭心症 | 116 |

## き

| | |
|---|---|
| 機械弁 | 130, 139 |
| 偽腔 | 297, 299 |
| 起坐呼吸 | 44, 53, **54** |
| 奇脈 | 285 |
| 脚ブロック（BBB） | 179, **225** |
| 逆流性雑音 | 18 |
| 求心性左室肥大 | 38 |
| 急性冠症候群（ACS） | 87, **92**, 117 |
| 急性心筋梗塞（AMI） | 46, **76**, 87, 92, 259 |
| 急性心不全 | 43 |
| 急性心膜炎 | 100, 275, 276, **278** |
| 急性ステント血栓症 | 101 |
| 急性動脈閉塞症 | 307 |
| 急性動脈閉塞症の5つの症状（5P） | 308 |
| 急性非代償性心不全（ADHF） | 52 |
| 弓部大動脈 | 291, 303 |
| 狭心症 | 72 |
| 狭心痛 | 147 |
| 強心薬 | 65 |
| 胸水 | 19, 57, 423 |
| 胸痛 | 21, 22 |
| 虚血性心疾患 | 72 |

## く

| | |
|---|---|
| 駆出性雑音 | 18 |
| クスマウル（Kussmaul）徴候 | 278, 281 |
| クラウディケーション | 312 |
| グラフト | 293, 294, 302, 306 |
| クリニカルシナリオ | 37, 46, **61**, 427 |

## け

| | |
|---|---|
| 経カテーテル血栓溶解療法 | 332, 337 |
| 経カテーテル大動脈弁留置術（TAVI） | 132 |
| 経皮的冠動脈インターベンション（PCI） | 87, 90, **385** |
| 経皮的心肺補助法（装置）（PCPS） | 68, **397** |
| 経皮的僧帽弁交連切開術（PTMC） | 137, **139** |
| 経皮的僧帽弁形成術 | 132 |
| 経皮的中隔心筋焼灼術（PTSMA） | 255 |
| 経皮的動脈血酸素飽和度（SpO$_2$） | 12, 14, 377 |
| 血液凝固能亢進 | 334 |
| 血管拡張薬 | 64 |
| 血管内治療（EVT） | **293**, 294, 314 |
| 血管内皮障害 | 117, 334 |
| 血行動態 | 60, 189, 235, **381** |
| 血栓症 | 90, 101 |
| 血栓塞栓除去術 | **293**, 294, 309 |
| 血栓溶解療法 | 87, **88**, 309 |
| →経カテーテル血栓溶解療法 | 332, 337 |
| 血流停滞 | 316, 329, 334 |
| 原発性アルドステロン症 | 362 |

## こ

| | |
|---|---|
| 降圧目標 | **372**, 374, 432 |
| 降圧薬 | 366, 372, 426, 428, **432** |
| 抗凝固療法 | **188**, 431 |
| 高血圧 | 360 |
| 抗血小板薬 | 428 |
| 抗血小板薬2剤併用療法（DAPT） | 91, 428 |
| 交互脈 | 20, **248**, 249, 287 |
| 口唇内出血 | 169 |
| 拘束型心筋症（RCM） | 241 |
| 高度房室ブロック | 223 |
| 後負荷 | 36, **37**, 361, 397 |
| 抗不整脈薬 | 65 |
| 呼吸困難 | 23, 54 |

## さ

| | |
|---|---|
| サイアザイド系利尿薬 | 424, 434 |
| サイトカイン | 173, 334 |
| 左脚ブロック | 179, **225** |
| 左室駆出率（分画）（LVEF） | **31**, 62 |
| 左室補助人工心臓（LVAD） | 68, **401** |
| 左心カテーテル検査 | 381 |
| 左心室 | 4 |
| 左心不全 | **44**, 45, 53, 54, 147 |
| 左心房 | 4 |
| 三尖弁 | 123 |
| 三尖弁狭窄症（TS） | 163 |
| 三尖弁形成術 | 162 |
| 三尖弁疾患 | 125 |
| 三尖弁閉鎖不全症（逆流症）（TR） | 159 |

## し

| | |
|---|---|
| ジェーンウェイ斑 | 169 |
| ジギタリス製剤 | 186, 188, 425, 430 |
| ジギタリス中毒 | 238 |

443

| | |
|---|---|
| 刺激伝導系 | 7, 177 |
| 脂質異常症 | 73, 366 |
| 脂質治療薬 | 429 |
| シース | 413 |
| シストリック・アンローディング | 391 |
| 持続的陽圧換気療法 (CPAP) | 69 |
| 失神 | 25, 147, 182 |
| 自動体外式除細動器 (AED) | **189**, 190 |
| 周産期心筋症 | 272 |
| 収縮期雑音 | 18 |
| 収縮性心膜炎 (CP) | 281 |
| 重症下肢虚血 (CLI) | 312 |
| 粥腫 (アテローム) | 308, 387 |
| 粥腫切除術 | 387 |
| シュード (pseudo) VT | 214, 215, 216 |
| 条件付き MRI 対応心臓植込み型デバイス | 404 |
| 上行大動脈 | 3, 291, 295, 298, 299 |
| 硝酸薬 | 425, 427 |
| 上大静脈 | 3, 128 |
| 上腸間膜動脈閉塞症 (SMA embolism) | 310 |
| 静脈血栓塞栓症 (VTE) | 316, 328 |
| ショック | 27, 28 |
| 徐脈 | 34, 180 |
| 心アミロイドーシス | 260 |
| 心外膜 | 77, 274 |
| 心 (左室) 拡大 | 37, 38 |
| 心胸郭比 (CTR) | 57, **128** |
| 心筋 | 5 |
| 心筋炎 | 268 |
| 心筋梗塞 | 72 |
| 心筋症 | 240 |
| 心筋シンチグラフィ | 84, 109, 113 |
| 心筋生検 | 244 |
| 心係数 | 60, 381 |
| 神経体液性因子 | **39**, 361 |
| 腎血管性高血圧 | 362, 376 |
| 心原性ショック | 27, 99 |
| 人工血管置換術 | 294, 302, 306 |
| 人工血管バイパス術 | 294 |
| 人工弁 | **130**, 139, 151, 162 |
| 心雑音 | 28, 126, 127 |

| | |
|---|---|
| 診察室血圧 | 363, **364**, 365, 372 |
| 心サルコイドーシス | 47, 244, 245, **263** |
| 心室期外収縮 (PVC) | 178, **206**, 415 |
| 心室細動 (VF) | 119, **229**, 253 |
| 腎実質性高血圧 | 362, 376 |
| 心室中隔欠損症 (VSD) | 341, 343, **351**, 356 |
| 心室中隔穿孔 | **102**, 141 |
| 心室頻拍 (VT) | 214, **232**, 415 |
| 心尖拍動 | 143, 149, 252 |
| 心尖部肥大型心筋症 | 253 |
| 心臓再同期療法 (CRT) | 249, 271 |
| 心臓再同期療法ペースメーカ (CRT-P) | 402 |
| 心臓リハビリテーション | 70 |
| 心タンポナーデ | 102, 275, 276, 278, **284**, 418 |
| 心電図 | 177 |
| 心内膜 | 274 |
| 心嚢 | 274 |
| 心嚢ドレナージ | 277, 288 |
| 心拍出量 | **35**, 56, 381 |
| 心拍数 | 33 |
| 心拍動下バイパス術 (OPCAB) | 91 |
| 心肥大 | 32 |
| 深部静脈血栓症 (DVT) | 162, 316, 329, **333** |
| 心不全 | 30 |
| 腎不全 | 304, 308, 309, 375 |
| 心房期外収縮 (APC) | 203 |
| 心房細動 (AF) | **192**, 216 |
| 心房粗動 (AFL) | 198 |
| 心房中隔欠損症 (ASD) | 228, 343, **347**, 355 |
| 心房頻拍 (AT) | 178, **211**, 212, 415 |
| 心膜腔 | 274 |
| 心膜疾患 | 274 |
| 心膜摩擦音 | 100, 270, 278 |

### す

| | |
|---|---|
| 水分制限・摂取 | 51, 52 |
| 水泡音 | 19, 44, 45, 53, 54, 56, 247 |

| | |
|---|---|
| 睡眠時無呼吸症候群 (SAS) | 69, **100** |
| 睡眠ポリグラフィー (PSG) | 377 |
| スタチン | 89, 429 |
| スタンフォード分類 | 295, **299**, 302 |
| ステントグラフト内挿術 | 293, 302, 306 |
| ステント血栓症 | 101 |
| スワンガンツカテーテル | 35, 60, 380 |

### せ

| | |
|---|---|
| 成人先天性心疾患 (ACHD) | 344 |
| 生体弁 | **131**, 139, 151 |
| セラーズ (Sellers) 分類 | 144, 156 |
| 線維性心膜 | 274 |
| センシング | **403**, 405, 406 |
| センシング不全 (センシングフェイラー) | 408 |
| 先天性心疾患 | 340 |
| 前負荷 | **36**, 37, 361 |

### そ

| | |
|---|---|
| 臓側心膜 | **274**, 275, 278, 281 |
| 僧帽弁 | 123 |
| 僧帽弁開放音 (OS) | 136 |
| 僧帽弁狭窄症 (MS) | 125, **133** |
| 僧帽弁形成術 | 130, 132 |
| 僧帽弁疾患 | 125 |
| 僧帽弁置換術 (MVR) | 130, 139 |
| 僧帽弁閉鎖不全症 (逆流症) (MR) | 47, 103, 125, **140**, 224 |
| 足関節上腕血圧比 (ABI) | 292, 313 |
| 側副血行 | 98, 293 |

### た

| | |
|---|---|
| ダイアストリック・オーグメンテーション | 391 |
| 体外設置型左室補助人工心臓 | 401 |
| 代償機能 | **33**, 34, 38, 39 |
| 大心静脈 | 3 |
| 大腿動脈 | 8, 290 |
| 大動脈圧波形 | 392 |
| 大動脈解離 | 297 |
| 大動脈弓 | 3, 128 |

444

索 引

大動脈内バルーンパンピング（IABP）　68, **390**
大動脈弁　123
大動脈弁狭窄症（AS）　20, 47, 125, **146**
大動脈弁置換術（AVR）　**150**, 151, 158
大動脈弁閉鎖不全症（逆流症）（AR）　20, 125, **152**
大動脈瘤　291, 294, 296, 302, **303**
大伏在静脈　91, 317
たこつぼ型心筋症　256

**ち**
チアノーゼ　**26**, 43, 44, 45, 342
中膜　73, 297, 304, 327
聴診　16
直視下僧帽弁交連切開術（OMC）　139
直接経口抗凝固薬（DOAC）99, **188**, 189, 320, 431
陳旧性心筋梗塞（OMI）　46, **76**

**つ**
爪の線状出血　169

**て**
ディップアンドプラトー　283
デルタ波　215
電解質異常　42, 49, 183
電気生理学的検査（EPS）　**185**, 213, 216

**と**
動悸　24, 181
洞結節　7, **176**, 177, 178
橈骨動脈　8, 20, 290, 388
洞性徐脈　178, 219
洞停止　178, 219
洞不全症候群（SSS）　178, **217**, 405
洞房ブロック　219
動脈血ガス分析　330, 398
動脈血酸素分圧（PaO$_2$）　14
動脈硬化　49, 67, 73, 290, 293, 361, 429
動脈疾患　290
特定心筋症　240, **243**

特発性心筋症　183
ドブタミン負荷心エコー法　85
トリプルループアウト　332
トルサード ド ポアント　237
トレッドミル法　82, 85, 112
トロポニン　**79**, 93, 97, 109

**な**
内膜　73, 297, 327
ナトリウム利尿ペプチド　58

**に**
二次性高血圧　362, **375**
ニース分類　**317**, 322
乳酸　308

**ね**
捻髪音　19

**の**
脳梗塞　188, 195, 255, 314, 418, 431
ノーリア・スティーブンソン分類　56, 61

**は**
肺うっ血　31, 32, 44, 45
肺炎　19, 23
肺血栓塞栓症（PTE）　162, 316, **328**, 333
肺循環　350
肺静脈　316
肺水腫　**55**, 69, 99, 173
肺体血流比（Qp/Qs）　350
肺動脈圧　135, 142, 318, 323
肺動脈血栓内膜摘除術（PEA）　327
肺動脈楔入圧（PAWP）60, 381
肺動脈弁　123
肺動脈弁狭窄症（PS）125, **165**
肺動脈弁閉鎖不全症（逆流症）（PR）　125, **166**
白衣高血圧　363, 365
播種性血管内凝固症候群（DIC）　399
バソプレシン V2 受容体拮抗薬　424
ばち指　324, 358
バルサルバ洞　124
バルサルバ法　213

バルーン拡張術　293, 314, 385, 391
バルーンカテーテル　139, 255, 293, 385, 420
バルーン肺動脈形成術（BPA）　327

**ひ**
非 ST 上昇型急性冠症候群（NSTE-ACS）　87, **93**
非 ST 上昇型心筋梗塞（NSTEMI）　77, 87, **104**, 110
皮下植込み型除細動器（S-ICD）　190
非貫壁性心筋虚血　105, 118
ヒス束　7, 177
肥大型心筋症（HCM）47, 241, **250**
左回旋枝（LCX）　3, 6, 78, 81, 82, 83, 84, 86, 97, 123
左冠動脈（LCA）　3, 6, 78, 82, 86, 97, 123, 124
左主幹部（LMT）　6, 86, 90, 105
左前下行枝（LAD）3, 6, 78, 81, 82, 83, 84, 86, 96, 97, 123
非閉塞性腸管虚血（NOMI）310
肥満　51, 73, 376
表在静脈　317
貧血　42, 48, 58
頻脈　34, 180

**ふ**
ファロー四徴症（TOF）　356
不安定狭心症（UAP）　76, 87, 92, 93, **107**
フィジカルアセスメント　12
フォガティカテーテル　293, 309
フォレスター（Forrester）分類　60, 381
腹部大動脈　291, 303
腹部大動脈瘤　292, 296, 305
服薬（内服）アドヒアランス　52
浮腫　29, 44
不整脈　176
不整脈原性右室心筋症（ARVC）　241

445

プラーク　　　49, **73**, 75, 89, 92, 117
フランク・スターリングの法則　36
プルキンエ線維　　7, 177

### へ

ベアメタルステント（BMS）　386
閉塞性血栓血管炎（TAO）　314
閉塞性動脈硬化症（ASO）　291, 294, **311**, 425
閉塞性肥大型心筋症（HOCM）　251, 252
壁側心膜　　274, 275
ペーシング　119, 402, **403**, 405, 407, 408, 409
ペースメーカ　　402
ヘパリン起因性血小板減少症（HIT）　399
弁膜症　　122

### ほ

方向性冠動脈粥腫切除術（DCA）　387
放散痛　95, 108, 112, 117
房室回帰性頻拍（AVRT）　**211**, 215, 415
房室結節　　7, **177**, 180
房室結節リエントリー性頻拍（AVNRT）　**211**, 415
房室中隔欠損症（AVSD）　355
房室ブロック　　221
房室弁　　**124**, 173
発作性上室頻拍（PSVT）　179, 191, **210**, 216, 415
発作性夜間呼吸困難　　54
ホーマンズ（Homans）徴候　336
ホルター心電図　　184
→ 24 時間ホルター心電図　82

ボーン・ウィリアムズ分類　186, 430
本態性高血圧　362, **368**

### ま

マスター法　82, 112
末梢血管抵抗　37, 46, 361, 433
末梢動脈疾患（PAD）291, 294, **311**
マルファン（Marfan）症候群　141, 153, 166, 298, 304
慢性血栓塞栓性肺高血圧症（CTEPH）　323, 327
慢性心不全　**41**, 42, 49, 52

### み

右冠動脈（RCA）　3, 6, 78, 84, 86, 123, 124
ミネラルコルチコイド受容体拮抗薬　38, 39, 67, 424
脈拍　8, 13, 65, 290

### む

無症候性心筋虚血（SMI）　78

### も

モード　405
モニター心電図　184
モビッツII型　223

### や

薬剤コーテッドバルーン（DCB）　385
薬剤性心筋症　267
薬剤誘発性高血圧　362, 376, **378**
薬剤溶出性ステント（DES）90, **386**
薬剤溶出性バルーン（DEB）385

### ゆ

疣腫　167, 168

### ら

ラウン（Lown）分類　**208**, 209
ラ音　19

### り

リエントリー　179
リズムコントロール　**187**, 197, 202
リードレスペースメーカ　**405**, 406
利尿薬　63, 434
リベロカルバロ（Rivero Carvallo）　160, 164
リモデリング　38, 46, 66
両心室ペーシング機能付き植込み型除細動器（CRT-D）　402
両心不全　**45**, 247

### る

ループ利尿薬　423, 434

### れ

レートコントロール　**187**, 197, 202
レニン・アンジオテンシン系（RAS 系）　39, 66
レニン・アンジオテンシン・アルドステロン系（RAA 系）39
レバイン（Levine）分類　18

### ろ

ローウェンベルグ（Loewenberg）徴候　336
労作性狭心症（EAP）　75, 76, 87, **111**
ロス斑　169

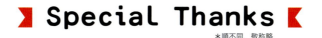

＊順不同、敬称略

### 企画にご協力いただいた医療従事者の方々

荘子 万能（株式会社メドフィード）

瀧澤 紘輝

寺師 榮／芝田 里花

中村 直晶／西 明博

豊泉 理絵／藤木 修子

### 制作協力

**装丁・本文デザイン**

クニメディア株式会社

長谷川 直也／坂本 充宏

遠藤 栄一／石渡 沙織

仲本 規子／ふかざわ あゆみ

**本文イラスト**

渡邉美里（うさみみデザイン）

患者がみえる新しい「病気の教科書」

かんテキ 循環器

2019年10月 5 日発行　第 1 版第 1 刷
2021年10月10日発行　第 1 版第 5 刷

監　修　大八木 秀和

編　集　宮川 和也

発行者　長谷川 翔

発行所　株式会社メディカ出版
　　　　〒532-8588
　　　　大阪市淀川区宮原3−4−30
　　　　ニッセイ新大阪ビル16F
　　　　https://www.medica.co.jp/

編集担当　江頭崇雄
編集協力　ぽるぽ舎
装幀・組版　クニメディア株式会社
本文イラスト　渡邉美里（うさみみデザイン）
印刷・製本　株式会社シナノ パブリッシング プレス

© Kazuya MIYAGAWA, 2019

本書の複製権・翻訳権・翻案権・上映権・譲渡権・公衆送信権（送信可能化権を含む）は、（株）メディカ出版が
保有します。

ISBN978-4-8404-6921-0　　　　　　　　　　　　　　　Printed and bound in Japan

当社出版物に関する各種お問い合わせ先（受付時間：平日 9：00 〜 17：00）
●編集内容については、編集局 06-6398-5048
●ご注文・不良品（乱丁・落丁）については、お客様センター 0120-276-591